总主编 卢传坚 陈 延

中医补土理论菁华临床阐发

湿 疹

主 编 卢传坚
副 主 编 郭 洁 邓 浩
编 委（按姓氏汉语拼音排序）

　　　　陈银新　邓 浩　邓静文　郭 洁
　　　　刘 奇　刘振雄　卢传坚　莫俊熙
　　　　苏 香　吴美达　伍慧媚　向聪莲
　　　　谢秀丽　闫玉红　姚丹霓

科学出版社

北京

内 容 简 介

"补土"一词代指的是中医历史上颇负盛名的流派"补土派"及其学术理论。本书是"中医补土理论菁华临床阐发"丛书之一,全书的主要内容是补土理论在治疗湿疹这一皮肤疾病中的应用,分为理论阐述及案例展示两大部分。理论阐述部分先论述了湿疹以"湿"为核心的病机论,继而论及补土理论与该病的联系,并介绍了相应的辨证、立法、组方思路。而案例展示部分则收录了 70 例湿疹临床验案,根据其具体皮损部位加以分类,在每篇之下都附有详细的按语,分析医者的辨证思路和用药特色。

本书适合中医临床医生、中医专业学生或具有一定专业知识背景的中医爱好者阅读。

图书在版编目(CIP)数据

湿疹 / 卢传坚主编. —北京:科学出版社,2020.5
(中医补土理论菁华临床阐发 / 卢传坚,陈延总主编)
ISBN 978-7-03-064939-3

Ⅰ. ①湿… Ⅱ. ①卢… Ⅲ. ①湿疹—中医治疗法 Ⅳ. ①R275.982.3

中国版本图书馆 CIP 数据核字(2020)第 068169 号

责任编辑:陈深圣 郭海燕 / 责任校对:王晓茜
责任印制:徐晓晨 / 封面设计:北京蓝正广告设计有限公司

科 学 出 版 社 出版
北京东黄城根北街 16 号
邮政编码:100717
http://www.sciencep.com
北京凌奇印刷有限责任公司 印刷
科学出版社发行 各地新华书店经销

*

2020 年 5 月第 一 版 开本:720×1000 B5
2020 年 5 月第一次印刷 印张:10 3/4
字数:211 000
POD定价: 68.00元

总　序

　　"传承精华，守正创新"是习近平总书记对中医药工作作出的重要指示，为中医药传承、创新、发展指明了方向，中医药事业的发展迎来了前所未有的机遇。值此之际，由广东省中医院岭南补土学术流派学术带头人卢传坚教授策划并担任总主编的"中医补土理论菁华临床阐发"丛书也即将出版面世。这套丛书集结了我院多个学科众多专家学者的力量，是近百名编委共同努力的心血结晶，也是这些年来我院大力发展中医学术流派研究的成果之一。

　　2013年，为了响应国家中医药管理局"大力建设学术流派"的号召，也为了进一步提升中医理论及临床诊疗水平，广东省中医院组建了"岭南补土流派工作室"。该工作室自建立以来，除了在理论及临床研究方面的不懈努力外，也着力于推动补土理论的学术交流，举行各种案例分享及学术探讨活动，有力推动补土学术理论在各学科的应用。经过这些年的发展，多个学科在补土理论的临床应用方面已经有所收获，凝练出了各自的专科特色。为了更好地总结和提炼这些理论精华，岭南补土流派工作室发起"补土理论菁华临床阐发"丛书写作计划，得到了各学科团队的热烈响应。在经过了将近两年的准备及反复修改核对后，这套总稿超百万字的丛书终于成稿。

　　翻开书稿，书中不仅有编委们精心整理的理论、丰富的临床案例，突出了我院流派研究理论与实践相结合的特点；在书稿的架构上，由岭南补土流派工作室撰写"补土理论菁华临床阐发"丛书有《总论》一册，其他分册遍及多个临床学科，目前已交稿的包括《内分泌科》《耳鼻喉科》《肝病科》《肿瘤科》《乳腺科》《肾病科》《消化科》《皮肤科》《眼科》《呼吸科》共十个专科分册，组成了丛书专科系列。另有《异常子宫出血》《子宫内膜异位症》《湿疹》《克罗恩病》《肺癌》共五个专病分册，组成了丛书专病系列。虽然不同专科、疾病的具体治疗方案各有特色，但所应用的理论都源于补土，这正是中医"异病同治"的鲜明体现。

　　同时，多学科应用、突出优势病种也切合了学术流派的发展特点。纵观古代流派名家，虽各有所长，但基本不分科，只要灵活运用，在不同疾病的治疗中均能得心应手。因此，流派学术思想的应用，一方面应该在多个领域中"遍地开花"，不断拓宽其应用范围，此为"横向发展"；另一方面，对于理论应用适用性强的病种还应重点发掘，优化其治疗方案，此为"纵向发展"。流派学术理论的应用既要使其有一定的普及性，更要突出其独特的治疗优势，使得流派理论的应用既能保持其特色，又能得到进一步的推广，这正是本套丛书的鲜明特点。

在这套丛书各分册的编委名单中，既有年龄与我相近的老专家作为学术顾问，同时也有不少年轻医生参与了本套丛书的编写，这充分体现了中医学术的传承以及老一辈专家对年轻一代的提携。我相信，编写的过程既是对老专家临床经验的总结提炼，也是后辈们深入学习的一次机会。书籍是中医传承过程中重要的思想载体，希望这套丛书不仅是一份标志性的成果，更是一个起点，能够吸引更多的中医人进入到中医流派理论学习中去，更好地发挥中医的治疗优势。

是以为序！

国医大师、广州中医药大学首席教授 禤国维

2020 年 4 月于广州

前　言

　　中医学术流派源远流长，学术流派的学术思想和理论体系承载着中医药传承发展的重任，在临床实践中发挥着不可或缺的指导作用，金元四大家之一的李杲创立的补土学术流派独树一帜，其理论体系不断丰富而日臻完善。广东省中医院岭南补土流派工作室在系统研究补土学术流派的学术思想和理论体系基础上，提出其核心理论：脾胃为中土，乃是脏腑生理功能活动的核心，通过气机升降以调控脏腑功能，其气机升降失常亦可导致其他脏腑功能的失调，变生各种疾病。因此当疾病发生时，可以通过调整脾胃中土的气机升降功能，达到执中央而运四旁、调整全身脏腑功能的目的，从而实现脏腑安和，各司其职，恢复机体的健康。为了更好地将理论用于指导实践，构筑理论与实践的桥梁，特组织编撰"中医补土理论菁华临床阐发"丛书，从临床各科疾病的角度阐释补土学术流派核心理论在临床应用的实践与体会，以启迪临床思维为依归。

　　本书是丛书"中医补土理论菁华临床阐发"的湿疹分册，围绕"补土"理论在湿疹这一疾病中的应用展开论述。作为皮肤科最常见的疾病之一，湿疹的表现虽多样，但仍以具有渗出倾向、常见水疱渗液、瘙痒剧烈为其共同临床特点，故湿疹的中医病机常以"湿"为核心。在急性、亚急性及慢性的不同分期中，湿疹皮损会随着湿邪的亢盛、收敛及蕴结出现相应的变化，且湿邪也常随兼杂邪气及患者体质出现各种变化，因此湿疹的治法是灵活多变的。但基于其病机之核心，"治湿"之法仍贯穿湿疹治疗的始终。

　　而湿邪之所生，虽有外感及内伤两大途径，但大多数湿疹的本质仍更接近于内伤湿病。且外来之湿若无内伤之基础，虽暴起而易速去，唯内生之湿最为缠绵，而补土理论于此大有用武之地。本书中所论的"补土"非单指补益脾胃之法，广东省中医院岭南补土流派工作室经过研究提出，"补土"的真正意义为恢复中土之气化功能，因此一切能够使中土恢复正常生理功能的治疗手段都可以称为"补土"。"补"不是指单纯的温补或是呆补，也不排斥"攻"法，只要攻伐的手段对于恢复中土功能有益，也不离"补土"理论的宗旨。

　　脾胃内伤病既然以中土升降失常为前提，则其发病可出现"升、浮、降、沉"任一方面的失常，内伤湿疹的皮损分期变化亦与此密切相关。急性期湿趋于表，多为升散不及又或浮长过度；亚急性湿邪渐减但仍外渗为收敛不及；慢性多湿蕴于里为沉降过度。故内伤湿疹之治疗须围绕脾胃升降以确定大体的治疗方向，并以表里、虚实、寒热为三大辨证要点。由此，本书在治法分类中，依据湿邪表里深浅之不同，将湿疹分为"表病为主""表里同病（半表半里）"及"里病为主"三大类，同时结合其病性之虚实、寒热之多少，参合方药性味而分别论述其具体治法，并附上大量临床病案加以说明。

在本书第一章中，重点阐述了湿疹的核心病机理论，并解析了湿疹与内伤湿病、脾胃内伤之间的联系；在继而展开的第二章中，则提出对以脾胃内伤为前提的湿疹，应当如何分析其病因病机，抓住其辨证要点，并由此展示其组方立法的治疗思路；第三章主要是案例展示，70 例临床医案根据湿疹发病部位的不同分为九个小节，每一个案例除了详尽的病史记录及方药之外，还有对病案辨证、治疗、组方思路的分析及总结，与前文的理论相呼应。

理论所述有限，而"补土"之法千变万化，在此仅抛砖引玉，以供各位中医同道参考。

编　者

2020 年 3 月

目　　录

第一章　湿疹概述

第一节　湿疹现状概述

一、湿疹的现代医学认识概述

（一）湿疹的表现及发病机制

湿疹是皮肤科最为常见的疾病之一，一般定义为一种具有明显渗出倾向的皮肤炎症反应，皮疹呈多样性，多对称分布，瘙痒剧烈，且易反复发作。湿疹可发生于身体的任何部位，一般来说较好发于面、耳、手、足、小腿等外露部位，而慢性湿疹在此基础上还好发于肘窝、膝窝、外阴、肛门等处。皮肤疾病中有许多临床表现与湿疹表现类似者，如接触性皮炎、湿疹样药疹、特应性皮炎等，但这些疾病的总体特点仍与湿疹有异，因此不在本书的重点讨论范围之内。

目前湿疹的发病机制尚未完全明确，大多数学者认为它是一种在内外诱因激发下，由 IgE 介导的Ⅳ型变态反应。其病因亦相当复杂，常常是在多因素的作用下发病，外在诱因如日光照射、气温变化、湿度变化、搔抓摩擦等一般刺激，或是接触某些食物、化妆品、洗涤剂、皮毛、尘螨等。这些刺激对于一般人来说是无害且可耐受的，但部分湿疹患者会对这些外来因素非常敏感，且其本人或家族成员罹患过敏性疾病的概率明显增加，故有学者认为患者人群可能具有一定的体质倾向。但去除这些因素后，湿疹病情亦不能很快缓解，这一特征又与单纯的过敏性疾病不同。同时，湿疹也受内在因素的影响，如患者的精神状态、某些感染、消化系统及内分泌系统疾病、疲劳、失眠等，这些情况均可诱发湿疹或导致其加重。

湿疹有多种分类方法，大多数教材或文献会根据病情将湿疹分为急性、亚急性及慢性三种；有些教材根据其发病因素的内源性及外源性将其分为两大类；还有教材的则根据其部位不同分为头面部湿疹、四肢湿疹、躯干湿疹、外阴湿疹、乳房湿疹等；或根据其面积分为局限性湿疹及泛发性湿疹。此外还有一些特殊的湿疹常作为独立类型存在，如乏脂性湿疹、钱币状湿疹等，或是以部位命名的如阴囊湿疹、手部湿疹等。在本书的第三章中，为了便于读者检索，采用的是部位与分期结合的湿疹分类法。现将湿疹最常见的三期分类表现简述如下。

（1）急性湿疹　初起时皮疹多为密集的丘疹、丘疱疹或小水疱，其后因皮疹顶端搔抓破裂，出现浆液性渗出，并可伴有小糜烂面。皮损界限不清楚，常可融合成片，基底潮红而瘙痒剧烈。突然发作的皮疹常由中央向周围播散，中心皮损的渗液干涸后则形成淡黄色浆痂，周围则出现新生丘疹或水疱，边界相对模糊。皮损如继发感染时，可合并出现脓疱、渗出脓液或是形成脓痂，并伴有局部淋巴结炎、毛囊炎等。急性湿疹病程相对较短，平均数周，但长者亦可迁延数月。

（2）亚急性湿疹　多由急性湿疹炎症缓解或处理不当后发展而来，皮疹多以小丘疹为主，伴有少量丘疱疹及水疱，但渗出及红肿程度较急性期明显减轻，同时可见鳞屑及结痂。亚急性湿疹如果接受刺激亦可能再次出现急性发作，如迁延不愈亦可能进一步发展为慢性。

（3）慢性湿疹　可因急性、亚急性湿疹反复发作而产生，也有部分患者在发病初始便表现为慢性化。皮疹多以较肥厚的丘疹甚至斑块为主，局部皮肤浸润增厚，表面粗糙，颜色偏暗，伴有色素沉着，并见少量糠秕状鳞屑，如搔抓严重者伴有抓痕及结痂，部分伴有苔藓样变或皲裂。渗出基本不明显，瘙痒呈阵发性，皮损边界较清晰。慢性湿疹病程较长，可延绵数月甚至数年不愈。

从现代医学的角度，上述分类的依据是湿疹于炎症演变过程中的不同阶段。而在临床中，湿疹可能起于急性、亚急性或慢性中的任何一个阶段，也可向不同阶段互相转变。

（二）湿疹的诊断与治疗

1. 湿疹的诊断与鉴别诊断

湿疹主要根据病史、皮损形态特点进行诊断：湿疹的皮疹一般为多形性，急性期多见红斑、丘疹、丘疱疹和水疱，并且有较为明显的渗出倾向，对称分布，瘙痒剧烈；慢性期则浸润肥厚较为明显，有苔藓样变等特征，瘙痒阵发，反复发作，病程不规则。

急性期湿疹须与急性接触性皮炎鉴别，后者一般会有较为明显的接触外因，皮损局限于接触部位，皮损形态相对单一，部分会出现大疱，界限清楚，去除诱因后容易痊愈。

慢性湿疹须与局限性神经性皮炎鉴别。后者多先有瘙痒，后因搔抓开始出现皮损，多见于肘、颈部、脚踝、腰骶部等关节及摩擦部位，苔藓样变明显，但是皮损干燥无渗出，常与精神压力相关。

手足湿疹需与手足癣相鉴别。后者多为深在性水疱，不容易破裂，疱壁剥脱后出现湿润的鲜红色基底，常单发于一侧或两侧，病情轻重有别，这与湿疹渗出明显、对称分布的特点有所不同。必要时可以进行真菌镜检或培养以资鉴别。

2. 湿疹的治疗原则

大多数湿疹难以寻找到明确的病因，故现代医学对湿疹的治疗多以对症处理为主，视情况给予内服及外用药物。在对症治疗的同时，应该积极避免可能诱发或加重病情的因素，如过度搔抓、过度清洁及接触可疑过敏物等，必要时进行相关检查以排除全身系统性疾病因素。

湿疹的内服药物以抗炎、止痒为主要目的。可使用一种或多种抗组胺药，或配合镇静药以控制瘙痒；湿疹急性发作时，可通过静脉使用维生素 C、葡萄糖酸钙等钙剂、硫代硫酸钠等，与感染相关者可使用抗生素。

而外用药物需要根据皮损形态选择相应的成分及剂型：对于渗出液较多的急性皮损，使用溶液湿敷患处，渗液不多或局限者可外搽氧化锌油等油剂；亚急性湿疹可使用乳剂或糊剂，而慢性皮损或干燥皮损则可用软膏或硬膏。外用药成分可根据病情需要及部位进行选择，如不同浓度的糖皮质激素，抗生素类如莫匹罗星软膏，免疫调节剂如他克莫司，收敛渗液如硼酸溶液等。

同时，中医在湿疹的治疗中可以发挥极大作用，这一点已经受到各项现代医学指南及教材的肯定。

二、湿疹的中医认识概述

（一）湿疹的古籍述要

湿疹在中医所对应的病名为"湿疮"或"浸淫疮"。《小儿卫生总微论方·浸淫疮论》中云："而其疮初生碎小，后有脓汁，浸淫渐大，脓汁着处便生，故谓之浸淫疮也。又一证，风毒湿疮，颇似浸淫疮，亦脓汁浸淫而生，但脓痂遍周，比浸淫疮稍大尔。"古籍中描述的乃是一种具有渗出及蔓延倾向的皮肤疾病，与急性湿疹的发病特点颇为相近。《外科心法要诀·浸淫疮》中有"证初生如疥，瘙痒无时，蔓延不止，抓津黄水，浸淫成片"，描述的是湿疹初发时出现的丘疹性皮损，于搔抓破溃后出现渗液。《圣济总录》中则称"浸淫疮"有"喜着手足，常相对生"的分布特点，与现代医学所称的"对称分布"亦吻合。如湿疹继发感染而化脓，则又有"脓窠疮"一名。由此可见，中医对于湿疹临床特点的观察及描述已十分到位。

此外，根据湿疹皮损的病位不同，又衍生出一系列中医病名，如对应于阴囊湿疹的"肾囊风"或"绣球风"，对应于面部湿疹的"香瓣疮"，对应于耳部湿疹的"旋耳疮"，对应于乳房湿疹的"乳头风"或"火革疮"，对应于脐周湿疹的"脐疮"，对应于小腿湿疹的"湿臁疮"，等。古籍中还描述了每种湿疹的特点，如《外科心法要诀·绣球风》中记载："绣球风，初起干燥痒极，喜浴热汤，甚起疙瘩，形如赤粟，麻痒搔破，浸淫脂水。"这与阴囊湿疹初起皮损干燥，瘙痒剧烈，而后搔抓渗液，皮损肥厚的变化特点非常贴近。这些丰富而详尽的记述，是中医在千百年的临床实践中所积累的宝贵经验，也展示了历代医家对于湿疹的病机认识和治疗思路。

（二）湿疹的中医病因病机

病因方面，目前大多数著作、教材中认为湿疹除与患者自身的禀赋相关外，主要与外感病邪、饮食不节、情志内伤、正气亏虚四个方面的因素相关。

1. 外感风湿热之邪

《医宗金鉴·血风疮》中云："此证由肝、脾二经湿热，外受风邪，袭于皮肤，郁于肺经，致遍身生疮。"《幼幼新书·浸淫疮》一篇中也说："小儿五脏有热，熏发皮肤，外为风湿所折，湿热相搏，身体发疮……故谓之浸淫疮也。"外来的风湿热邪侵犯肌表，风邪善行而数变，故湿疹瘙痒阵发而遍发于周身；湿邪浸润肌肤而生水疱，湿盛者导致湿疹出现大量渗液；热邪助风湿之势，故皮疹不断新发而浆液色黄，丘疹色红。

2. 饮食不节，脾虚生湿

《外科心法要诀·浸淫疮》曰："此证初生如疥，搔痒无时，蔓延不止，抓津黄水，浸淫成片，由心火、脾湿受风而成。"《外科正宗·脓窠疮论》曰："脓窠疮，乃肺经有热，脾经有湿，二气交感，其患先从小泡作痒，后变脓泡作疼，所成脓窠疮也。"饮食过分辛辣肥腻，或是食入不耐受的食物，导致脾胃内伤，运化不及而生湿，发于皮肤而见水疱渗液；且脾虚又导致湿邪缠绵难愈，形成重复循环，故湿疹病情反复发作。

3. 情志内伤，心肝火亢

《太平圣惠方·治浸淫疮诸方》中云："夫浸淫疮者，是心家有风热，发于肌肤也。"《圣济总录·浸淫疮》亦云："论曰心恶热，风热蕴于心经，则心志躁郁，气血鼓作，发于肌肤，而为浸淫疮也。"心为君主之官，神明所主，故过度的喜怒哀乐均可扰乱心神，情志躁动则心火亢盛，或郁怒不发，引动肝火，心肝火亢，与外湿相合，郁于肌肤而发为湿疹。

4. 气血亏虚，余邪不去

湿疹反复发作或呈现慢性化者，常与患者自身正气亏虚有关，以至于邪气缠绵于肌表，不能尽除，稍有外邪引动即发。《外科心法真验指掌·作痒论》中强调道："因气血足者，能助育新肉皮肤，畅生易长，充而养之之故。"气血不足以濡养于表，则皮损后期易肥厚化，并出现干燥脱屑、皮肤粗糙等变化。正气亏虚而难以复原，故局部皮损迁延日久而不能愈合，久病化瘀。

不论病因起于上述哪一条，其最终病机皆因风湿热困阻而发于肌肤，又因多种因素导致病邪不去，缠绵而发为湿疹。亦有部分观点认为，阴虚血燥是湿疹病因的一部分，但由编者看来，"燥"乃是一继发改变，非湿疹原发皮损特点，湿疹本身仍以"风湿热"为突出。如《皮肤病中医特色疗法》中便提出："（湿疹）本源于湿，再源于热与风，风湿热互结，化燥伤阴，湿乃本病之本。"

（三）湿疹的分型证治

目前大多数学者认为，湿疹在不同时期中的病机重心亦有所变化，因此其辨证分型多结合分期加以划分。一般认为湿疹急性发作时风湿热皆盛，以至于其病势急而有蔓延全身的倾向；亚急性期时风邪已去，湿热未清，故病势稍缓；慢性期时湿热久病耗伤阴分，以至于阴虚生燥，肌肤失于濡养。

虽然湿疹的分型论治已成为一种共识，但由于切入的角度不同，不同教材中所总结的湿疹证型仍有差异。如《皮肤性病中医治疗全书》中提出根据湿疹急性、亚急性及慢性期的病情进展不同，将湿疹分为三种主要证型，其分型思路偏向于突出"风、热、燥"的邪气类型变化，因此分为风热湿阻证、湿热毒盛证及血虚风燥证。风热湿阻证多见于急性或亚急性湿疹初起或轻症者，以祛风利湿止痒为法，代表方如荆防银花汤；湿热毒盛证多见于湿疹急性发作较为剧烈时，以清热利湿、凉血解毒为法，方用银地土茯苓汤；血虚风燥证多见于慢性期，以养血活血、祛风止痒为法，方用养血祛风止痒汤。

亦有教材偏重于湿疹的"湿"与"热"相持的程度，如《皮肤病中医特色治疗》一书中将湿疹分为三期证型：湿热内蕴，热盛于湿；湿热内蕴，湿盛于热；脾虚血燥，肌肤失养。其中"热盛于湿"多对应于急性湿疹，以清热凉血、除湿解毒为法，方用清热除湿汤。"湿盛于热"对应于病势较和缓者，以健脾利湿的除湿止痒汤为代表方。

也有些教材及指南将湿疹证型进行进一步的细化。如由中华中医药学会皮肤科分会组织发布的《湿疹（湿疮）中医诊疗专家共识》在综合了多位专家意见后总结提出，急性湿疹或湿疹急性发作时，常见证型是风热蕴肤证和湿热浸淫证，代表方分别为消风散和龙胆泻肝汤；亚急性期常见脾虚湿蕴证，代表方为除湿胃苓汤；慢性期常见阴虚血燥证，代表方如凉血四物汤。除此之外，《湿疹（湿疮）中医诊疗专家共识》提到尚存在阳虚证、风寒证、寒热错杂证等证型。

由上述代表性资料可见，湿疹的中医辨证分型多参照其病情分期而展开，急性期多偏热盛，中期热减而湿盛，后期则偏于阴虚血燥，此为大多数文献中所呈现的辨证规律。因此其治法也不外乎清热燥湿、健脾除湿、滋阴养血三大类，但方药种类较为繁多，尚无统一定论，由此又可见湿疹临床治疗之复杂。

虽然各类文献及研究中所提倡的方药组成不一，但"分期辨证"法的广泛应用提示湿疹的病机变化确实存在一定共性。编者在对相关文献研究结果进行整理后发现，就湿疹中医证型的分布特点而言，"湿邪"的地位相对较为突出。如姜春燕等对中国生物医学文献数据库中的湿疹相关文献进行文本挖掘后，提出"湿热证、风热证、血瘀证、湿毒证、脾虚湿蕴证"乃是湿疹的五大主要证候，这其中与湿相关的证型便占据了大半江山；且该研究发现湿热证是最常与其他证型相兼的证型，反映了湿疹的证候分布特征和证候核心。而时秀颖等对2005～2015年间省级以上中医药期刊文献中的湿疹病案进行整理分析后提出，湿疹的病机要素主要是湿热、脾虚、血虚、血瘀，其中湿热因素贯穿了湿疹的各个临床阶段，同样突出了"湿"在本病中的重要地位。此外，尚情等运用中医传承辅助软件对当代的皮肤科著名医家医案进行分析后，得出湿疹的前四位主要证型（总占比87%）为湿热证、湿热伤阴证、脾虚湿困证、血虚风燥证，由此也可见"湿"这一证素在湿疹病机中确实突出。

　　以上所述乃是目前学术界对于湿疹的主流认识，结合以上观点，本书编者基于湿疹的整体表现及临床实践，提出湿疹的证型情况虽复杂多变，但仍具备一定的病机核心，将于下文中详述。

第二节　湿疹核心病机理论概述

一、湿疹的核心病机论

（一）湿疹不同分期的中医病机本质

　　典型的湿疹病程具有非常鲜明的阶段变化，急性期以密集的丘疹水疱为主，搔抓后有明显的点状渗出或出现糜烂面，瘙痒剧烈，渗出明显，皮损颜色多偏鲜红，且进展较快。从中医学的角度看，此时的病机以湿盛为主，多兼有热邪：湿盛故局部渗液明显，甚至伴有肿胀；热性猛烈，故起病急，蔓延快，皮损颜色鲜红；湿热互结，由急性期渗液多为黏稠色黄亦可见一斑。随湿热入里的深浅及部位不同，急性期的湿疹可出现各种全身症状，如纳差、大便黏腻等，未必仅限于"表"。

　　对于以湿热为主的急性期湿疹，当结合湿与热的轻重程度论治。《证治汇补·湿症》有云："湿热所致也，当分治之。如湿胜者，宜清其湿。热胜者，宜清其热。夫湿胜其热，不可以热治而用寒药，使湿愈重。热胜湿者，不可以湿治而用燥药，使热愈甚也。然则初受湿者，当以利水为要，使湿不致成热也。久而湿化为热者，当以清热为要，使热不致蒸湿也。"湿盛者，辛开、淡渗、苦泻是总体治法，同时参合其热盛及津液耗伤的程度，配合苦寒、甘寒、咸寒等治法。但湿疹毕竟还是以渗液和水疱为主要表现，以受湿在先，化热在后，故仍以湿邪为治疗的关键。

过渡于亚急性期的湿疹，主要表现为水疱及渗液逐渐减少，并出现鳞屑与结痂，可见此期病机为湿邪渐去，开始化燥。亚急性期可能是患者向愈的表现，因为随着湿邪的祛除，局部皮损的渗液减少，最后便可能湿去病愈；但也可能是水湿外泄后，津液一时不能补足，而出现局部的"燥象"。后者由于湿邪产生的根本病因尚未祛除，当津液来复后又会再次进入急性发作，出现发作—缓解交替出现的现象。如果湿疹在发病初期便直接出现亚急性期表现，也可考虑其病机属于水湿较轻，故渗液不明显，或是偏于虚证，故起病较为和缓。如为急性期迁延而来，虽然渗液减少但是瘙痒及皮损鲜红较前更为剧烈，则可视为一种热化、燥化偏重的变证。在亚急性期中，相对来说津液已有所缺失，故化湿之法须和缓图之，不可大开大泄，并须根据情况适当佐以甘润养阴之法。

慢性期湿疹皮损的典型表现是颜色偏暗，肥厚浸润明显，表面粗糙，鳞屑干燥突出，渗液反不明显，此期的病机为湿外泄后津液亏虚，有伤及气血之虞，并因此开始出现脉络瘀滞，以至于湿瘀互结。慢性期的皮损一般较为局限，但是顽固难愈，与此期多夹虚证有关。在前期的发作中，渗液的外泄也伴有气的消耗，因此长期反复的湿疹易见气阴两伤；亏虚的津气不能充盈于表，导致慢性湿疹表面的渗液相对减少甚至消失，且随着皮损肥厚浸润程度的增加，湿邪瘀滞的层次也由肌表逐渐波及于里，相当于病邪入里。如果湿疹初起时为大面积多发的急性皮损，而后演变为局限一处的慢性皮损，可视为余邪未尽，因气血尚不足而"病灶"留存。如果慢性期中仍不断有新发皮损出现，多与邪盛正退有关。亦有部分湿疹患者起病不久便表现为慢性皮损，意味着其正气较为亏虚，以至于受邪所困后当即便成瘀滞。此期可适当考虑合入温阳、养血、化瘀之法，因正气已伤，常以扶正化湿为主。

总体来说，湿疹初起以湿热为多，水液外泄后津液不足，逐渐化燥，便进入"燥湿相间"的亚急性期，在反复伤津耗气，病仍不解后，局部肌肤津血瘀滞，则演化为以肥厚浸润为突出特点的慢性期皮损。当然，不是所有的湿疹都会严格按急性—亚急性—慢性这一分期进展，各分期之间也没有明确的时长界限，湿疹发病后直接表现或迅速进展为任何一期皆有可能，因此还须结合其具体情况分析病机。

且在受内外界因素的影响下，三期表现也常常相互转换，例如，有些湿疹在冬季寒冷干燥的情况下渗液不多，而在夏季潮湿温热时则出现急性发作，那么便是由外燥内湿变化为湿热相合；或者在情绪不畅的情况下，原有的暗红肥厚皮损中出现新发鲜红丘疹，病机便也从慢性期的气血不充、湿瘀于里变为湿热趋表。故湿疹的病机重心常可有一定变化，但不论处于哪一期，"湿"仍然是不变的共同特点。

（二）湿疹以"湿"为核心的病机论

受病情及外界条件变化的影响，湿疹虽然可出现多样化的表现，但由疾病本身的特点看，湿疹仍以反复发作并具有渗出倾向为总体特征，也就是随着湿邪的变化而出现病情的起伏。因此，在"湿—燥—瘀"的病机转化过程中，"湿"仍然是贯穿湿疹病程始终的关键，"燥"和"瘀"都是继发于湿邪之后的改变。且湿疹的反复发作也与湿邪的缠绵之性，以及患者本身的"正虚"有一定联系。在津液恢复但人体正气尚未复原的情况下，湿邪便易复生，由此又引发其后的病情发作，因此才导致了慢性湿疹在"发作—缓解"之间不断循环。

从部位的局限和泛发上看，湿疹同样以"湿"为核心，广义的湿包括了"痰、饮、水、湿"，"水"邪之特点为泛滥于周身，与泛发性湿疹关系较为接近，"痰、饮、湿"则多留驻于某个部位，与局限性湿疹较为接近。湿邪的不同形态间也可互相转化，因此湿疹便会出现局限及泛发的变化，或是随着湿邪的播散而病及不同部位。在临证中，结合湿疹的具体皮损特点及四诊表现，便可在以"湿"为核心的病机理论中找到相应的切入点及治法。

立足于上述理论，不难理解湿疹为何会出现三期的不同表现，又为何会具有反复发作的疾病特点。同时，利用这套核心理论以指导湿疹的治疗，其优势在于能够抛开当下的时点，从时间轴的角度去分析疾病演化至今的原因，且更好地观察及预判其下一步的变化。在湿疹出现不同转归的时候，也能够临证不乱，并能预见不同时期的治疗重点，有的放矢。把握湿疹的核心病机，与辨证论治的原则并不矛盾，核心病机理论有助于更为精准地判断疾病的发展及转归，所制订的治疗方案会更有针对性。

二、以"湿"为核心的起源与分类

由于湿疹以"湿"为核心，因此探讨其病因病机时，便需要重点关注湿邪的由来和转归，并加以分类。关于湿邪的辨证分类，古籍中有诸多论述，如《丹台玉案·中湿门》中便提出："医者审其湿之或寒或热，或虚或壮，病之在上在下，感之在外在内，因其病而药之，庶乎其得之矣。"这里提出了将湿分内外、寒热、虚实，并结合病位上下进行论治。《医述·湿》中则认为："湿病有外因、内因之不同，湿热、寒湿之各别。"同样强调了寒热及内外的重要性。《杂症会心录·湿症》更进一步肯定了这种观点："湿之为病，有外因内因之不同，有湿热寒湿之各别，苟不辨表里、察虚实、而求本施治，未有不误人于反掌间者矣。"由此可见，内外因之分和虚实、寒热属性是分析湿病的关键点。故湿邪的辨证，首先当分清"内外"之不同，其次在此基础上论其寒热虚实之变化。

（一）湿邪之来源与传变

基于上述观点，讨论湿疹的中医治疗思路，首先便需分析其核心病邪的由来，以绝邪气化生之源。《诸病源候论·卷一》中云"湿者，水湿之蒸气也"，已明确指出湿邪的本质乃是"水"。水是自然界中最重要的元素之一，也是人体不可或缺的组成部分，因此"湿"原本是一种水液代谢过程中产生的正常产物，只是在超过人体承受程度的情况下才成为一种邪气。而造成负荷过重的原因可以有多方面，如《医贯·湿论》中论及湿之所生时云："有在天之湿，雨露雾是也。在天者本乎气，故先中表之荣卫；有在地之湿，泥水是也。在地者本乎形，故先伤肌肉筋骨血脉。有饮食之湿，酒水奶酪是也。胃为水谷之海，故伤于脾胃。有汗液之湿，谓汗出沾衣，未经解换者是也。有太阴脾土所化之湿，不从外入者也。"也就是说天降雨露、地面潮气、饮食过于滋腻、生活习惯及体质变化等导致人体出现"水分过多"的因素，都可能产生湿邪，其可谓无处不在，无所不生。

湿邪产生的原因虽多，总结其来源，无非"外感"及"内生"两种途径，如《医述·湿》中云："湿病有外因、内因之不同，湿热、寒湿之各别。外因之湿，有感天地之气者，则雨露水土；有中阴湿之气者，则卧地湿衣，多伤人皮肉筋脉者也。内因之湿，有由于饮食者，则酒酪炙爆；有由于停积者，则生冷瓜果，多伤人脏腑脾胃者也。"由外所受者，乃由于外界的湿气过盛，导致人体无法抵抗而受湿；由内所受者，则是因为人体内部的燥湿平衡被打破，从而导致湿邪积聚。简单来说，湿邪的根本病因是人体不能维持正常的水液平衡状态，外感者起于外来因素对这一平衡的破坏，而内生者则是自身的平衡机制出现了问题，即起于脏腑内伤。

湿邪发病的内外因不同，导致发病后病邪传变及演归特点亦大相径庭。《全体病源类纂·湿淫》中便说："且雾露雨湿，上先受之；地气寒湿，下先受之；口窍所吸之水，与汗及痰涎内壅者，则肌肉脾胃实当之。症异治殊，辨之宜确。"故受湿途径不同，所波及的病位及脏腑皆有差异，故"外感湿病"与"内伤湿病"当分别论述其病机特点。

（二）外感湿病

外感湿病最常见于两种情况：一是外界水湿过盛，直接感受外湿；二是风寒等外邪闭郁肌表，汗液不得外散，合于表邪而成湿。不论是哪种情况，病皆起于"外因"，属于外感湿病范畴。外感六淫多从肌表侵犯，湿亦不例外，特殊之处在于它随着寒热属性的兼夹，侵犯路径亦有所不同，如《湿热条辨》中云："湿热之邪从表伤者十之一二（是湿随风寒而伤表，郁其阳气而变热，如仲景条内之麻黄、赤小豆汤证也），由口鼻入者十之八九（湿合火气，如暑邪之必由口鼻而入也）。"也就是说，寒湿多从肌肤卫表而入，而状态更加弥散的湿热邪气则偏好从口鼻而入。故寒湿之邪的传变与《伤寒论》的论述相似，而湿热之邪的传变则与温病理论更为接近，正因湿随兼杂邪气的不同而有各自的传变规律，才造成了它致病的复杂性。由于外感寒湿与外感湿热的致病特点有所不同，故在此再分类论述。

1. 外感寒湿

湿邪本身有重滞黏着等特点，多困阻一方，故湿病辨证常围绕病位展开，如表里辨证或三焦辨证，较为强调部位。外感寒湿的辨证侧重表里，与《伤寒论》所述的先三阳后三阴的传变规律相似，故《赤水玄珠》便有"中湿类伤寒"一说。一般来说，寒湿之邪从肌表侵入后，多先流注四肢关节，故《金匮要略》所述之"湿病"有关节沉重、活动困难、四肢疼痛等表现，即桂枝附子汤等证；或是困阻之病位较浅而泛滥于周身四肢则化为"溢饮"，则可用大、小青龙汤等方。寒湿之病进一步发展，入于阳明经而内郁化热，则为桂枝芍药知母汤证，随着内热充盛或外在寒湿减轻，阳明经气大旺，里气逐渐强盛并与外湿抗衡，则演化为湿热相合的麻黄杏仁薏苡甘草汤证等。如果外束之寒与里郁之热僵持不下，气渐损耗而不能达于卫表，居于半表半里则为柴胡汤证。如其人素来正气不足，无力抗邪，湿邪持续深入，入于太阴则有汗出、恶风、身肿等症状，即《金匮要略》"水气病"中的防己黄芪汤证；若寒邪更盛，入于少阴则有麻黄附子细辛汤等证，须以温阳散寒湿之法为主。

从整体上看，外感寒湿的传化亦是起于太阳，化热而入阳明，内郁而入少阳，最后入于三阴，多由表入里，先病阳后病阴（直中于三阴者亦有，但不是一般规律，故不在此详述）。因此感受寒湿，往往遵循由表入里、由浅入深的演变规律，这其中，正气的强盛与否是病情转归的关键。

2. 外感湿热

外感湿热与寒湿不同，多从口鼻而入，即先入上焦肺经。有些医家也称其为"先入太阴"，指的便是入手太阴肺经。湿热如不能通过肺部外散，则进一步下趋于里，《湿热条辨》中云："邪由上受，直趋中道，故病多归膜原。"故湿热之邪由表向里传变时，并非直接到达脏腑，往往先入膜原，再由此传入脾胃。"其为三焦之门户而近胃口，故膜原之邪必由三焦而归脾胃也"。膜原通于三焦，因此湿热之邪常遍及上下，且因其居于半表半里之间，因此湿热之病便常表里证互见而缠绵日久（这一点在湿疹中体现得尤为明显，下文将有详述）；湿热入于脾胃后，如邪气盛而化热则病在阳明，如正气虚而化湿则病在太阴，即所谓"实则阳明，虚则太阴"，《全体病源类纂·湿淫》中也说："本脾土所化之湿，火盛化为湿热，水盛化为寒湿。"热耗元气，也耗津液，经过正气与邪气的一番对峙后，视阴阳虚实的转化，湿热之邪也可能出现少阴寒化或热化证。在此过程中，如果津液被大量耗伤，极为亏少时则出现热燥生风，则为痉病、神昏、斑疹等变化，此又牵涉厥阴，类似于某种变症。

总之，外感湿热初起，容易先出现以肺系症状为主的病证，继而在三焦膜原之间徘徊，最终常波及脾胃中土，甚则伤及下焦肝肾之阴，因此湿热病常采用三焦辨证法。其中，津液阴分的充盈与否，与其病邪的后续转归密切相关。

3. 外感寒湿与外感湿热的异同点

从传变次序及脏腑的角度看，外感寒湿从体表而入，易先着关节，与肝肾较为相关，有表里深浅的变化；而外感湿热从口鼻而入，易先着膜原，与肺胃更为相关，有由上至下的传变趋势。在治疗中，寒湿偏于湿之"固态"，因此常需借助阳热之化，如同破冰一样将其层层外推；而湿热偏于湿之"气态"，易于播散，故须凉之降之，如雨水降而潮热闷热自一扫而空，故两者的治疗特点各有侧重。

从辨证的角度看，两者的共同点有二：一是注重病位的辨证，湿邪传变的表里深浅不同，治法也不同；二是注重气血津液情况，即患者的"本底"是否充实，这与前文中所说的湿病注重"察虚实"不谋而合。只是外感寒湿与外感湿热的辨证重心各有不同，其差异之处在于外感寒湿因以寒为主，寒主收引，层层递进，中间虽出现阳明化热等证，也是对抗寒邪的一种继发反应，故仍须注意顾护阳气；而外感湿热因热邪本身性质弥漫，故湿热常易充斥上下表里，进而出现胶着的状态，此过程中热邪留驻而伤阴，故须注意顾护津液。而且阴分被伤后湿热会更加黏腻难解，因此在化湿的过程中合以适当的养阴生津之法，有利于湿邪的排出，这也是湿热病的一个治疗诀窍。

总而言之，外感湿病由于寒热兼夹的不同，其传变规律及亲和部位亦有所差异，因此治法及顾护的侧重点也有所不同；但在辨证中都重视病位及体质虚实，治法也围绕"如何排出湿邪"这一核心展开。

（三）内伤湿病

在外感因素之外，湿病的另一大类源于内伤，尤其是脾胃内伤。首先，脾胃乃是运化水谷精微之处，亦乃湿邪化生之处。《医学发明·卷八》中云："苟元气不充，胃气本弱，饮食自倍，肠胃乃伤，其气与味不得宣畅，旁通水湿之性。"水谷所化生的产物，需要通过脾气输布到四肢百骸方是滋养身体的精微，若中土内伤（即里气不充实），且食入之物超过了脾胃的负荷，则反化为内湿。《一见能医·受湿有内外之分》中也说："又曰饮食入胃，无非湿也。脾土旺，则能运化水谷。上归于肺，下输膀胱，无湿气之可留也。惟夫脾弱不能运化水谷，亦谓之湿也。"其次，脾胃亦是水液运输的中枢，津液由此上输下达，如脾胃升降失常，不能将水液均匀地分布到全身，也会出现湿邪的局部堆积，甚至是整体的水肿。因此内伤湿病的水湿不仅潴留于里，也会泛溢于外周而为表湿。

1. 内伤湿病与脾胃之气

虽然内伤湿病也有化寒化热之分，但乃受患者的体质及病程影响所致，多非出自原发的病性；且两者间常互相转化，正如《脾胃论》所说的"始病热中，末病寒中"，即多数内伤病初起可能以虚热为主，后期可转化为虚寒或寒热错杂。正因如此，故内伤寒湿及湿热病的界线不似外感湿病那么分明。且由于"湿邪"由内而生，故对于内伤湿病的病机分析，更当侧重于人体内部脏腑的虚实变化。

在人体中，水液不化则成内湿，故"湿邪"的本质是过分堆积的津液。因此，探讨湿邪内生的根本原因，当先分析脏腑对于津液的吸收及输布过程。关于这一内容，最经典的论述莫过于《素问·经脉别论》，其曰："饮入于胃，游溢精气，上输于脾，脾气散精，上归于肺，通调水道，下输膀胱，水精四布，五经并行，合于四时五脏阴阳，揆度以为常也。"在这段条文中，看似胃、脾、肺、膀胱等都是参与水液输布的重要脏腑，但这其中只一只"看不见的手"才是更为主要的操纵力量，也就是"阳气"。水液的本质是阴性，需要通过阳气的蒸发气化才能进行输布，故《金匮要略》中云："病痰饮者，当以温药和之。"且饮入的水需要通过胃转送于脾，再由脾输布于肺并达于周身十二经络之中，以至于达成最后的回收排出，这一切都需要有充沛的阳气作为驱动力，才能承担起全身上下不间断的津液气化及输送。

而脾胃阳气是津液"气化"的关键，《内外伤辨惑论·辨阴证阳证》中云："夫元气、谷气、营气、卫气、生发诸阳之气，此数者，皆饮食入胃，谷气上行，胃气之异名，其实一也。"脾胃阳气是营卫的主要来源，也是滋养周身的谷气，更是充实元气的重要成分，其本质便是身体的"升发蒸腾之气"，也在津液的吸收传送中发挥了关键作用。通过胃阳的蒸发上承，气化后的水液得以到达肌表毛窍，化为汗液而排出。未化为汗的水液在经脉中滋养脏腑后，又自然趋于下行，而化为尿液或濡润肠道。这种运输过程随着四时条件的变化会有所调整，如冬季毛窍闭塞，水液能蒸发为汗的部分减少，则小便量自然增多，夏季胃阳之浮越较其他时期更盛，故汗出更多，而小便量少。这些都是正常的生理改变，因此《黄帝内经》（简称《内经》）中说只需参合内外部的条件变化，即"揆度以为常也。"

在病理的情况下，如果水液不经过胃阳的充分"处理"，便无法进行三焦的输布，继而出现输布失常，留驻于局部则为痰饮，泛溢于全身则为水湿。《金匮要略·水气病脉证并治》中云："寸口脉迟而沉，沉则为水，迟则为寒，寒水相搏。趺阳脉伏，水谷不化，脾气衰则鹜溏，胃气衰则身肿。"这里的"迟而沉"，便是阳气不足之脉象，"趺阳脉伏"则强调由于阳明胃经经气亏虚，故津液不化则变为水湿，从而导致"湿病"的产生，归根到底也就是由津液气化不充分所导致的一系列病证。这种"气化不充分"不仅指脾胃阳气不能够将所饮入的水分充分气化，还指在输布的过程中由于"推动力"不足，导致水液运输的速度变缓，不能及时外散及下泄，以至于整体代谢速度减慢，更加重了水液局部潴留的程度。由此可见，脾胃亏虚与湿邪内生之间有明确的因果关系。

2. 内伤湿病与补土之"升降"

由于病起于里，内伤湿病的治疗，更强调根据水液潴留状态及位置的不同，选用符合运化次序的治法，故《金匮要略·水气病脉证并治》强调："诸有水者，腰以下肿，当利小便；腰以上肿，当发汗乃愈。"条文所言不仅指根据湿邪病位因势利导，也强调根据气血津液的充足状态选择相应的治法（这一点在内伤病的治疗中更富有重要意义）。湿之所去无非汗、吐、下三处，但是可搭配益气、养血、行气等法，以适应机体阴阳虚实的不同变化。

同时，用药的方向也与机体的虚实相关。如里气尚充实者，方可用泻下利湿法，里已亏虚者，处方须以升阳除湿法为主。正如前文所云，内伤湿病起于里阳不足，以至于津液气化不充分。《脾胃论·用药宜禁论》中云："如阳气不足，阴气有余之病，则凡饮食及药忌助阴泻阳，诸淡食及淡味之药，泻升发以助收敛也。诸苦药皆沉，泻阳气之散浮。"泻下利湿法多需用到苦寒药或淡渗药，本质上对于脾胃阳气仍有所损伤，即东垣所谓的"降之又降"，而升散法则多用辛甘温药，模拟的是脾胃气化津液的过程，有助于阳气升举，同时又能开表散湿。因此内伤湿病程度较重者，更偏于"汗法"，这并非单纯根据病位进行选择，更出于"内伤湿病"本身的虚实特点。

"补土派"名家李杲在治内伤湿病中着重强调了"升降浮沉"的重要性，他曾于著作中举一自身医案加以说明："一日予体重肢节疼痛，大便泄并下者三，而小便闭塞。思其治法，按《素问·标本病传论》：大小便不利，无问标本，先利大小便。又云：在下者引而竭之。亦是先利小便也。又云：诸泄利，小便不利先分别之。又云：治湿不利小便，非其治也。皆当利其小便，必用淡味渗泻之剂以利之，是其法也。"大意是说，东垣自己曾得过一次严重的腹泻，伴有小便量少不通。按照常规思路，腹泻是湿在于脾胃，且又见小便短少，当利小便以实大便，引湿邪从尿液而去。但东垣毕竟是内伤大家，他思考得更为深入："若从以上法度，用淡渗之剂以除之，病虽即已，是降之又降，是复益其阴而重竭其阳气矣，是阳气愈削而精神愈短矣，是阴重强而阳重衰矣，反助其邪之谓也，故必用升阳风药即差……大法云：湿寒之胜，助风以平之。又曰：下者举之。得阳气升腾而去矣。又法云：客者除之，是因陷而为之直也。"东垣知道自己年高体弱，本次起病虽似外受湿邪，实则源于脾胃内伤，如果再用渗利药会重伤阳气，应该反过来用升提的解表药才对。他最后感慨道："夫圣人之法，可以类推，举一而知百病者也。若不达升降浮沉之理，而一概施治，其愈者幸也。"由此可见，整体辨证及升降用药对于治疗的重要性。

李杲通过这个医案说明，内伤湿病的治疗尤其当重视脾胃阳气，虽说出现腹泻症状这样有湿邪下趋表现的，按理当用利淡渗湿之法，但脾胃内伤者须谨固其本，故当从本论治，而以升脾胃阳气，引湿邪上行外散为法。

综上所述，内伤湿病的病机分析重视脏腑尤其是脾胃的变化，由于脾胃中土乃升降之中枢，故治疗中注重对于气机升降的调控。

（四）内伤与外感湿病异同点

对比两者，内伤湿病的兼杂因素比外感湿病更为复杂，且外感湿病也常起于内伤。正如《医述·湿》中论及湿病的内外之分时说："然在外者为轻，在内者为重，及其甚也，则未有表湿而不连脏者、里湿而不连经者。况湿从内生，多由气血之虚，水不化气，阴不从阳而然。即湿从外入，亦由邪之所凑，其气必虚之故。"因此，湿病发展到了一定的严重程度，即使是起于外感者也必兼有内伤。换句话说，如不兼有内伤，湿病的步步传变必然会被截断，脾胃脏腑能够以强大的运化能力重新恢复人体的燥湿平衡，极难出现后续的发展。因此，外感湿病迁延日久者，其病必已波及里之脏腑。同时，"内伤湿病"也并非纯里证，只是病起于里，完全可能出现外在肌表的症状，故经文中称"未有里湿而不连经者"，即湿邪内生也常常波及外在经络，出现"外证"，并非只有外感湿病才会出现肌表经络的症状。故内外湿病皆可牵连表里，出现表病、里病或表里同病。

综上所述，从辨证的角度看，无论是外感湿病还是内伤湿病，其辨证的共同点是强调辨表里、寒热、虚实；但在具体的治疗中，外感湿病更需关注邪气传变，而内伤湿病则更为顾护脾胃元气的虚实，但两者皆可与脾虚相关。

此外，从病位上看，外感与内伤湿病均可出现表证、里证、半表半里证，外感病常由表及里，表证较为明显，而内伤湿病的表证多由里至表，故卫表的恶寒发热并不突出。且内伤湿病起病较为和缓，与外感湿热感受外界骤起之邪不同，一般也较少出现急进的化热伤阴，因此内伤湿病中出现急惊风、痉病、热盛神昏的情况较外感少见。从这个角度看，湿疹更为符合内伤湿病特点。

三、内伤湿病与湿疹

（一）脾胃与内外湿病的关系

需要特别指出的是，无论是湿邪源于外感或内受，脾胃都扮演了极为重要的角色。《临证指南医案·湿》中便指出："湿为重浊有质之邪，若从外而受者，皆由地中之气升腾；从内而生者，皆由脾阳之不运。"《古今医统大全·湿病多为脾虚所致》中也说："此湿从外生，可见内外所感，皆由脾气虚弱，而湿邪乘而袭之。"强调了脾胃在发病中的关键作用。《证治汇补·湿症》在论述湿病的整体治则时，特意强调了"湿宜健脾"："脾本喜燥恶湿者也。惟脾土衰弱，失健运之堤防，湿气停聚不化，使膜胀四肢。溃透皮肉，喘满上逆，昏不知人。故治湿不知理脾，非其治也。"由此又可见脾胃在湿病的治疗中也是一大核心。

内生湿邪自与脾胃相关不提，外感之湿发病亦与脾土关系密切，《临证指南医案·湿》中云："如其人饮食不节，脾家有湿，脾主肌肉四肢，则外感肌躯之湿，亦渐次入于脏腑矣。"人体自身对于湿邪过盛本有一定的调节能力，尤其是脾胃，"脾主湿"，指的就是脾胃中土能调控人体的"湿度"，使得燥湿相济；且脾胃乃人体升降之中枢，主司气之上行下达，也能调控津液在人体的分布，使每一个部位的水湿滋养都能维持在合适的程度，不至于过盛。外感之湿虽然源于外界，但人体也能通过发汗、排尿等方式将其祛散，而这种正常"排湿"机制的发挥，极有赖于中土脾胃的运化得当，升降相宜。反之，如果脾胃运化失常，人体不仅容易生内湿，也容易感受外湿而发病，故"外感肌躯之湿，亦渐次入于脏腑矣"。因此不论湿起于内伤或起于外感，治湿时都必须依赖中土脾胃的运化水液功能，使中土恢复正常是治疗湿病中至为关键的一步，正如《赤水玄珠·明湿》中说："湿虽有内外二因，然治法大抵要实脾土为主。缘脾恶湿，苟脾土不燥，则失其健运之常，病易乘之。"

更何况，在湿病中，内伤外感本来就多有重叠之处，如名医薛雪曾说："太阴内伤，湿饮停聚，客邪再至，内外相引……此皆先有内伤，再感客邪，非由腑及脏之谓。若湿热之证，不挟内伤，中气实者其病必微。或有先因于湿，再因饥饱劳役而病者，亦属内伤挟湿，标本同病。然劳倦伤脾为不足，湿饮停聚为有余，所以内伤外感，孰多孰少，孰实孰虚，又在临证时权衡矣。"由此可见湿病多少都有内伤的基础。如《医述·湿》中云："可见内伤、外感之证，皆由元气虚弱，致湿邪内而发之，外而袭之。《经》曰：壮者气行则已，怯者着而为病。盖脾元健运，则散精于肺而肤腠坚固，外湿无由而入；肾气充实，则阴阳调和而升降有度，内湿何自而生？"故脾胃虚损可谓是外感及内伤湿病发病的共同前提。

（二）湿疹与湿病的关系

以上是湿病的总体特点及传变规律，而湿疹这一病种，既符合湿病的通性，又具有自身的病机特点。

首先，从病邪的寒热属性来说，湿疹中的湿热较寒湿更为常见，尤其是疾病初起时。《疡科纲要·论外疡理湿之剂》中说，皮肤病中"惟湿热二者最多，偏于热者，灼痛成脓；偏于湿者，发痒流水"。而湿疹正以瘙痒渗液为突出表现，也就是书中所说的"偏于湿者"。其下文中又说："且湿疡浸淫，每在皮肤之表，四肢之末。则湿之积滞，其源由于脾土卑监（卑监二字，借用《素问》之'土运不及，名曰卑监'，是土德之卑下也）；而脾主肌肉四肢，湿邪淫溢则渐渍于肌肉，走窜于四肢，亦固其所。惟是湿邪为疡，最多挟热。苟非湿与热蒸，亦不四散走窜；惟与热交并，乃始流注于肢体，外达于皮毛。所以治疡之湿，亦必与清热之剂相助为理。"这里很好地解释了为何湿疹初起时湿多以夹热为主。湿邪需要火热加以带动，而湿疹致病发于肌肤，乃人体至外之处，更少不了热邪在其中的鼓动，因此炎热潮湿的夏季往往成为湿疹的高发季。正如《脉症治方·伤湿》中所论述：

"湿为土气，火热能生湿土，故夏热而万物湿润，秋凉则万物干燥。湿本不自生，因热拂郁而不能宣行，故停滞而生湿也。"朱震亨也说："湿者土之气，土者火之子，湿病多自热生，盖火热能生湿土也。"

从另一角度看，火热邪气也容易使人体的水液变为蒸腾状态，以致使湿邪上冲于肌表头面，故热动而湿亦动，正如清代名医程杏轩所说的："湿至上甚而变热……人身应之，头面赤肿，疮疖丛生。"湿疹进行期时，便常因表湿不散，郁而化热，而进一步加重湿热积聚，故皮疹不断新发扩散。正因湿热性阳，有趋上之势，故便常发为肌表之病；寒湿多收敛而性静，故较少见于湿疹的发病初期。

其次，由病位深浅的角度而言，湿疹病位相对表浅，或可称为"邪不离表"。湿疹虽然也有里证，但毕竟主要症状表现在皮肤肌表，其正邪交争有趋表之势。因此，湿疹不论以何种治法为主，都需要兼顾表证的疏通，在治法的取舍中也须以解表为优先。此正是《金匮要略·脏腑经络先后病脉证》中所说的："病有急当救表救里者，何谓也？师曰：病，医下之，续得下利清谷不止，身体疼痛者，急当救里；后身体疼痛，清便自调者，急当救表也。"湿疹既然以皮肤症状为所急所苦，便"急当救表"，如《一见能医·受湿有内外之分》中所说的："湿气在于皮肤者，宜防风、白芷、羌活、独活之风药以胜湿，譬如清风荐爽，湿气自消也。"虽未必在所有湿疹的治疗中都重用解表法，但用药必须注重引气上行，不可影响脾阳的正常升散，这一点在慢性湿疹中尤其重要。也因为这个缘故，在湿疹因里证牵连及表而出现急性发作时，当下则下，但不能频繁地使用下法或是将其作为长期治法。

再次，湿疹有"湿燥交替"的病机特点，不同阶段中湿邪会出现轻重深浅的变化。由于这一疾病的特点是趋于表而有渗液，部分湿邪可通过体表渗出而排出，其后会出现局部的干燥，这也可视为人体对于皮肤湿邪积聚的一种自动调节。但是，如果人体对于津液的调控并未恢复正常，湿邪便会反复通过体表外渗，或者是在短暂的缓解后又再次发作，因此慢性湿疹常常出现皮损"渗液—结痂—渗液"的循环规律。这就导致了在各个分期的湿疹中，湿邪所处的病位有所不同，急性渗出期其湿趋向于表，以表病为主且邪气旺盛；而亚急性期渗出减少，其病偏于半表半里；至于慢性期以皮损肥厚浸润为主时，其湿邪相对来说入里更深，深伏于肌肤脉络之中，以正虚为主。皮损情况是湿疹辨证的重要依据之一，需要根据它的变化特点，选择相应的化湿之法。

最后，湿疹虽然以皮肤症状为主，却不是单纯的表病，而且从其发病特点来看，以脾胃内伤为重而外感为轻，这一点将在后续章节中详述。

第二章　补土理论与湿疹

第一节　内伤湿疹的病因病机

湿疹虽也可按湿病分类，分为外感及内伤两种，但本书所论，仍以内伤之湿疹，尤其是脾胃内伤者为主。这是因为，湿疹的发病与内伤关系更为密切，其病位虽见于肌表，但起病与外感关系明确的并不多，反而多与饮食、休息、情绪等内伤因素更为相关。正如《素问·调经论》所说的"病生阴者，得之饮食居处，阴阳喜怒"，这里的"病生阴者"，指的正是内伤病。且因外感所致的湿疹，外邪去则病自愈，亦有一定的病程自限性，在此便不赘述。唯有源于脾胃内伤的湿疹，最为缠绵难愈，反复发作，因此这一类的湿疹是本书讨论的重点。而探讨湿疹的"内伤"根源，首先要明确以下几个定义。

一、脾胃内伤病与"补土"的定义

若论外感，当推仲景为首，而开内外伤论之先河者，当属金元四大名医之一李杲。李杲的诸多著作中，虽以《脾胃论》最广为人知，但由其本人亲笔撰写的第一部专著乃是《内外伤辨惑论》，此书明确指出外感病与内伤病各自的病机特点，由此提出"外感"及"内伤"当分别立论。李杲在《内外伤辨惑论·卷上》的第一章中便旗帜鲜明地指出："概其外伤风寒，六淫客邪，皆有余之病，当泻不当补；饮食失节，中气不足之病，当补不当泻。"外感病源于邪气入侵，而内伤病源于里气不足，故外感常不忘祛邪，而内伤则不可不补益。况李杲认为，人体的"里气"，虽然在不同的古籍中有"元气、谷气、荣气、清气、卫气、生发诸阳上升之气"等多种称呼，但其本质上都是同一者，即"此六者，皆饮食入胃，谷气上行，胃气之异名"。由此李杲提出了"脾胃内伤，百病由生"的学术观点，后世以此而尊称他为"补土派"代表。

需要强调的是，李杲所倡导的"补土"并非单用"补益"之法，所涉及的脏腑也非仅有脾胃。广东省中医院岭南补土流派工作室经过研究提出，"补土"的真正意义为恢复中土之气化功能，因此一切能够使中土恢复正常生理功能的治疗手段都可以称为"补土"。"补"不是指单纯的温补或是呆补，也不排斥"攻"法，只要攻伐的手段对于恢复中土功能有益，也不离"补土"理论的宗旨。由此，我们提出补土学术流派的核心理论是脾胃为中土，乃是脏腑生理功能活动的核心，通过气机升降以调控脏腑功能，其气机升降失常亦可导致其他脏腑功能的失调，变生各种疾病。因此当疾病发生时，可以通过调整脾胃中土的气机升降功能，达到执中央而运四旁、调整全身脏腑功能的目的，从而实现脏腑安和、各司其职，恢复机体的健康。

二、脾胃内伤病病机与湿邪

在这一立论前提下，"脾胃内伤病"的内涵便得到了拓展，即是以中土功能失常为发病前提，其后可化生多种疾病或证型。而"内伤湿病"便是在此基础上所衍生而出的一类病种，其病起于脾土运化不及，以至于湿邪为患，以"湿"为病机中的主要矛盾，而以"内伤"为其根本病因。根据李杲对于内伤病的分类，"内伤湿病"可按中土升降异常的具体状态分为四大类，"升、浮、降、沉"中任一维的异常均可导致湿病的产生，但是具体的发病机制有所不同，下文中将分别论述。

中土乃人体之中轴，主司一身之升降，以此与余脏发生联系。反之，中土正常功能的发挥也与其余四脏的关系密切，肝木的升发，心火的浮长，肺金的肃降，肾水的沉藏，都是人体正常升降的重要组成部分，而中土在其中发挥了"平衡"的关键作用。因此，一旦脾胃内伤，调控不足，升降之机便易紊乱；而水液的运化代谢又与中土之升降密切相关，脾土清阳得升，津液方得气化外散，胃中浊阴得降，废水方得下趋排出。故而脾胃不足，津液运化停滞，最易成湿病，并随着升降失调的不同状态而为患。

李杲在论述对脾胃内伤病治疗时，常强调随四季变化进行用药加减。这不仅出于"因时制宜"，更因四季的转变乃是天地间最为剧烈的升降变化，对中土不足的人尤为如此。四时变化对人体升降的影响最为直接，由此造成了脾胃内伤病在四季的表现各异，因而其治疗的侧重点也有所不同。故李杲常将内伤脾胃病分为"春之脾胃病""夏之脾胃病""秋之脾胃病""冬之脾胃病"，这不仅是为了突出内伤病的四季发病特点，也指代脾胃内伤、升降失常表现于"升、浮、降、沉"四种不同的病机。下文以这四类病机为例，论述脾胃内伤与湿病发病间的联系。

（一）春之脾胃病与湿

升发不及是脾胃内伤病初起时最典型的表现，春气当升不升，如同人体脾阳不能升发上行，表气得不到充养，而有恶寒、身痛、四肢酸重等症状。对于"气虚不升"，最为人所熟知的代表方剂为补中益气汤，出自《内外伤辨惑论·饮食劳倦论》。除了这一经典方药，作者李杲在这一章中还创立了"除风湿羌活汤""通气防风汤""羌活胜湿汤"数条名方。前后方剂看似并无关联，但其实都是针对人体"春气不升"这一病机——因升发不及者最易合并外感，且由于胃中水液不能外散于表，内湿易与外邪融合，形成"风湿"。故这一篇中的后续方药多着重于祛风胜湿。

如"除风湿羌活汤"一条中便云:"如风湿相搏,一身尽痛,以除风湿羌活汤主之……所以然者,为风药已能胜湿。"李杲所说的"风药"指的是轻扬疏散,有助于脾胃阳气升发的药物,如羌活、防风等,寓意于自然界中"春气上升"的作用。清阳得升,湿气得以外散,故谓"风能胜湿"。"除风湿羌活汤"所针对的情况是内伤尚轻,兼有外感湿邪者,因此不必用补气之黄芪,只用柔和疏散的升阳药物即可。如果脾胃内伤较重而兼感湿邪的,则可仿照下文的"升阳补气汤",其方中云:"治饮食不时,饥饱劳役,胃气不足,脾气下溜……怠惰,四肢不收,懒倦动作。"患者先是脾胃内伤,表湿郁于四肢肌表不散,然而其虚象更为明显,故方中在风药的基础上,还加用了炙甘草等补脾药。如内伤程度更严重一些,便须使用经典方补中益气汤了。

总体来说,"升发不及"的内伤脾胃病,常因表气不足而外感湿邪,或因里之脾阳不升而肌表之湿不能外散,治法以益气助表、疏风散湿为主。

(二)夏之脾胃病与湿

这类病与《伤寒论》中所阐述的"虚劳病"有一定的类似之处:夏季人体之气充盛于表,而素有脾胃中气不足之人,表气外散而不能固,里之阳气更亏,故反而出现汗出体重、身热乏力、纳差便溏等"表分虚热"的症状。

李杲在《内外伤辨惑论·暑伤胃气论》中说:"气虚身热,得之伤暑……时当长夏,湿热大胜,蒸蒸而炽。人感之多四肢困倦,精神短少,懒于动作,胸满气促,肢节沉疼。"这里描述的便是气虚湿热病,其代表方乃是东垣清暑益气汤。后世曾有医家认为它"徒有清暑之名,而无清暑之实"。事实上,李杲设立此方本就不为"清暑",所治的乃是在暑天中感受湿热的内伤患者,这类人中气不足,夏季气泄而不能收,故反须用黄芪,即《脾胃论》中所说的:"今暑邪干卫,故身热自汗,以黄芪甘温补之。"同时,夏季因气浮越于外,脾胃中的阳气反而不足,饮食不消而内生湿热,故清暑益气汤通过"升脾降胃"以化湿,在用黄芪补中益气的同时加入五味子、麦冬等养胃阴之品,以使里之胃气得以顺降,并以泽泻、神曲、橘皮等药引湿邪下行,稍加黄柏清热;同列于该篇的"参术调中汤"、"门冬清肺饮"等方中,也都或多或少地加入了甘苦酸润的生津之品。对此李杲解释道:"夏月宜补者,补天真元气,非补热火也。"津液的充足可使胃得顺降,减少阳明浮热所导致的津气外耗,也是治疗"夏之脾胃病"的一种方法。

总体而言,"浮长失常"的脾胃病,常合并中焦湿热,故在补中益气的基础上,合以甘润养胃或收敛之法,脾得升,胃得降,则郁于中土的湿热自化;同时,因此阶段的升降失常以"过于浮长"为主,故其治湿之法以"利湿"为主,在渗利湿邪的同时也导气下行,以平衡其气的升浮过度。

(三)秋之脾胃病与湿

秋季人体之气本当收降,对于脾胃内伤者在这一季节的表现,《内外伤辨惑论·肺之脾胃虚方》中描述得最为详细：“脾胃虚则怠惰嗜卧，四肢不收，时值秋燥令行，湿热少退，体重节痛……兼见肺病，洒淅恶寒，惨惨不乐，面色恶而不和，乃阳气不伸故也。”

秋季外周寒燥初起，肌表始闭，而体内浮越之气未完全顺降，素体脾胃阳气不足之人，输送于表的津液一遇表闭便化湿邪，里气又不足以驱散，以至于水湿郁于关节肌肉中，因此会有“体重节痛”的表现。此时外寒初起，故卫表亏虚的一面也开始凸显，因此“兼见肺病”，出现疲倦、怕冷等表现，即李杲所说的“阳气不伸”。在这两方面因素的作用下，肌表便呈现“外寒里湿”之象。此外，由夏季迁延而来的中焦湿热也未尽化，因此秋之脾胃病的主要病机是外有寒燥、内有湿热，其核心当以升阳开表为主，兼利湿热，代表方如升阳益胃汤。方中在黄芪、人参、甘草健脾益气的基础上，加用防风等辛温药略开表祛寒燥，并用泽泻、黄连等清湿热。秋季本当收降，降之所主在于肺金，本该用清润降肺之药，但对于脾胃不足之人，土不生金，故顺降乏力，如过用寒凉降下药恐更伤中气，因此反须以黄芪等益气药为主，先补肺气。其文中亦云：“何故秋旺用人参、白术、芍药之类反补肺，为脾胃虚则肺最受邪，故因时而补，易为力也。”

综上所述，“秋之脾胃病”中兼见湿病者，当上下分消：一方面升阳开表以散表之寒湿，另一方面甘苦淡渗以利里之湿热，且整体仍当以“升阳”为重，以对抗秋降之力。

（四）冬之脾胃病与湿

冬之脾胃病也可视为脾胃病中程度最重，或传变至于末期所见的一种状态，《内外伤辨惑论·肾之脾胃虚方》中云：“凡脾胃之证，调治差误，或妄下之，末传寒中。”李杲认为，脾胃内伤病有“始病热中，末传寒中”的传变规律，内伤初起时，患者中气尚有盈余，以升降失常为主，尤其在浮越过度时会表现为虚热之象，故为“热中”；但迁延至后期，阳气日损，终致沉绵不起，以虚损为主，表现为一派虚寒，这就已经到了“寒中”的层面。病已至此，里气极为亏虚，有阴盛阳虚之象，再用甘温升提法已不适宜；此时表里皆虚，再将气调集到表恐有阳脱之虞，故治法当“以辛热散之，复其阳气”为主，便如同冬季大雪冰封，需要阳热散寒解冻。该篇中代表方沉香温胃丸、神圣复气汤等也多用干姜、附子、巴戟天等大辛大热的温里之品，与《伤寒论》中“少阴病篇”的用药风格较为接近。有时这一病机之下还会出现“上热如火，下寒如病”的表现，此为虚阳浮越在外，仍须用回阳救逆的方法。而该分类下的湿邪多已化为寒湿，且易积聚于里而有下趋的表现，如“沉香温胃丸”中所列的“大便滑泄，腹中雷鸣，霍乱吐泻”。

综上所述，治“冬之脾胃病”所化生的湿邪，当以温阳散寒化湿为主，宜温为主辛为辅，不宜再加渗利药。

三、脾胃内伤病与湿疹

由上文论述可知，"脾胃内伤"并非单纯的脾气虚或脾阳虚，而是指脾胃之里亏虚不足，中气匮乏，以至于其主司一身升降的功能亦出现异常，故可出现多种不同的升降失调状态。本书将"升之异常"、"浮之异常"、"降之异常"、"沉之异常"归纳为脾胃内伤病的四种病机状态，其升降浮沉的异常与湿疹的分期演化密切相关。

急性期时，湿疹皮疹不断新发，渗液明显且黏稠，卫表层面多以邪实为主，而其病之根本在于里气不足，不能引湿热外散，此时多为"春之脾胃病"或"夏之脾胃病"，即升发不及或浮散过度而不能顺降；亚急性期时，渗液逐渐减少，当先分热化或寒化，热化即津液外泄后燥热化，渗液虽减但皮损干燥色红，瘙痒剧烈，因津液不足而外不得泄，卫表较前闭郁，故由浮散过度转入敛降不及，较为接近"秋之脾胃病"。如寒化，则渗液减少的同时皮损颜色变淡或变暗，表面干燥粗糙，此为津液外泄后气阴两伤，气血已不足以达表而表闭，津液不润，尤以气虚为重，升发无力，故为春升不及之脾胃病。进入慢性期时，皮损粗糙肥厚明显，部分呈现斑块化，色暗而伴有色沉，局部瘙痒明显或不痒，此为气血俱伤，邪气内入与正气相搏，局部气血瘀滞，如气尚可化热进行"搏斗"，则仍有瘙痒，如已俱化为寒湿之证，则瘙痒轻微。此为"冬之脾胃病"，其病位以里为主，气血沉而不升。由此可见，湿疹的皮损变化，与中气升降状态的转变密切相关。

之所以要从这一角度分析内伤湿疹的病机，是因为内伤病皆以脾胃阳气为核心，故治疗中最需关注的是中土脾胃的恢复。围绕中土脾胃升降的失常以分析疾病的主要矛盾，更贴近内伤病病机核心。正如《医述》中所说的："不然，徒知表汗、燥湿、利便之法，而不惜人元气，将见肿胀、泄泻之证变矣。"故内伤所致的湿疹，不能仅着眼于如何"攻邪"，更要在治疗的过程中注重顾护脾胃，调整中气升降，以绝湿生之源。对于升降状态的分析，有助于对内伤湿病的治疗方向进行阶段性调整，确定每个阶段的治疗重点。

第二节 内伤湿疹的治疗思路

一、内伤湿疹辨证思路

虽然脾胃内伤病可按升降失常分为四种病机状态，但在湿疹的实际治疗中，笼统地分为这四大类尚不足以指导临床的具体操作，还需要进一步细化。参照第一章中所论述的湿疹辨证思路，并结合脾胃内伤病的病机特点，编者认为，内伤湿疹的辨证要点主要集中于表里、虚实、寒热这三方面。

在这三点要素中，首先当进行"表里辨证"，即须先判定湿邪所在的病位深浅，这对于决定整体方药的治疗方向至关重要。《全体病源类纂·湿淫》中云："且凡湿在上者，宜开肺利气；在中，宜运脾燥土；在下，宜利便以开沟渠。又古法治水肿，腰以上发汗，腰以下利便者，亦同此意。"故湿邪病位偏于表偏于上者，以开表宣肺为主；偏于下者则当以渗利为主；不上不下，郁于中焦则可调中土而上下分消。这是湿病的一般治疗原则，置于湿疹中也适用。

其次，对于内伤湿疹，还需要结合其中气的充实程度以进行判定，即"虚实辨证"。虽然表里辨证可初步确定用药方向，但升降用药的力度和整体方药，还需要参合其虚实情况。《医方集解》中曾云："湿在表在上宜发汗，在里在下宜渗泄，里虚者宜实脾，挟风者宜解肌，挟寒者宜温散。"以湿病于表为例，如湿邪困于表，而气亦郁结于表，且其里气尚充实，便可据此使用开表散湿法。如湿虽困阻于表，但其里气已亏虚而不能达表，则须以甘温益气为主，兼以升提化湿，且升提的力度不能过大，以免外散耗气。如里气极虚，则益气升阳中还须佐以收敛，以扶正益气为主。

因此表里病位虽可定大体治法，但还须根据虚实辨证灵活调整。正如《罗氏会约医镜·论湿证》中所说："盖湿从表入者，汗以散之；在上者，宜微汗之；在中、下二焦者，宜疏利二便，或单用淡渗以利小便。然又有说：湿热之证及微虚微热者，利之可也。至于大虚大寒，最忌下利。即有湿热，而体虚寒，精血已亏，而复利之，害必甚矣！宜用升阳风药，兼实脾土，乃为精工。"由此可见，病性的虚实也会影响升降治法的选择，如湿病在里，而患者里气尚充实者，可适当配合攻伐降泄药；如里气已虚，则只能选用更为柔和的渗利法，甚至在里气极虚时需要用温法佐以升提，以益脾胃阳气为优先。

再次，还需结合湿邪的寒化热化，即"寒热辨证"。湿邪郁于局部，如化热则为湿热，甚至燥化而伤阴，其治须偏重于清热养阴，以固护津液为主；如从其本性而寒化，寒湿当以温阳散湿为主，寒邪闭郁者还当辛温通脉，以固护阳气为主。关于寒湿与湿热的治疗异同，在第一章中已有论述，在此便不赘述。

总之，内伤湿疹治则治法的选择须权衡其表里、虚实、寒热三个方面，并据此选方遣药。为了便于说明，本书中将湿邪的表里辨证分为"表病为主、表里同病（半表半里）、里病为主"三个主要层次。在此分类基础上，则又当分其虚实，本书中所引所论的湿疹虽多以内伤为基础，但中医亦有"急则治其标，缓则治其本"一训，故须参合其正虚与邪实之轻重缓急，再决定目前治疗的重心，非一见内伤便径用补法。再次则需分寒热，热化易伤阴，寒化多伤气，这一点其实也有助于判断患者当下的阴阳气血失衡状态，佐以养血生阴或益气行气之法。

遵循这一思路，便可在辨证中对内伤湿疹的病位、病性及病邪进行准确的判断，以把握其大体治疗方向，制订对应的治疗方案。例如，患者以湿聚于表为主，如病性为虚者需升而补之，病性为实则升而散之，邪盛者甚至当用降下之法以泻其上亢之气；如为热化者还当佐以清热或滋阴之药，寒化者则合以温散及燥湿。在经过上述辨证后，便基本可确定相应的治法。

二、内伤湿疹组方思路

在确定了辨证结果及对应的升降治法后，便可结合药物的四气五味拟定方药。经云："辛甘发散为阳，酸苦涌泄为阴。"阳主升，阴主降，因此凡是辛散法、甘缓法皆以升发作用为主，而酸敛法、淡渗法、苦泻法皆以沉降作用为主，其中降力最强的则莫过于苦味，尤其是苦寒之品。方剂乃是药味的组合，因此也可视为以上五法的组合配伍，以发挥不同的升降调节作用。

以性味为导向拟定方药，早已是中医学指导临床用药的常用方法之一，尤常用于湿病的治疗中。如《证治准绳》中便曾指出："治天之湿，当同司天法，湿上甚而热者，平以苦温，佐以甘辛，以汗为效而止；治地之湿，当同在泉法，湿淫于内，治以苦热，佐以酸淡，以苦燥之，以淡泄之……"这里的"天地之湿"，其实便指代不同病位的湿邪，趋于表、趋于上者须用升散法，故以温法为主，如为夹热者则以苦泻之；趋于下、趋于里者须用泻里法，故以苦泻里湿为主，以淡渗为辅。

而内伤湿疹虽可因升降失常而波及多个脏腑，但其病机核心仍以脾胃内伤为主，故用药更须重视整体的性味属性。《证治准绳》中便曾强调："惟人气属太阴脾土所化之湿，在气交之分，与前四治有同有异。何者？土兼四气，寒、热、温、凉，升、降、浮、沉，备在其中。脾胃者，阴阳异位，更实更虚，更逆更从。是故阳盛则木胜，合为风湿；至阳盛则火胜，合为湿热；阴盛则金胜，合为燥湿；至阴盛则水胜，合为寒湿。为兼四气，故淫上、下、中、外，无处不到。"这正与李杲论脾胃内伤病之治法时强调"脾胃不同余脏"的观点相合，即脾胃内伤所致的湿病需要根据其升降的失调"随证治之"，而不单强调某脏某腑或是气血津液的某个层面。也就是说，相对于药物的归经，性味所代表的升降属性对于脾胃内伤病的影响更大。

因此，本书在分析内伤湿疹用药时，便从四气五味的角度，对治法及方剂进行进一步的分类。如对于"表病为主"的内伤湿疹，其中表湿盛而病性偏实者，可用辛苦温法，以辛散开表散其湿，苦泻法利其邪；偏虚者则用辛甘温法，甘温益其阳气，以助辛药开表除湿。在第三章的病案分析中，也常结合具体药物性味以分析其治疗思路，选药的细微差别，便常能体现医者在治法上所做的精细调整。如《脉症治方·伤湿》中曾提及诸多解表化湿药的区别："以防风、羌活、白术、苍术、茯苓、甘草微汗为动而已。不欲汗多，故不用麻黄、桂枝等剂。"以上诸药虽均带辛味，但如羌活、白术等药乃辛中夹苦，故升中有降，开表发泄的力度较为和缓，因此书中称其只能微微发汗，即升散之力不强；而桂枝辛甘温有助表气作用，力度较强，以助虚人表气，表气充而汗自出；麻黄虽性味与羌活等类似，但其"味"不重，质地更轻，属于"象于天者"，故发汗效用反而更强。由此可见，即使仅是同类药中的一两味药物的调整替换，也可对方剂整体的升降带来改变。

三、内伤湿疹立法思路

（一）立法思路理论阐述

内伤湿疹的立法，乃是将辨证结果与方药选择相结合的体现。在辨证过程中，首先判断病位（表里辨证），将其分为表病为主、表里同病、里病为主三个层面；再根据不同的病位确定相应的治湿之法，表病以辛散为主，表里同病则以渗利为多，里病以泻下为主，如《医贯·湿论》中云："治法在上者当微汗（羌活胜湿汤），在下者当利小便（五苓散）。"同时再结合病性的虚实，即气血津液是否充足，以对相应治法进行调整。最后再辨其寒热，以最终决定方药的整体性味。这三者虽然分属于不同方面，但最后的方药乃是综合了上述三点的判断结果。为了便于理解，本书中将以表里辨证为首，将治法分为三大类，再结合虚实寒热的变化，于其下论述具体治法。

名医魏荔彤曾说："治湿病之里，以利小水为第一义；治湿病之表，以取微汗为第一义。"故内伤湿疹以表病为主者，以辛散化湿为大体治则，并结合津气亏盈选择具体治法。如表之津液充盛，以辛苦泻为治法，代表方如羌活胜湿汤、麻黄加术汤等；如津液已亏损或相对阳热盛而阴液少者，以辛寒或辛甘寒为法，代表方如银翘散、越婢汤等；如津液及阳气皆亏，以辛甘温或辛甘酸为法，代表方如玉屏风散、当归饮子、桂枝汤等。

内伤湿疹表里同病，或病位居于半表半里者，则以淡渗利湿为大体治则，如津液充盛，则直接以淡渗为主，兼以苦泻，代表方如五苓散、除湿胃苓汤、茵陈蒿汤等；如津液已亏损或相对阳热盛而阴液少者，淡渗合以甘寒，热盛偏重再兼苦寒法，代表方如当归苦参赤小豆散、龙胆泻肝汤等；如津液及阳气皆亏，须淡渗合以甘补之法，代表方如参苓白术散、防己茯苓汤、苓桂术甘汤等。

内伤湿疹以里病为主者，以苦泻湿邪为大体治则，如津液充盛，以苦寒直泻法为主，如黄连解毒汤等；如津液已亏损或相对阳热盛而阴液少者，宜以苦泻合以甘寒滋阴，或以苦泻合以咸寒，如消风散；如津液及阳气皆亏，则用苦泻合以辛甘温，或以酸苦泻合以甘温，代表方如桂枝加芍药汤等。对于里虚已经较为明显者，须审表里虚实轻重，适当配合辛温益气甚至辛热散寒湿之法，代表方如麻黄附子细辛汤等。下文中将引用现代文献中所报道的医案加以详叙。为了便于理解及模仿应用，所选用的医案大多以经方为主。

（二）辨证治法分类及举隅

1. 表病为主

对于湿疹以表病为主者，因其湿趋于表，故以发散开表为要，同时可配合淡渗、苦泻、甘润、温散等法。

（1）**表病为主——辛散苦泻法**　适用于湿疹初起，湿热上冲且盛于表的情况。表湿因热邪的蒸腾而越盛，热助湿势，当以辛散之法以解表散湿，并以苦泻尤其是苦寒类药物以泻里热上冲之势，即以辛散法合苦泻法。临床常用药物中，如麻黄、羌活、独活等皆为辛苦兼备且能解表之物，因此麻黄类方或是九味羌活汤皆为辛苦解表法的代表方；也可用性平而温性不强的辛散药与苦寒清热药搭配，各得其宜。该法常用于湿疹出现急性发作时，体表的瘙痒及渗液皆较为明显，皮损色红而有灼热感，并有口苦、心烦等里热见证，脉偏浮且寸脉浮滑数明显，舌苔薄黄腻。仅辛散开表不足以清里热，仅苦泻清热又恐碍于解表，故须两法合用。

如毛李青报道麻杏苡甘汤加减联合针灸治疗湿热型湿疹的临床研究 36 例，所纳入的患者均为急性发作期，瘙痒及渗出明显，伴皮肤潮红灼热，心烦，口渴，尿黄，大便干结，小便短赤。舌红，苔黄腻，脉滑数。治疗上予麻杏苡甘汤加减并配合针灸，其药物组成为：麻黄 9g，杏仁 6g，薏苡仁 30g，苍术 12g，黄柏 6g，龙胆草、泽泻、茯苓各 12g，甘草 6g。7 天为 1 个疗程，连用 3 个疗程后治愈 15 例，显效 17 例，好转 4 例。

高维军报道用升麻葛根汤治疗湿疹 163 例，其中一典型病例介绍如下：患者就诊时诉于 1 个月前两股内侧及阴囊部瘙痒，并有散在性米粒样丘疹，经治无效，近两日因病情加重而前来就诊。自述两股内侧、阴囊及两侧腹股沟剧痒，查体可见密集的丘疹，有抓痕及少许糜烂渗液，边界不清。方用加味升麻葛根汤：升麻 10g，葛根 10g，白芍 10g，甘草 6g，荆芥 15g，防风 10g，蝉衣 12g，赤芍 10g，玄参 15g，紫草 10g，生地黄 35g，地肤子 15g。共 10 剂，每日 1 剂，水煎服。20 日后随诊，患者病情基本缓解，随访 1 年未发。

上述两个案例中，前者相对来说表证稍轻而里热偏重，故用麻杏苡甘汤合入半个龙胆泻肝汤，麻黄辛散稍开表，龙胆草等苦寒渗利以清里之湿热；而后者表之困阻较为明显，且其热以血分为主，故用较大用量的辛散解表药，同时配合相应的清热凉血药。在这一治法中，辛散和苦泻的比例需要根据临床情况进行调整，同时里热也当分属营卫气血之深浅。

（2）**表病为主——辛苦淡渗法**　适用于表有湿而兼有化热状态，但热初起而尚不炽的，或是患者脾胃内伤较重不能耐受过于攻伐的药物，在辛散化湿的基础上，可用淡渗清热法代替部分苦寒药。该治法也常用于湿疹患者急性发作时，同时兼见表湿困阻与里热证，但其热往往不实，口苦及心烦的程度较轻，脉偏于浮数，大便亦偏烂，故不宜苦泻过度而伤里气，而以淡渗法引湿下行即可。代表方如麻黄杏仁薏苡甘草汤（即麻杏苡甘汤）、麻黄连翘赤小豆汤等。

如苏洁贞、刘明平报道运用麻黄连翘赤小豆汤治疗一例急性湿疹，患者就诊时见全身密集丘疹、水疱，渗出明显，伴见抓痕，偶见少许血痂；一般症状见身热心烦，口干苦。舌红，苔微黄腻，脉浮数。予麻黄连翘赤小豆汤加减方：生麻黄 6g，连翘、桑白皮、防风各 12g，薏苡仁、赤小豆各 30g，苦杏仁、生甘草各 9g，金银花、蒲公英、白鲜皮各 15g，蝉蜕 6g。患者服用 7 剂即起效，后再予 5 剂而安。

如胡秀云、刘爱民在介绍刘爱民主任治疗湿疹经验时报道了一例临床验案，方中便是在麻黄连翘赤小豆汤的基础上加入黄芪等药。患者就诊时见丘疹多分布于四肢屈侧，伸侧为淡红斑，皮损有冬重夏轻的发作特点，上覆鳞屑，瘙痒剧烈。舌稍红，苔薄白，脉沉稍弱，纳可，好食肉食及油炸食品，大便干。方用麻黄连翘赤小豆汤加减：生黄芪 18g，生麻黄 6g，连翘 12g，防风 15g，生桑皮 12g，苍术 12g，生薏苡仁 20g，陈皮 9g，黄柏 9g，栀子 10g，赤小豆 12g，白鲜皮 18g，通草 9g。患者服用 15 剂后湿疹基本消退，后以该方稍做调整，月余而收全功。

上述两案中皆以麻黄连翘赤小豆汤为基础方，该方的方名本也已体现出其治法，以麻黄和连翘辛散开表，而赤小豆渗利里之湿热。渗利法中所使用的药物均偏于味淡，如薏苡仁、茯苓等，即使稍有苦寒之性亦不重，如蒲公英、白鲜皮等。第二个医案中虽然也搭配了黄柏、栀子这样的苦寒药，但用量不大，且加用黄芪以养中土之气，整体药性偏于和缓。

（3）表病为主——辛散寒降法 适用于湿疹急性期卫表湿热困阻，同时已出现化燥倾向者，不发汗则湿邪不去，发汗太过则津伤化燥，故须辛之发汗与寒之清热相合，以防汗出太过又助热化燥。这种治法在《伤寒论》中也很常用，如用辛散的麻黄与寒降的石膏搭配，既能解太阳之表，又能化阳明之燥热。在湿疹中，急性发作期的渗液会导致体表津液的亏虚，即前文所说的"表燥里湿"，但同时热邪又未尽，此时便适合用辛寒法。这类证型常在卫表闭郁的同时，兼见津伤的征象，如口干、咽干或皮损表面已开始干燥结痂，但仍伴少许渗液，患者也可自觉皮肤干燥紧绷。或湿疹患者素有津液亏虚，虽欲解表散湿，不欲患者大汗出而伤津，也可用寒法以牵制辛散之力。

如鲁明报道用麻杏石甘汤治疗皮肤湿疹一例，患者处于急性发作期，全身皮肤起丘疹伴小水疱，点状连片，密集成簇，瘙痒明显，搔破后溃烂渗液，且伴有咽红，口干，低热。舌苔薄腻，脉滑数等症状，予麻杏石甘汤加减方：生麻黄 5g，杏仁 10g，大豆卷 10g，佩兰 10g，苍术 10g，连翘 10g，徐长卿 10g，滑石（荷叶包）10g，生石膏 30g，生甘草 6g。予上方调理 1 周而愈。

如魏鹏草、苗青报道用大青龙汤治疗慢性湿疹急性发作一例，就诊时患者皮损遍布周身皮肤，渗液明显，瘙痒难忍，伴有汗出沾衣，烦躁不安，周身沉重，夜眠差，二便调，舌淡红苔白略腻，脉滑。予大青龙汤加减方：生麻黄 12g，生石膏 60g，桂枝 10g，杏仁 10g，炙甘草 10g，生姜 10g，大枣 7 枚，白鲜皮 30g，苍术 15g。予该方 7 剂，患者诉服药后有微汗出感，渗液及瘙痒均明显减少，后以小柴胡汤及越婢加术汤而收全功。

上述两则病案中，前者虽然处于湿疹的急性发作中，但并见咽红、口干等见症，内已有燥热，故不宜辛温散湿，用苦泻亦会伤津，故以辛寒法，辛以开表，寒以敛表之津液；而第二个案例中大青龙汤相关证候已较为明确，为水湿郁于周身，但同时见烦躁不安为里气躁动，故用麻黄、桂枝等搭配石膏以开表并安里气；同时寒药也可以使辛散药的效力发挥得更为柔和持久，即"微微似欲汗出者，风湿俱去也"。

（4）**表病为主——辛甘寒法**　这一治法更适合于表燥热化已重，伤阴明显者，在辛寒法的基础上再搭配一定的甘润药，以直接滋养津液。此时湿疹患者体表渗液及水疱一般已不明显，但是灼热及皮疹色红较为突出，甚至有肿胀脱屑；虽仍须开表以散余湿，但更重要的是缓解体表的燥热，故用辛甘寒法。同时，湿疹渗液的外泄也耗表气，因此有些湿疹患者虽然表现为表之湿热证，但是脉或缓或细或稍乏力，也可加用甘法以助表气，如下文中的桂枝二越婢一汤病案。

如洪海都、温俊茂、孔祥瑞等报道用桂枝二越婢一汤治疗湿疹病案，患者数日前自感双臂瘙痒，突起疹子，逐日蔓延至双臂阳面，双手近腕处及上身腋下，呈大片红色，瘙痒疼痛感时发时止，运动汗出及夜间较甚；一般症状见口渴，饮食二便正常。舌暗红，苔腻偏黄，右脉寸关稍浮滑，左脉缓。予桂枝二越婢一汤加减：桂枝 8g，白芍 8g，生姜 8g，大枣 8g，甘草 8g，麻黄 6g，石膏 20g，浮萍 30g，薏苡仁 30g，土茯苓 20g，紫草 15g，生地黄 15g。3 剂后原方剂量翻倍再服 2 剂，微微汗出，双臂皮损结痂消退。

巴东娇报道用白虎汤治疗顽固性湿疹一例，患者湿疹病史 5 年，本次就诊时四肢遍布红色皮疹，瘙痒难忍，无小水疱，无流脓水，瘙痒难忍，皮肤红肿，午后及夜间加重。一般症状见潮热，盗汗，口干，纳可，眠差，常因瘙痒而易醒，二便调。舌质红，苔薄，脉细。查体见四肢散在红色丘疹，下肢为重，高出皮肤，压之不褪色，对称分布，皮损呈多形性，见潮红肿胀斑片、密集丘疹，边界弥漫不清，局部融合成片，少量渗出，可见抓痕。转以白虎汤加减治疗，处方如下：石膏 30g，知母 9g，炙甘草 3g，生地黄 9g，当归 9g，茯苓 15g，苦参 9g，海桐皮 9g，地肤子 9g，鬼箭羽 15g，荆芥 9g，金银花 9g，生黄芪 12g，陈皮 9g。7 剂，水煎服。药后诉夜间瘙痒症状明显缓解，可安然入睡；遂在原处方基础上稍加修改，继续服药 7 剂后，患者瘙痒症状基本消失，无新增皮疹，红肿消退，原皮疹面积逐渐缩小，潮热盗汗等较前明显好转。后以此方加减连续服药 2 个月，皮疹完全消除，无皮肤瘙痒，潮热盗汗诸症痊愈，疗效满意。

范衡报道用白虎加桂枝汤治疗湿疹一例。患者喜饮酒，诉反复发作双下肢皮肤红斑、丘疹伴剧烈瘙痒 10 余年，常年感下肢皮肤灼热，即使严冬下肢仍无法盖被，查体见双下肢大片皮肤潮红，轻度肿胀，皮肤灼手，少许丘疹，脱屑，常于饮酒后发作。一般症状见口干，微苦，喜冷饮，大便略干。舌质红，苔薄黄微腻，脉滑数。予白虎加桂枝汤加减：石膏 60g，桂枝 15g，知母 15g，生地黄 15g，苦参 15g，甘草 6g，粳米 15g。每日 1 剂，水煎 2 次，共取汁 300ml，分早、中、晚

3 次口服。服 7 剂后皮疹大部分消退，瘙痒明显缓解，皮温正常，双下肢灼热感有所减轻，口干、苦感消失，大便正常。继续服 10 剂，皮疹完全消退，皮肤灼热感消失，夜间能盖薄被。

上述所引用的两个白虎汤加减方病案，其共同点是在辛寒基础上，加用了一定的甘寒润养药，如地黄等。前者脉细更偏于气阴两伤，因此方中还用了甘温益气的黄芪；后者皮损已见脱屑，灼热潮红明显，显然燥热伤阴突出，其脉亦滑数，因此搭配的主要是甘润药，相对辛散力度更小。这也是两种不同的"甘药"用法，甘以益气和甘以润养。

(5) 表病为主 —— 辛甘温法 这一治法多用于湿疹后期，因湿致瘀者或阳气亏虚较突出者，或者是阳虚体质的湿疹患者。此时气血郁结于体表而不通，故皮损肥厚而色暗，伴有色沉及脱屑，瘙痒反复不愈，患者的整体症状中常出现冬季怕冷、易外感或易疲倦等表现，脉虽浮而重按乏力，或稍沉，因此用辛温法助表阳，甘药补气，以疏通气血而散结滞之湿瘀。

如邵雷报道用麻黄汤治疗亚急性期湿疹一例，患者全身皮肤丘疹密集成片，以四肢伸侧、项后两侧、脊椎两旁等易受摩擦处居多，颜色淡红，渗液不明显但患处剧烈瘙痒，局部肥厚粗糙干燥，且伴有色素沉着及脱屑较多；全身症状方面：伴见微恶风寒，口渴，纳食不佳，大便偏干，2 日 1 次，小便量少色清，乏力神疲，心烦失眠，就诊时神情抑郁，面色苍黄。舌质淡，苔薄白，前部略有花剥，脉沉细。先以养血润燥、祛风止痒之四物汤加减乏效，后改用麻黄汤加生地黄（麻黄 12g，杏仁 12g，桂枝 9g，炙甘草 6g，生地黄 45g）6 剂起效。后因瘙痒心烦略加重而去方中桂枝，调理半月余而愈。

熊兴江、杜新亮报道史欣德教授治疗湿疹病案一例，患者就诊时头面、胸背、四肢皮肤暗黑，皮疹色暗红，抓痕血痂明显，皮肤粗糙肥厚、表面干燥无汗，全身瘙痒入夜更甚；一般症状见手足冷，不易汗出，腹胀，夜寐差，大便欠畅；患者体形瘦长，手指纤细而长，手掌鱼际薄而不丰厚；舌暗红，苔薄，脉弦。曾先后予血府逐瘀汤、逍遥散、九味羌活汤等方加减，虽稍有好转但起效不明显。后患者补述夏季大量出汗及热水洗浴后瘙痒可减轻，且每逢外感发热后皮疹、瘙痒均减轻，甚至消失，但热退复生。随改予桂麻各半汤：桂枝 15g，白芍药 10g，生麻黄 10g，炙甘草 6g，杏仁 10g，生姜 3 片，大枣 5 枚。服药 1 剂即起效，续服数剂皮损大部分消退，足冷消失，大便畅行。

以上所引用的两个医案皆为麻桂类方，麻黄搭配桂枝是经方中最为常见的辛温组合，以麻黄开窍力强，而桂枝通中有补；在后世用方中，也常可用补益气血的温性药物，如黄芪、当归等，搭配辛散的行气活血药以化湿散瘀，也是同一原理。

2. 表里同病

所谓表里同病，指湿邪既非单纯瘀积于表，又非完全结滞于里。故用渗利法较为合适，比较具有代表性的药如茵陈、茯苓、泽泻、薏苡仁、车前草、地肤子等；也可以用解表散湿药与下气化湿药搭配，以上下分消。当湿邪居于半表半里时，常须根据其具体情况合用多种不同类型的治法。

（1）表里同病——渗利辛散法　如兼有表湿困阻的，可配合相应的辛散药疏表，使湿热上下分消。其中，如湿热蕴结较重者，可用味苦性平的升散药，如柴胡等，即拟用柴胡类方；如热邪不重或仅以脾虚清气不升为主者，用防风等轻扬疏散药亦可。这类患者多处于亚急性期，渗液虽有但不算多，瘙痒较为明显，脉象偏于弦细或郁结。

如任爱萍报道用小柴胡汤治疗阴囊湿疹一例。患者就诊时病史已有 3 年余，阴囊时常潮湿多汗、痒，抓之益甚，痛苦难忍，时伴两侧少腹疼痛，牵引两侧睾丸坠胀不适，查体见阴囊散在分布绿豆粒大丘疹，黏膜皱缩、皲裂，伴有渗液、渗血、结痂。舌质红，苔薄白腻，脉弦细。方用小柴胡汤加味：柴胡 10g，黄芩 12g，制半夏 10g，党参 15g，苍术、白术各 12g，黄柏 10g，苦参 12g，川楝子 10g，泽泻 15g，茯苓 12g，甘草 6g，生姜 3 片，大枣 3 枚。服用 6 剂后少腹痛明显减轻，阴囊皮肤黏膜松弛，渗出减少，但仍阵发性瘙痒，入夜尤甚。上方减川楝子，加茵陈 15g，防风 10g，服至 10 剂后症状基本消失，为巩固其疗效原方继服 15剂，经调治 15 日而愈。

如温桂荣报道用大柴胡汤治疗湿疹一例，患者就诊时处于慢性湿疹出现急性发作期，四肢、腹部红色丘疹密集成片，部分糜烂，伴有渗液，皮肤色素沉着，瘙痒以夜间为甚；一般症状为纳可，大便秘结。舌质淡红，苔薄黄，脉弦滑。方用大柴胡汤加减：柴胡、黄芩、枳实、金银花、赤芍、连翘各 9g，地肤子、苦参、大黄（后下）各 12g，白鲜皮、乌梢蛇、薏苡仁各 15g。3 剂后，诸症明显改善，守上方加减调理 1 个月余而愈。

上述两个医案都用的是柴胡汤的加减方，在渗利的基础上以柴胡之力解郁结之气，使之达于表；相对来说后者的里之结热更甚，因此选用的是大柴胡汤。

（2）表里同病——渗利苦泻法　当湿邪郁于表里，但里热偏盛时，在渗利的同时还须合以清热泻里的药物，代表方如茵陈蒿汤、龙胆泻肝汤等。患者的皮损渗液偏黄偏黏腻，小便或黄或灼热、频急不适，口干苦而饮不甚多。因其卫表之闭郁不明显或湿邪郁于里较深，故不宜用辛散法，而以渗利代之，再加苦泻以助热之下泻。

宁娟、计莉、曾令济报道用茵陈蒿汤加减方治疗湿疹 56 例，其中一典型病案介绍如下：患者就诊时诉 1 个月前突发肘、膝窝处皮肤瘙痒，伴有黄色渗液，数日前四肢伸侧亦出现皮疹，甚痒。病后一般症状见小便短赤，大便秘结，平素健康。查体见两肘、膝窝处皮肤潮红肿胀，渗出糜烂，渗液有腥臭味，两肘伸侧及两小腿胫前亦有红色针头大小丘疹。有的损害簇集成片，无糜烂，渗出，胸腹部有较散在类似皮损。舌苔黄腻，脉滑数。方用茵陈蒿汤加减方：茵陈 15g，炒山栀 10g，大黄 9g，粉萆薢 15g，生薏苡仁 15g，车前子 12g，土茯苓 30g，淡茯苓 9g，生甘草 9g。上方每日 1 剂，煎水服，每日 3 次，服药 10 剂后自觉痒感大减，两肘、膝窝处红肿明显减轻，渗出糜烂基本停止，肘伸侧及小腿、胸腹皮损亦较前消退，大便日 1 次，小便清长。继服药 5 剂，所有皮损均干燥结痂，脱屑而愈，留轻度色沉及色减斑。

于小平报道用经方治疗慢性湿疹一例，患者就诊时下肢散在暗红斑丘疹，局部皮损干燥肥厚，瘙痒剧烈，搔抓后加重，情绪紧张时加重。一般症状见时有口苦咽干。舌暗红，苔黄腻，月经量少、色暗、时有血块。方予龙胆泻肝汤合桂枝茯苓丸：龙胆草 9g，车前子（包）9g，黄芩 9g，栀子 9g，柴胡 9g，生地黄 15g，当归 9g，金银花 15g，土茯苓 15g，泽泻 9g，桂枝 15g，茯苓 15g，牡丹皮 15g，赤芍 9g，桃仁 9g，丹参 15g，玄参 15g，川牛膝 9g。服用 14 剂后皮损消退明显，但仍自觉瘙痒剧烈，前方去土茯苓、泽泻，加白鲜皮 30g，地肤子 21g，夜交藤 30g。继服 14 剂后，瘙痒明显减轻。

李瑞祥报道用三仁汤治疗湿疹一例，患者为 17 岁男性，因头面、胸背、四肢出现红色疹点 2 天就诊。2 天前患者出现全身皮肤潮红、发痒，搔抓后出现红色疹点，继而呈豌豆大小疱疹，溃破后有液体渗出。心烦不安，口干唇红，小便短黄，大便干结，2 日一行。舌质红，苔黄腻，脉滑。方用三仁汤加减：杏仁 12g，薏苡仁 30g，白豆蔻 12g，滑石 25g，厚朴 12g，通草 12g，半夏 12g，淡竹叶 12g，刺蒺藜 15g，荆芥 12g，防风 12g，乌梅 6g，甘草 3g。服上方 2 剂后复诊，皮疹颜色大部变暗，开始结痂，瘙痒减轻，心烦口干除，二便调，仅下肢及足底有少量疱疹。原方去刺蒺藜加绿豆 30g、白茅根 30g，继服 3 剂后皮疹全部消退。

（3）表里同病——淡渗为主法 湿邪结于表里，如化热不甚者，以淡渗利湿即可，并常配合轻扬祛风药或健脾行气药以疏通表里气机，具有代表性的方剂如五苓散、三仁汤、参苓白术散等。这类湿疹多处于亚急性或慢性期，皮损处虽有渗液也偏于清稀，瘙痒时发时止，无非常明显的灼热，皮损色偏于淡红，胃纳一般，虽口干但不喜饮，舌淡而常有齿痕，或舌苔水滑。

郭正刚报道用五苓散治疗湿疹病案，就诊时皮疹以双手为主，瘙痒，皮肤增厚，色素沉着，瘙痒时抓破皮疹可有少许滋水流出，一般症状见纳食及夜眠正常，二便调。舌质淡胖，边有齿印，舌苔薄白，脉弦。予五苓散加味：猪苓 30g，茯苓 30g，白术 10g，泽泻 15g，桂枝 10g，僵蚕 10g，荆芥 10g，蛇蜕 10g，生薏苡仁 20g，益母草 15g，5 剂。药后瘙痒明显减轻，前方去蛇蜕继服 7 剂，瘙痒消失且未再发，皮肤亦恢复光滑。

如戴光辉、王臣平报道用参苓白术散加减内服配合中药外洗治疗儿童慢性湿疹 106 例，其中一则医案为一名 7 岁的男性患儿，就诊时患儿四肢、躯干、面部、耳散见对称性暗红丘疹、斑块，少量渗出，伴抓痕及血痂，部分皮损呈苔藓样变，伴大量色素沉着斑。平时饮食欠佳，体稍瘦。用参苓白术散加减：人参 10g，白术 8g，云苓 12g，薏苡仁 15g，砂仁 6g，苦参 8g，莲肉 10g，怀山药 10g，扁豆 10g，地肤子 8g，蝉衣 6g。水煎服，每日 1 剂，分 3 次服，并配合外洗汤药。治疗 1 周后，患儿复诊时皮肤瘙痒已明显减轻，不需搔抓亦能忍受，皮疹消退明显，丘疹斑块减少，色素斑渐退。继续按原方法治疗 20 天后，皮疹全部消退，随访 2 年内未复发。

（4）表里同病——淡渗甘润法　湿邪结于表里，须用渗利之法使其排出，但患者素体血分不足，恐利之则津血更亏，甚则化燥，故须于渗利的同时配合甘温养血之品，代表方如当归芍药散等。患者在皮疹淡红伴有轻度渗液的基础上，也兼见皮肤干燥色暗或苍白、脱屑，眼睑及舌质色淡，女性患者月经量少，脉偏缓或细。

熊晓刚报道用当归芍药散治疗下肢湿疹一例，患者就诊时双小腿可见静脉曲张，右小腿为甚，胫前皮肤粗糙肥厚，色素沉着，伴有红斑丘疹、抓痕血痂及轻度糜烂渗出，痒重；一般症状见自觉乏力纳差，下肢沉重不适。舌质淡，舌体胖嫩，苔白腻，脉沉缓。方选当归芍药散加味：当归、白术各 10g，党参、茯苓、赤白芍、苦参、木瓜各 15g，丹参、泽泻各 20g，薏苡仁、鸡血藤、白鲜皮各 30g。服上方 4 周，双小腿皮肤变得润泽，渗出停止，已不痒。后改用活血消炎丸、大黄蛰虫丸巩固治疗。

（5）表里同病——淡渗辛温法　湿邪结于表里，如患者素体阳虚不足，恐利之则阳气愈降而不升，故须于渗利的同时配合辛温之品，以助表阳之充实，同时也是通过升发阳气带动津液输布。比较有代表性的方药如苓桂类方等。

如王月敏、徐俊涛报道用柴胡桂枝干姜汤治疗慢性湿疹急性发作，就诊时患者面部及躯干四肢密集红斑丘疹，瘙痒，部分融合成片，渗出明显，左足红肿脱皮；一般症状见纳眠差，心烦，胸胁脘腹胀满，大便黏溏不爽，小便量少，畏寒明显，身着棉衣仍怕冷。舌淡胖，边有齿痕，苔薄白润，脉弦。方以柴胡桂枝干姜汤加减：柴胡 12g，桂枝 12g，干姜 12g，黄芩 15g，薏苡仁 30g，白蒺藜 15g，茯苓 30g，泽泻 15g，苍术 15g，黄柏 12g，陈皮 30g，附子 10g，牡蛎 30g。服药 4 天后身上有微微汗出感，渗出减少，大便成形，1 周后皮损明显消退，继续服用 10 剂后病情基本缓解。

刘天骥、刘秀顺报道用苓桂术甘汤治疗湿疹一例，患者就诊时见双下肢散在丘疹，伴有淡黄色黏稠渗液及部分浅溃疡，瘙痒难忍；舌质淡红，苔白厚，脉沉濡细。予苓桂术甘汤加减方：云苓、白术各 30g，桂枝、苍术、荆芥各 10g，白鲜皮 20g，厚朴 12g，川牛膝 6g。服用 5 剂后渗液基本减少，守方稍调整而愈。

刘亚峰、冯欣、王博也报道了苓桂术甘汤治疗湿疹病案一例，患者发病前曾受风及洗冷水浴，就诊时全身丘疹伴有糜烂、渗液；一般症状见食欲不佳，小便少，大便清。舌苔白而厚腻，脉浮缓而涩滞。予苓桂术甘汤加减方：苦杏仁、桂枝、生白术、炙甘草、法半夏 10g，茯苓、生牡蛎各 20g，车前子 15g，薏苡仁

30g，炙麻黄 8g。药后 3 天即明显好转，调整药方后再服 2 剂而安。

上文所引用的第一个医案乃是在柴胡桂枝干姜汤的基础上，搭配茯苓、泽泻等淡渗药，一方面温中阳而散气之郁结，另一方面引里湿下行；而苓桂的搭配本来便是以桂枝及甘草充养表阳，另茯苓等渗利里湿，以减轻表气发散的"负荷"。

3. 里病为主

湿疹之"里病为主"常与内科疾病不同，毕竟它仍以皮肤症状为主诉，故其病多不离表，故虽以治里为主，仍不能忘适当合入开表托透之法，在内伤所致的湿疹中尤其如此。尤其以阳虚为突出时，在苦泻里湿的同时一般还要合用温阳托表法，这与表证治法中的甘温辛散法有重叠之处，只是前者以助表阳为主，后者以温里阳为主。

（1）里病为主——苦泻加辛温法　对于湿邪郁滞于里，又因阳虚而无力发散者，当以苦泻里湿，配合辛温发散阳气。该法常用于慢性湿疹，尤其是日久不愈，皮损肥厚但又瘙痒明显者。与表病为主的湿疹不同，表病为主者仅表窍不通，多温助卫气以开表即可，而里病为主者里之阳气多虚而不举，故温阳的力度须更强。苦泻可以是苦温也可以是苦寒，可根据里湿寒化及热化的具体情况决定，如用苦寒利湿药搭配辛温的麻黄附子细辛汤、四逆汤等方，或用苦温燥湿药与辛散行气药搭配，例如，下文所引用的医案中有半夏厚朴汤合桂枝汤治疗湿疹医案，或于麻黄附子细辛汤中加入苦温的蛇床子和苍术，也是苦泻里湿法配合辛温的一种用法。

如胡秀云、刘爱民报道了一例麻黄附子细辛汤验案。患者就诊时为湿疹慢性期，皮损以足背为重，色暗，剧痒；一般症状见面浮少华，畏寒肢冷，纳可，眠一般，二便可。舌淡，苔薄白，脉沉弱。方用麻黄附子细辛汤加减：生黄芪 30g，生麻黄 7g，制附子 9g，细辛 5g，防风 15g，苍术 15g，茯苓 20g，陈皮 9g，鸡血藤 18g，乌梢蛇 10g，黄柏 9g，益母草 15g。服用 15 剂后，足背、手指皮损明显减轻，变薄，痒明显减轻，纳可，舌淡有瘀斑，苔白脉弱，中药原方加当归 15g 继续治疗。后在该方基础上稍做调整，治愈 17 年之慢性湿疹。

朱红梅报道用当归四逆汤治疗湿疹病案，患者湿疹皮损以双手背为主，遍布丘疹、水疱、渗液、结痂，病情常于冬季加重，每到夜晚瘙痒不堪、灼热难忍，影响睡眠。一般症状见口干喜饮，大便干结，五六日一行，指尖及下肢发凉。舌红，苔薄黄，脉沉细滑。方用当归四逆汤加味：当归 12g，赤芍 12g，白芍 12g，细辛 3g，桂枝 10g，甘草 6g，木通 6g，生地黄 15g，玄参 20g，生石膏 30g，僵蚕 10g，蝉蜕 10g，酒大黄 6g。服上药 5 剂后湿疹即愈，停药后亦未复发。

赵林林、陈亮报道以经方治疗慢性湿疹一例，患者就诊时见周身泛发皮疹，皮疹质硬色暗红，瘙痒剧烈，夜间尤甚；一般症状见纳欠佳，不喜饮，大便不爽。舌暗红、胖大，苔白略厚，脉浮、尺略沉。予半夏厚朴汤合桂枝汤加减，处方：桂枝 50g，白芍 50g，生姜 50g，桔梗 40g，皂角刺 45g，炙甘草 30g，厚朴 30g，当归 30g，半夏 30g，生大黄 30g，紫苏叶 20g，莪术 20g，牡丹皮 20g，大枣 12枚。服用 5 剂后，患者诉服药后有汗出，瘙痒加重，大便每日 2 次，前方去生大黄、牡丹皮，加薏苡附子败酱散，药后患者瘙痒显著减轻，腰以上皮疹消退净，腰以下皮疹消退未净，仍不欲饮水，大便成形，每日 1 行，舌体胖大，苔白略厚，尺脉沉，于前方去防风、莪术，加桃仁、白术各 20g，生大黄 30g，干姜 10g，茯苓 40g，药后病情明显缓解，再稍作调理而安。

曹云报道用麻黄附子细辛汤治疗阴囊湿疹一例，患者就诊时述其阴囊经常发凉，潮湿作痒。查见阴囊皮肤粗糙，暗黑湿冷，且有抓痕。一般症状见形寒气怯，四肢不温，面色白，腰膝酸痛。舌淡，苔白腻，脉沉细。仿《伤寒论》麻黄附子细辛汤加味：炙麻黄 5g，附子（先煎）15g，苍术 15g，细辛 6g，蛇床子 12g。服上方 2 剂后，阴囊湿冷已除，痒减，肢温，脉转和缓有力。续服并加蛇黄膏外涂，病告痊愈。随访患者，已半年未复发。

李双喜报道用桂枝加黄芪汤加减方治疗湿疹病案一例，患者湿疹病史日久，有昼轻夜重，夏轻冬重的发作特点，就诊时处冬季，病又加重。查体见双小腿远端散布红色粟状疹，有抓痕血痂，皮损区皮肤增厚变粗糙，表面有少量糠秕状鳞屑。常自汗出。舌苔薄白，舌质淡红，脉细。处方予地肤子 20g，白鲜皮 12g，桂枝 8g，熟附片 6g，白芍 8g，干姜 6g，大枣 4 枚，炙甘草 6g，生黄芪 15g，生白术 15g。药进 4 剂后瘙痒明显减轻。又服 10 剂，瘙痒基本缓解，唯皮肤增厚粗糙同前，原方去地肤子、白鲜皮，加当归 12g，桃仁 10g。又服 20 剂，皮肤增厚粗糙明显好转，再服防风通圣丸 1 个月以巩固之。随访一年，未见复发。

（2）里病为主——苦寒加辛散法 对于湿邪主要结滞于里，且已化热者，则以苦寒法泻里之湿热，同时稍配合辛散法开表即可。因病性为热为实，非阳气不能疏通，而是阳实气滞不能开表，故不用辛温益气，仅辛凉或辛平散气即可，代表方药如葛根芩连汤、栀子豆豉汤等。

张祥鑫报道用葛根芩连汤合平胃散治疗婴儿湿疹 12 例，其中一则病案为：患儿湿疹病史 15 天，曾用肥皂热水洗涤，抓破头皮，渗出水液并常伴发热。就诊时见头皮肿胀、糜烂、渗液浸淫成片，有结痂。皮损延及面部眉间，耳后裂口，颈部和四肢皆有大小不等的红斑、丘疹、水疱。大便溏，小便黄，唇舌红。舌苔黄而腻，指纹青紫。予葛根芩连汤合平胃散加鲜银花藤 30g，蝉蜕 5g。服 3 剂后，患儿尿量增多，皮损减少，渗液已无并结痂，瘙痒亦减轻。于前方加红花 3g，连服 3 剂，诸症痊愈。

（3）里病为主——苦寒直下法 湿热结滞于里，且热性剧烈，病气来势凶猛，兼有火邪上冲之势，径须直下为主，则用苦寒泻下法以急引湿热下泻，并配合行气下气药，具有代表性的方药如承气汤类方、三黄泻心汤方等。患者多处于湿疹的急性发作中，皮损鲜红且水疱密集，不断新发，进展迅速，渗液黏稠且量多，伴有大便干结、口苦明显，腹胀满，舌苔黄厚腻而脉滑实有力。

彭万军、赵福玉报道用大承气汤治疗急性湿疹 34 例，其中一则病案为：患者急性湿疹反复发作，本次发作就诊时见胸背部丘疱疹成片，面部紫红色丘疹满布，双臂伸侧湿疹皆是。腋窝、阴部、肛周处皮疹瘙痒剧烈，水疱抓破，糜烂渗出，舌苔黄厚，脉沉实有力。予大黄 9g，芒硝 9g，枳实 9g，厚朴 9g，蝉蜕 9g，赤芍 9g，金银花 15g，桃仁 9g，麻黄 5g，苦参 10g。服药 3 剂，面部及双臂湿疹明显减少，瘙痒大减。又令其隔日 1 剂服之，共服 6 剂后湿疹痊愈，至今未复发。

付继勇、陈加军报道用泻心汤治疗肛门湿疹 60 例，其中一则医案为：患者就诊时肛门四周潮红，有绿豆大红丘疹密布，部分糜烂、渗水、瘙痒难忍。一般情况见肛门灼热，大便干结，小便短黄。舌质红，苔黄腻，脉滑数。予三黄泻心汤方加减，给予：大黄（后下）15g，黄芩 15g，黄连 10g，白鲜皮 15g，牡丹皮 10g 等；外用自拟"苦椒汤"熏洗及市售康天丽尔乳膏掺黄连粉外用。经治 1 周丘疹消失，糜烂处结痂，瘙痒基本消失，唯夜晚稍有痒感。大便通畅，每日 1 次，苔转白腻，脉滑。后再稍事调理而愈。

（4）里病为主——苦寒配合甘缓法　湿热结滞于里，但湿重于热，病势稍缓，虽须苦寒下法但不可猛下。湿性黏腻，非一次便可清除，故有"伤寒用下法以大便烂为度，而温病用下法以大便干为度"一说，正因湿邪与燥热实结不同，须多次缓下而除。故里湿黏腻而热性不盛者，当用苦寒之品适当配合甘味药，缓缓图之，如甘草泻心汤等。患者虽皮损色红但新发者少，肥厚色暗，渗液不多或基本无渗液，可伴有腹胀，大便黏腻或溏烂等症，舌苔白腻或黄腻。

吴积华、李征报道用甘草泻心汤治疗慢性湿疹 90 例，其中一则病案如下：患者就诊时双下肢散在暗红色丘疹，双小腿内侧皮损增厚粗糙、抓痕条条、色紫暗、瘙痒剧烈，夜间为甚。一般症状见纳差，晚餐后腹胀，小便清长，大便溏薄、每日 2 次。舌质淡红，苔黄腻，脉沉细。方选甘草泻心汤加白鲜皮 20g，外用苦参、凌霄花适量调糊涂抹、封包服用 7 剂后瘙痒减，皮损仍厚，守上方加乌梢蛇、桃仁各 10g，药后瘙痒大减，皮损变薄，大便成形。守上方去白鲜皮、红花，加黄芪，当归继续服用，共服药剂 35 剂，皮损全消，瘙痒消失，仅留色素沉着而告愈。

4. 小结

以上所述的乃是大体治则，而临床上所出现的情况会更为复杂多变，各类方药也可根据实际进行灵活调整，并非单执一法。如麻黄连翘赤小豆、麻黄杏仁薏苡甘草汤便是辛苦发散合以淡渗法，皮肤病常用的消风散其实也是辛散、苦泻及甘寒滋阴三法的结合。同时，正如前文所说，湿疹的病机重心在急性、亚急性及慢性的不同时期中会有所变化，因此治法也非一成不变。在整个治疗的过程中，因湿疹始终以"湿"为病机核心，各期的变化本质上是湿邪的变化，医者可根据湿邪的表里深浅、虚实强弱、寒热多少加以辨证，由此对治法进行调整，并结合内伤虚损的程度，最终确定方药的作用方向及力度。

第三章　补土理论湿疹运用案例

第一节　头面部湿疹案例

　　头面部湿疹多由湿邪发于上焦所致，且因热性趋上，其病性常以湿热为多见。同时，在内伤的基础上，外感等其他外来因素也常易诱发头面部湿疹，但头面部湿疹并非仅以解表散湿为主，必要时也要用下法。因此，在本节中，除了收录几个较为典型的普通案例，也有因外感（案例五）或熏香（案例六）而诱发的特殊案例，并有一案乃是停用激素后湿疹出现急性加重的情况（案例三）；治法上，既有用"下法"治疗的病案（案例七），也有以解表为主的病案（案例一）。值得注意的是，饮邪上冲也常表现为面部湿疹，因此也收录了一例以饮邪为主的医案（案例二）。

案例一　辛开寒降法治疗湿疹案

　　陈某，女，57岁，2018年4月26日初诊。

　　主诉　反复丘疹斑块瘙痒不适日久。

　　现病史　既往反复丘疹斑块瘙痒不适日久，经治疗后躯干皮损好转，面部皮损近期复发，有灼热感，干燥，较怕热，汗出不多，口气重，无口干口苦，眠改善，纳可，二便调，舌淡胖，苔薄白滑，脉滑。

　　西医诊断　湿疹。

　　中医诊断　湿疮。

　　中医证型　湿郁卫表。

　　治法　辛开寒降，佐以甘寒生津。

　　中药处方　麻黄9g，葛根20g，石膏30g，白术10g，厚朴10g，苦杏仁15g，大枣10g，炙甘草10g，北沙参10g。

　　水煎服，每日1剂，共7剂。

　　并予炉甘石洗剂外用。

　　2018年12月27日二诊

　　刻下症　病史同前，反复丘疹斑块瘙痒不适日久，面部皮损缓解，有灼热感，干燥，较怕热，汗出不多，口气重，口苦明显，口干喜饮，眠改善，纳可，二便调，舌淡胖，苔薄白滑，脉滑。

中药处方　麻黄 9g，葛根 15g，石膏 30g，黄芩 10g，白茅根 15g，苦杏仁 15g，大枣 10g，炙甘草 10g，白芍 15g，玉竹 15g。

水煎服，每日 1 剂，共 7 剂。

并予复方尿素软膏外用。

药后患者皮损基本缓解。

按语

本案中患者湿疹皮损主要发于面部，虽然有明显的灼热感但是没有渗液，而且自觉干燥感明显，考虑热盛于湿；患者汗出不多，此为毛窍闭郁，且结合患者既往有较长的湿疹病史，考虑此为局部湿去后化为燥热；因湿邪外泄后津液不足，故汗出不畅，导致玄府更为闭郁，热邪蓄积而成燥热。观患者纳眠、二便均无异常，可见病邪以在表为主。舌淡胖，苔水滑，可见里仍有湿，病机核心仍以湿为主，只是在局部卫表暂时表现为燥热。

故治法仍当以解表化湿为主，但因湿泻津伤后已有燥热化的趋势，故以辛寒法为主，方用麻黄杏仁石膏甘草汤（即麻杏石甘汤）。方中麻黄开表散湿，配合清热之石膏，两者一发汗一收汗，以石膏之寒制约麻黄之辛，虽开表而不泄津液；葛根一方面助麻黄开表，另一方面又能升阳化湿。杏仁苦泻肺气，配合厚朴、白术引里湿下行，此时因卫表已燥化，故从表散湿的力度不可太强，须引里之湿邪从下而行。甘草配合北沙参，甘润生津以使汗出有源，缓解肌表的燥热。

药后患者皮损有明显的缓解，但是出现了较为明显的口干口苦，且喜饮，考虑汗后仍然消耗了部分津液，且内热较盛，故在原方的基础上改用白茅根、玉竹以加强养阴清热之力，同时去掉过香燥的白术和厚朴，以甘寒润养配合辛寒解表法。药后津液恢复且湿邪得去，故告痊愈。

亚急性期的湿疹在渗液减少后，常常会出现局部干燥、结痂或脱屑等"燥"象。然而，这又不是单纯的"燥"，一旦病情反复，局部又会重新出现渗液，可见湿邪仍深伏于里，"燥热"只是湿泄津伤后的暂时表现。因此，对于这种"里湿外燥"，不可直接使用大量的养阴生津药，这样会将湿邪困阻于里而不能外泄；故当用辛寒解表法，一方面辛散可调动里湿上出，给湿邪外泄之机，另一方面寒药可制约燥热，适合"里湿外燥"之证。另外再予一些较为清润的养阴药如沙参、玉竹等，生津而不碍脾，以解决局部的津液不足。

麻黄配石膏是辛寒解表法的经典搭配，如果将麻黄的用量比例进一步上调，则成为有发越水气功效的"越婢汤"法，可见该药本身也有发汗泄水的功效。笔者认为，石膏配麻黄，其实从另一层面看，也是利用其寒性使得麻黄的发汗之性更为和缓，发汗的效力也更为持久，排出更多的"水气"。而当热势较盛时，则可以适当减少麻黄比例，增加石膏或其他寒药的用量，以恢复肌表的阴阳平衡。

总之，湿疹亚急性期的"燥热"改变，可以视为一种继发的"热化"，首先仍当分表里缓急，以决定治法用药的大体方向，选择相应的"治湿"之法。如病在表可改用本案所示的辛寒法，如病位更深一层，居于半表半里，可考虑用甘寒配合淡渗法。且治疗过程中，"燥"和"湿"的相持程度可能随着治疗发生变化，如本案二诊时湿虽去但燥仍明显，故加强了生津的力度，因此要关注两者之间的转变，适当增减用药。

案例二 温阳化饮法治疗湿疹夹饮案

成某，女，29岁，2017年10月16日初诊。

主诉 反复周身皮疹瘙痒一年半，加重半个月。

现病史 患者1年前于手臂、胸腹出现丘疹瘙痒，于我院门诊诊断为湿疹，予口服中药汤剂、外用药膏、西药治疗后病情可缓解。半个月前入住酒店后再次出现面部、四肢、后背散在暗红色丘疹、斑丘疹，干燥，脱屑，就诊时伴见局部渗液。纳可，入睡困难，易醒，烦躁，时有惊醒，无口干口苦。大便可，小便调。下午足部易肿胀，腹膨隆，肌力4/5。脉细数，舌淡胖。

西医诊断 湿疹。

中医诊断 湿疮。

中医证型 阳虚夹饮。

治法 温阳化饮，淡渗泻湿。

中药处方 茯苓颗粒12g，甘草颗粒9g，醋五味子颗粒12g，干姜颗粒6g，细辛颗粒3g，法半夏颗粒12g，杏仁颗粒6g，薏苡仁颗粒30g，盐车前子颗粒18g。

颗粒剂，水冲服，每日1剂，共4剂。

同时予复方尿素软膏外用。

2017年10月19日二诊

刻下症 躯干皮损较前好转，瘙痒减轻，暂无渗液，面部皮肤干燥脱屑，下午左足发麻抽筋，烦躁，足部肿胀可减轻。纳可，眠改善，大便可，小便调。舌淡胖，脉沉细。

中药处方 茯苓颗粒12g，甘草颗粒9g，醋五味子颗粒12g，干姜颗粒6g，细辛颗粒3g，法半夏颗粒12g，杏仁颗粒6g，薏苡仁颗粒30g，盐车前子颗粒18g，白芍颗粒18g，车前草颗粒12g，苍术颗粒12g。

颗粒剂，水冲服，每日1剂，共7剂。

2017年10月26日三诊

刻下症 自觉皮损已好转五成，面部皮肤仍干燥。偶有抽筋、烦躁，足部肿胀已基本消失。纳可，眠改善，大便可，小便调。舌淡胖，苔薄黄，脉沉细。

中药处方 茯苓颗粒12g，甘草颗粒9g，醋五味子颗粒12g，干姜颗粒6g，细辛颗粒3g，法半夏颗粒12g，杏仁颗粒6g，薏苡仁颗粒30g，盐车前子颗粒18g，白芍颗粒18g，车前草颗粒12g，苍术颗粒12g。

颗粒剂，水冲服，每日1剂，共14剂。

2017年11月9日四诊

刻下症 皮损大部分好转，皮肤仍干燥，无渗液，瘙痒常以下午为重，左臂间中发热，发作时便觉瘙痒，痒时肤热，喜凉。下午足抽筋，纳可，眠一般，夜间入睡困难，大便可，小便调，平素汗出少。舌淡胖，脉沉细。

中药处方1 麻黄颗粒12g，连翘颗粒10g，苦杏仁颗粒10g，大枣颗粒12g，甘草颗粒9g，白鲜皮颗粒12g，薏苡仁颗粒40g，石膏颗粒30g，苍术颗粒12g。

颗粒剂，水冲服，每日1剂，共7剂。

中药处方2 荆芥颗粒10g，防风颗粒12g，苦杏仁颗粒10g，薏苡仁颗粒30g，连翘颗粒18g，羌活颗粒12g，甘草颗粒9g，地肤子颗粒10g，白芷颗粒12g，独活颗粒12g。

颗粒剂，水冲服，每日1剂，共7剂。

同时予放血、针灸治疗。

2017年11月23日复诊时皮损已基本痊愈，无瘙痒，以其他问题继续于门诊调理。

按语

本案患者为湿疹的急性发作，面部干燥脱屑不适而躯干、四肢丘疹伴渗液，可见其为局部有饮邪为患，而又夹热上冲于面部。眠差而入睡难为饮上冲于心，心神不安，故易惊醒。其脉细而舌淡胖可见其病以脾虚为本，午后阳气更不得升发，水饮流注于下，故下午足部肿胀明显。其脉中稍数又可判断饮中夹热，故治须降逆化饮，兼以清热。

患者一诊以苓甘五味姜辛夏杏汤治疗，欧阳卫权教授常以此方加减治疗湿疹，尤其是伴有面部症状者。此方病机，不外乎太阴寒饮内停，郁而化热，或兼夹阳明胃热上冲，呈现出"面热面赤如醉状"。此方证与阴伤耗液所见之皮肤病有类似表现，均可表现为皮肤干燥、灼热，如何鉴别？如果为阴伤之证，很少见到胖大舌、滑润苔。如果有阴伤证而见胖大舌，当考虑为水饮之邪阻滞三焦通道，津液不能上行濡于面，而使面部因"阴伤"而干燥，仍可用苓甘五味姜辛夏杏汤治疗。此患者口中和，舌胖大，下肢肿均提示脾虚不运、水湿内停，故用苓甘五味姜辛夏杏汤为基础方以化饮降饮，并加薏苡仁、车前子加大利水力度。

二诊时足胀减轻，水湿得化，效不更方，继续加大化湿力度，加用车前子。苍术除化湿外，还可解表，故加用苍术。因患者本次就诊伴有足挛急，加白芍缓急止痉。三诊时病情好转大半，且足部肿胀已基本缓解，其里湿亦得运化，效不更方。四诊时瘙痒有少许反复，且以午后为重，考虑湿邪已趋于表且有化热征象，此时体内水湿得化，当考虑以除表湿为主，故拟二方，前方为麻黄连翘赤小豆汤加减，透除表湿，二方为变通麻杏薏甘汤，以解湿去燥生而热未清之局。

四诊药后其湿疹病情基本痊愈，后续以健脾温阳之方药进行调理，疗效稳定。

本案较为特殊之处在于"燥湿相间"，面部皮损干燥灼热似有阴亏，但其他部位的皮损又见渗液，此为"饮邪"的作用特点，因其留驻于局部而非泛溢于周身，且饮邪也会阻碍津液的运行，故其余未受滋润的部位反而可能出现燥象。正如本书理论相关章节中所说的，广义的湿邪包含了"痰、饮、水、湿"，因此可有多种表现形式，相对来说，"水"与"湿"流动性较大，而"痰"与"饮"多为固定于局部，"饮"还兼有上冲的特点，因此其治法与其他湿邪又稍有不同。总体来说，治"饮"之趋于表者，可用小青龙汤之开表散湿法，而如本案中饮邪深居于里的，则用淡渗法更为合适。因饮常留驻不动，故其温散程度要加强，又恐其过于发散而伤津耗气，故仲景常以辛温的干姜和细辛搭配酸敛的五味子，以作为化饮的经典组合。苓甘五味姜辛夏杏汤便是取自这一组合，加上半个苓桂剂，再佐以降逆化湿之药。

编者认为苓甘五味类方常用于里气虚而又夹饮者，其原文中云："青龙汤下已，多唾口燥，寸脉沉，尺脉微。"以小青龙汤发散后，其气已不足，故见脉沉而微；里饮未尽，脾气已虚，故以苓桂剂降饮使之趋于下，配合五味姜辛以温化。其里有水饮故"多唾"，但卫表经过一次发散已伤津，故"口燥"，这便正是本案中出现的"燥湿相间"现象，正合用本方。

湿疹中的湿邪表现为"饮"的算是一种较为特殊的类型，但其治法仍不离辛散、淡渗、苦泻三大方向，且合饮者脾虚程度多较为严重，更须注意顾护脾气。这类情况常于面部湿疹中多见，其治疗思路可供参考。

案例三　解表化湿治疗停激素后湿疹加重案

何某，男，41岁，2018年8月17日初诊。

主诉　周身散在淡红色红斑丘疹3年，加重3个月。

现病史　患者3年来周身散在淡红色红斑丘疹，瘙痒，外院予口服西药治疗后可勉强控制。后症状加重，接受肌内注射激素（具体用药品种不详）控制，初起每3个月接受一次治疗便可控制病情，后缩短为需要每月接受一次肌内注射。近3个月来，肌内注射激素控制病情不佳，遂转求中医治疗。就诊时周身散在皮损，暂无渗液，头皮瘙痒。其人体壮实，烦躁，口苦，纳可，睡眠欠佳，二便调。脉沉细，舌浊苔黄厚。

西医诊断　湿疹。

中医诊断　湿疮。

中医证型　湿热内蕴。

治法　解表化湿，清泻里热。

中药处方　荆芥15g，防风15g，苦杏仁10g，薏苡仁30g，金银花15g，连翘20g，白芷15g，羌活10g，甘草10g，白鲜皮30g，地肤子15g，海风藤30g，黄芩10g，苦参5g。

水煎服，每日 1 剂，共 7 剂。

同时予消炎止痒乳膏、复方尿素软膏、荼菊脂溢性洗液外用。

2018 年 8 月 23 日二诊

刻下症 皮损情况同前，抓破后易出血，瘙痒缓解不明显。烦躁，纳可，睡眠欠佳，二便调，苔黄厚腻，脉沉细。

中药处方 柴胡 20g，黄芩 15g，生姜 10g，法半夏 25g，大黄 10g，枳实 15g，赤芍 15g，大枣 10g，金银花 15g，连翘 30g，牡丹皮 20g，生地黄 15g，海桐皮 10g，栀子 15g，厚朴 15g。

水煎服，每日 1 剂，共 4 剂。

2018 年 8 月 27 日三诊

刻下症 躯干仍有瘙痒，头皮瘙痒好转。烦躁，纳可，睡眠欠佳，舌黄厚腻，舌下瘀甚，脉沉弦。

中药处方 荆芥 15g，防风 15g，杏仁 15g，薏苡仁 40g，金银花 15g，连翘 30g，地肤子 30g，白鲜皮 30g，白芷 15g，羌活 15g，甘草 10g，生地黄 90g，赤芍 15g，牡丹皮 20g，海桐皮 10g，黄连 5g，黄芩 10g。

水煎服，每日 1 剂，共 3 剂。

2018 年 8 月 30 日四诊

刻下症 后背大片散在丘疹，诉说近期丘疹较前增多，瘙痒。纳可，睡眠欠佳，二便调，舌暗，口干，苔黄厚，脉沉细。

中药处方 麻黄（先煎）15g，赤小豆 30g，连翘 30g，大枣 15g，杏仁 15g，甘草 15g，白鲜皮 30g，苍术 20g，石膏 50g，薏苡仁 40g。

水煎服，每日 1 剂，共 4 剂。

并予放血加火针点刺治疗。

2018 年 9 月 3 日五诊

刻下症 药后好转明显，瘙痒程度减轻，原有皮损较前减少。现头部、双腿散在少许瘙痒，纳可，睡眠欠佳，二便调，舌暗，口干，苔黄厚，脉沉细数。

中药处方 麻黄（先煎）15g，赤小豆 30g，连翘 30g，大枣 15g，杏仁 15g，甘草 15g，白鲜皮 30g，苍术 20g，石膏 50g，薏苡仁 40g。

水煎服，每日 1 剂，共 10 剂。

按语

本案一波三折，靠激素控制湿疹，一旦暴发，中医治疗亦非常棘手，笔者在治疗过程中也曾产生挫败感。一般湿疹，虽说不能一剂知，二剂已，但治疗下来终归会有好转，唯独此患者，连续三诊下来，毫无好转，甚至皮损较前增多。从中医学的角度看待西医激素注射治疗，可理解为把在表的风湿之邪压制到体内，以暴制暴，不让湿疹透发，瘙痒即可缓解。但如此做法，长此以往，一方面，在表之风湿热邪不断积聚体内，使得体内湿热郁阻更为严重；另一方面，降低肌表卫气抗邪的能力，每遇诱发因素，湿疹则成指数级暴发，更难控制。

此患者就诊时正是瘙痒剧烈之时，可认为其本身病情严重，也可能由于停用激素反弹所致。故初诊时，应用变通麻杏苡甘汤，并加用黄芩、苦参以清湿热，拟从表透发，使得湿热之邪得以宣畅。服药 7 剂，瘙痒同前，故改变方向，从其体质入手，患者体质壮实，口苦，烦躁，瘙痒甚，舌苔浊，考虑为大柴胡体质，故给予大柴胡汤，合用栀子厚朴汤，加强除烦力度。三诊时头皮瘙痒好转，但身痒同前，仍改为变通麻杏苡甘汤以透发湿热之邪为主。

四诊时皮疹较前明显增多，瘙痒甚，可看成透邪外出的过程，也可看成疾病加剧，不管怎样，首要任务为解决患者瘙痒。重新审视此患者，身体壮实，很少出汗，烦躁，周身瘙痒，此为湿热在里，腠理不开，蕴于肌表而成，当在祛湿清热止痒的同时，加大开表力度，前几诊均用荆芥、防风代替麻黄，恐麻黄发越太过，而此患者必用麻黄！遂拟方麻黄连翘赤小豆汤加减，加用化湿且走表力度更强的苍术。患者服用此方后瘙痒减轻，由此反推，前面几诊过度强调滋阴——生地黄用至 90g，而开表力度不足——始终未用麻黄。此次麻黄用至 15g，患者未觉心慌不适，也未出汗。人皆谓麻黄虎狼，但辨证准确，亦当放胆用之！后又加用放血、火针传统疗法，患者瘙痒再次好转。众里寻他千百度——麻黄连翘赤小豆，既然找到了适合其体质的方，当效不更方，同时嘱咐停用一切西药疗法。中医药与激素反弹副作用的抗争之艰难，由此可见一斑！

案例四　化里湿润表燥治疗湿疹病案

刘某，男，87 岁，2018 年 6 月 19 日初诊。

主诉　面颈部及胸部散在红斑丘疹伴瘙痒 2 周。

现病史　面颈部及胸部散在红斑丘疹，局部融合成片，自诉瘙痒，伴见脱屑，散在少许糜烂，胃纳可，眠可，二便调。舌质红有瘀点，舌苔白腻，脉弦。

西医诊断　湿疹。

中医诊断　湿疮。

中医证型　里湿表燥。

治法　开表化湿，甘寒润燥。

中药处方　白鲜皮 15g，紫苏叶 15g，北沙参 15g，土伏苓 20g，徐长卿 15g，薏苡仁 20g，甘草 10g，地肤子 15g，荆芥穗 15g，生地黄 15g，桃仁 10g，莪术 15g。

水煎服，每日 1 剂，共 7 剂。

同时予丙酸氟替卡松乳膏外搽适量，依巴斯汀片备用。

2018 年 6 月 26 日二诊

刻下症　复诊好转，未见明显不适，胃纳可，眠可，二便调。舌质红有瘀点，舌苔白腻，脉弦。

中药处方　白鲜皮 15g，紫苏叶 15g，北沙参 15g，土茯苓 20g，徐长卿 15g，薏苡仁 20g，甘草 5g，地肤子 15g，荆芥穗 15g，生地黄 15g，桃仁 10g，佩兰 15g，萆薢 10g。

水煎服，每日 1 剂，共 7 剂。

同时予丙酸氟替卡松乳膏外搽适量，依巴斯汀片备用。

药后患者继续好转，续观。

按语

本案患者的皮损表现稍显复杂，除一般湿疹的融合表现外，局部既有糜烂又有脱屑，虽有湿邪外渗之象，但亦有"燥象"，可见津液已有不足，不可直接用发散湿邪之法；其纳、眠、二便均可，唯有舌苔白腻，里湿不算十分明显，故湿邪当居于表里之间，以淡渗之法治疗较为合适。脉象之弦亦可证其表气将发未能发，这可能与患者年高体弱有关，故湿邪因于表里之间而不能尽散。

故方中以土茯苓、薏苡仁等渗利药，同时用甘淡的北沙参配合生地黄益阴生津，配合效力柔和的紫苏叶及荆芥开表化湿。因患者舌质红而有瘀点，脉弦亦有瘀滞不通之象，故适当加入了莪术、桃仁以活血化瘀。二诊时因表之糜烂已缓解，考虑表湿已减轻，故加入佩兰、萆薢以分解中焦湿邪。

因本案表里有湿，然而卫表已经开始化燥，故虽须配合一定的宣发表湿药，但又不可大汗出；方中选用的紫苏叶不仅解表且能和胃化湿，表里同治，《本草蒙筌》中称赞它"发表解肌，疗伤寒甚捷；开胃下食，治作胀满易差"。同时，它的发表之性十分柔和，正如《本草征要》所说的"其气芳香，其性和融……发表而不优于峻，性阳而无损于阴"，可避免过汗伤阴，故如虚人感冒所用的"参苏散"都选择用它解表。紫苏叶和方中用的另一味祛风药荆芥一样，都是解表药中少见的类型，除入气分外还可入血分，《要药分剂》中也记载了紫苏叶"色紫入血分"，意味着这两味药入里的程度较深，与本案湿邪不离表而又稍偏里的病位十分切合。

后期加入的佩兰也是常用的化湿药，乃针对本案中舌苔白腻不化而加入。早在《素问》中便有"五味入口，藏于胃，以行其津液，津液在脾，令人口甘……治之以兰，除陈气也"的记载，这里用于化脾胃湿邪的"兰"指代的便是一类带香气的草药。而"补土派"医家李杲治脾胃病也喜用"兰叶"，并提到无则可用藿香替代。据后世考证，其书中所用的"兰叶"很有可能便是指佩兰。此药善于化中焦湿热蕴结之邪，《本草正义》中称其"辛能散滞，香能辟秽，入肺脾胃二经，专走气分。凡胃有陈腐之物及湿热蕴结于胸膈，皆能荡涤而使之宣散，故口中时时溢出甜水者，非此不除。当夏季暑湿郁蒸之时，洵属开胃和中之良品，与藿香同为夏令治理中焦之要药"。佩兰治湿热，不是通过泻热以除湿，而是通过助中焦运化，将黏腻的湿邪散开，释放出其中蕴结的郁热，故可以"醒胃气"，对于岭南炎热天气下缠绵不去的内伤湿病较为适宜。

总体来说，本案湿疹正处于由"燥湿相间"向"表燥"过渡的阶段，这时过用发散则助燥，直接用苦泻法则表湿陷入于里，因此用兼顾表里的淡渗法，且该法不似汗法伤津。

案例五 宣散三焦治疗湿疹兼外感病案

刘某，女，37 岁，2019 年 1 月 11 日初诊。

主诉 腰背部皮疹、面颈部炎性丘疹日久。

现病史 既往有类似病史，以腰背部为主，近期复发，伴见面部、颈部炎性丘疹。近期感冒数日，口苦，大便偏稀，现仍有喷嚏，流涕，无恶寒，咳嗽痰少，痰黏难咯，纳、眠可，小便调。舌质红，舌苔黄腻，脉弦滑。

西医诊断 湿疹。

中医诊断 湿疮。

中医证型 风湿热证。

治法 祛风清热，淡渗化湿。

中药处方 燀苦杏仁颗粒 10g，豆蔻仁颗粒 10g，薏苡仁颗粒 15g，姜厚朴颗粒 10g，法半夏颗粒 10g，滑石颗粒 10g，淡竹叶颗粒 10g，荆芥颗粒 10g，炒苍耳子颗粒 10g，防风颗粒 10g，党参颗粒 10g。

颗粒剂，冲服，每日 1 剂，共 3 剂。

同时予利湿颗粒及花蛇解痒胶囊口服。

2019 年 1 月 25 日二诊

刻下症 腰背部皮疹减少，面部、颈部炎性丘疹明显缓解，腹部皮疹仍瘙痒。纳、眠可，大便调，小便调。舌质红，舌苔黄腻，脉弦滑。

中药处方 甘草颗粒 5g，土茯苓颗粒 15g，生地黄颗粒 10g，白鲜皮颗粒 10g，地肤子颗粒 10g，防风颗粒 10g，荆芥颗粒 10g，鱼腥草颗粒 10g，连翘颗粒 10g，金银花颗粒 10g，布渣叶颗粒 10g，山药颗粒 20g。

颗粒剂，冲服，每日 1 剂，共 7 剂。

同时予参柏洗液外洗。

患者经治疗后持续好转，续观。

按语

本案患者本有湿疹病史，原以腰背部为主，湿邪偏里偏下。本次就诊时正逢外感期，湿邪随外邪而动，故出现上部的湿疹皮损。目前虽无发热恶寒等急性表证，但仍有喷嚏流涕，咳嗽咯痰等上焦症状。同时，其大便稀，脉不浮而弦，可见里气亦不足，湿邪困阻于表里，当以疏透解表中配合淡渗，并加入健脾益气之药。

医生选用了三仁汤，因患者煎煮药物不便而用了颗粒剂冲服。方中苦杏仁、豆蔻仁、薏苡仁分别化上、中、下三焦湿邪，厚朴及法半夏降胃而行气化湿，滑石及淡竹叶一下一上，分别清透湿中之热。因患者外感湿邪困肺之象较重，加入荆芥、防风以祛风解表,苍耳子通窍散湿,党参健脾益气以补中土之不足。药后上部新发皮损好转,唯腰背部皮损仍有瘙痒,故改予泻热利湿之方而收效。

三仁汤本是温病用以治疗湿热证之方,尤其是湿重于热者,《温病条辨》中云:"头痛恶寒,身重疼痛,舌白不渴,脉弦细而濡,面色淡黄,胸闷不饥,午后身热,状若阴虚,病难速已,名曰湿温。"由于湿邪与热相合而蒸于上,故"汗之则神昏耳聋,甚则目瞑不欲言,下之则洞泄,润之则病深不解",单纯的辛温发汗则助热,用苦寒下法则伤里而腹泻,用滋阴法又助湿而使得热越困于里,因此对这种湿热困于表里的,当以淡渗为法,正合于本书治疗内伤湿疹的思路。而本案因兼有外感,又须以宣肺化湿为重,三仁汤正是对症的方剂,"惟以三仁汤轻开上焦肺气,盖肺主一身之气,其化则湿亦化也。湿气弥漫,本无形质,以重浊滋味之药治之,愈治愈坏"。三仁汤的方解也点出了表里湿困为何用淡渗法的原因,因这种情况下的"湿困"既非为表束,亦非实结于里,而是充斥于半表半里之间的一种气化状态。此时单用汗法则徒开表而不能散筋膜间湿,单用下法则徒伤胃气,这便是书中所点出的,用气味重浊的药物,仅能伤有形质之物而不能化无形之湿气,故"愈治愈坏"。因此湿疹病兼表里时,即使用苦泻之药,也较少使用大黄、芦荟等泻实之力强的药物,多是用利尿与清泻兼备之品,如白鲜皮、地肤子等。

因此,本书对于这种病邪困于半表半里之间的湿疹,强调以淡渗利湿为正治之法。淡味药乃阳中之阴,淡味不泻里而仅引气下行,故不通便而以利尿为主要功效,同时如土茯苓等利湿药还能引上焦无形之湿气凝结,而归于下焦排出。这类湿疹往往表证不多而里证亦不突出,但表里证均显现,并常充斥上下出现全身症状,这与湿邪的弥漫状态有关。同时,半表半里的湿疹也可兼有许多变证,如兼有内夹热实或表有邪气未散,或者中焦津气已亏等。如本案便是兼杂了上焦的肺气不宣,故以三仁汤中的"三仁"淡渗利三焦湿气,同时又有竹叶、厚朴等开宣肺胃之气,可作为类似病案的参考。

案例六 利湿热润血燥治疗湿疹病案

区某,女,59岁,2018年5月4日初诊。

主诉 面部、双手伸侧上肢皮肤起红斑、小丘疹、小水疱伴痒1个月。

现病史 面部、双手伸侧上肢皮肤起红斑、小丘疹、小水疱,瘙痒明显,影响睡眠,发病前曾因清明节祭拜而接触熏香,双手伸侧脱屑,纳、眠可,二便调。舌质红,苔黄腻,脉弦滑。

西医诊断 湿疹。

中医诊断 湿疮。

中医证型 湿热内盛兼表燥。

治法 清热利湿,佐以滋阴润燥。

中药处方 甘草5g,土茯苓20g,生地黄15g,白鲜皮15g,地肤子15g,防风 15g，荆芥穗 10g，干鱼腥草 15g，连翘 15g，金银花 15g，牡丹皮 15g，绵茵陈 15g，布渣叶 15g。

水煎服，每日 1 剂，共 5 剂。

同时予地奈德乳膏及复方尿素软膏外搽，依巴斯汀片口服。

2018 年 5 月 18 日二诊

刻下症　现颈部、面部皮疹较前好转，双上肢皮疹仍有少许瘙痒。纳、眠可，二便调。舌质红，舌苔黄腻，脉弦滑。

中药处方　苦参 30g，关黄柏 30g，薄荷 20g，地肤子 30g。外洗，共 7 剂。

同时予花蛇解痒胶囊及依巴斯汀片口服，糠酸莫米松乳膏外搽等。

患者经治疗后持续好转，续观。

按语

患者本次发病有一定诱因，手面部曾经接触熏香，可以视为感受了温热属性的外邪，然而迁延 1 个月未愈，显然又不是单纯的外证，而与内伤有关。其皮损处既有水疱又伴脱屑，无明显渗液，瘙痒明显，而里证中见舌质红，苔黄腻，可见表有燥热而里有湿热。故当以清泻里湿为主，兼疏风凉血清热。

方用银地土茯苓汤加减，该方偏于清解里之湿热，又能滋阴润燥，配合疏风药以解表之燥热。方中金银花配合连翘疏风清热，又有防风、荆芥，取荆防散之意，这两组药对一凉一热，开表兼能散热，以解表之燥热。内有土茯苓渗利阳明肌肉之湿热，再加生地黄滋养胃阴而降胃，配合牡丹皮凉血止痒。白鲜皮、地肤子及绵茵陈既能泻内热又能利尿，湿热内蕴最佳；再加布渣叶以开胃消食、鱼腥草以清热泻湿。药后患者明显好转，唯余少许瘙痒，要求改以外用为主，故予中药汤剂外洗为主：方中以苦参性寒清热利湿，配合黄柏以加强泻火之力，地肤子以泻皮肤中湿热，并有引诸药走表的作用。再加一味辛凉的薄荷，其透表之力颇强，可以祛疹止痒。

对于湿热内盛的湿疹，我院（即广东省中医院）国医大师禤国维禤老喜用银地土茯苓汤化裁进行治疗，其中的白鲜皮、鱼腥草等为专化湿热之药，用之自无疑问，而生地黄这味滋阴药的加入则大有意味。以湿热居里者必起于中土脾胃，寒化者多因脾气虚，热化者多因胃火盛。而脾胃又各有其偏好，脾喜燥恶湿，胃喜湿恶燥，阳明胃火之起亦常伴阴分之不足，以至于胃阳过亢。本案患者接触温热的熏香后病邪迁延不解，一方面与湿热本留驻于里相关，另一方面则源于脾胃阴阳的不平衡，此由其舌脉象亦可见一斑。因此，银地土茯苓汤中虽然集合了诸多清热泻湿之药，但命名中仍以生地黄为名，便是突出这味药养阴降胃以平亢阳的作用。

不同于其他滋阴药，地黄甘寒养阴兼能填精，乃深得中土阴精之品。据说在肥沃的田地中种植地黄后，仅一年土地便会变得贫瘠苦涩，须待十年后土壤养分恢复方可再种地黄，因此它一般都产于土壤肥沃的北方地区。"补土派"开山祖师李杲亦喜用地黄，他在《脾胃论》中说，治疗脾胃内伤"始为热中"的治法是"惟当以辛甘温之剂，补其中而升其阳，甘寒以泻其火乃愈"。因脾胃内伤病常脾中阳气不足，治宜以升发为主，然而亦兼杂胃火亢盛而不降，此不当苦泻，以甘寒养胃即可，而具有代表性的药物便是生地黄。东垣认为"阳旺则能生阴血"，因此对于以内伤为主而兼有血分不足的，仍以益气法为主，并加以当归，如阴虚火旺较盛的，再添以黄柏。最终如用上药仍心烦不止，为肾水亏而心火旺，便加入生地黄。李杲在其著作中对于寒性的沉降药使用不多，而地黄算是他较为偏好的一味药，可见它与内伤病较为相宜。

回归到本案，患者的皮损虽然表现为一派阳明湿热之象，但其脉象弦而不实，可见其里气并非纯实，故于清泻之中又加以生地黄、甘草甘养脾胃。且其表有燥热，故虽利湿但也不可太过，恐里过于燥也不利于解表，故加生地黄可以利湿而不伤阴。生地黄本身有"下血"之性，即有一定的通利之性，不碍化湿，故本案的方药也可作为表燥里湿病机下的湿疹用药参考。

案例七　润降阳明治疗面部湿疹病案

阮某，女，73 岁，2017 年 12 月 7 日初诊。

主诉　面部红斑脱屑半年余。

现病史　面部红斑脱屑半年余，外院反复治疗后缓解不明显，否认特殊药物食物接触史，局部曾有渗液，后躯干、四肢亦有红斑结痂，下肢局部皮肤皲裂，纳可，眠差，瘙痒日夜均重，遇热瘙痒加重，光照后加重，面部灼热感，干燥感，大便干烂不调，每日 3 次，小便稍黄，口干无口苦，不怕冷，无腰酸，有夜尿，舌暗红、有裂纹，苔黄腻，右寸弦，左关沉细。

西医诊断　湿疹。

中医诊断　湿疮。

中医证型　湿热内蕴。

治法　清热利湿，滋阴凉血。

中药处方　通草 10g，荆芥穗 20g，蝉蜕 10g，火麻仁 15g，苦参 10g，知母 15g，牛蒡子 15g，当归 10g，甘草 10g，生地黄 15g，槐花 10g，山药 30g，白茅根 15g，芦根 15g。

水煎服，每日 1 剂，共 7 剂。

同时予盐酸左西替利嗪口服溶液、西替利嗪片口服抗过敏止痒。四黄消炎洗剂外洗。

2017 年 12 月 14 日二诊

刻下症　药后红斑脱屑明显好转，渗液减少，纳可，眠改善，瘙痒减轻，夜间遇热瘙痒加重，光照后加重，面部灼热感，干燥感，药后大便成形，每日 1～2 次，小便稍黄，口干无口苦，不怕冷，无腰酸，有夜尿，舌暗红有裂纹，苔黄腻，右寸弦，左关沉细。

中药处方　通草 10g，荆芥穗 20g，蝉蜕 10g，火麻仁 15g，苦参 10g，知母 15g，牛蒡子 15g，当归 10g，甘草 20g，生地黄 15g，山药 30g，蒲公英 15g，芦根 15g。

水煎服，每日 1 剂，共 7 剂。

同时予盐酸左西替利嗪口服溶液、西替利嗪片口服抗过敏止痒。四黄消炎洗剂外洗。

患者经治疗后持续好转，续观。

按语

患者就诊时皮损以面部为重，虽然灼热瘙痒明显，但局部偏于干燥，渗液不多；根据病史，面部皮损初发时曾有较多渗液，后转干燥，可见为亚急性期。且其他部位也有部分结痂、皲裂，亦符合亚急性期的表现。其皮损有遇热及遇光照加重的特点，阳光暴晒也属于一种热邪，可见病性为热。大便烂而次数多为湿聚于里，舌暗红，苔黄腻也为一派湿热里证。唯其左脉偏沉，且夜间多尿，可见又有内伤不足的一面。

"急当治其标"，患者皮肤灼热瘙痒不适明显，当先清理湿热为要。且患者舌见裂纹，亦有口干见证，其里之阴分也有不足，故还须适当合入养血凉血药。为兼顾利湿、清热、养阴及祛风止痒，选用治疗风湿热证的皮肤科经典方消风散。方中苦参、知母苦寒内泻湿热，通草代替木通渗利湿热，并加入白茅根、芦根引湿热从小便下排，槐花配合生地黄以凉血清热，荆芥、蝉蜕、牛蒡子疏风止痒，当归养血，取"治风先治血，血行风自灭"之意。因患者本有脾胃内伤不足，故去石膏而加山药以健脾养阴。

药后皮损改善明显，渗液明显减少，且大便较前成形，可见里之湿热已经开始减轻。中病即止，故减去苦寒凉血的槐花，改用药性更为温和的蒲公英，并增大甘益中土的甘草。但因其湿热未尽，暂未可调补，故仍维持原方大致结构不变。

消风散乃是皮肤科使用最为广泛的方剂之一，《奇方类编》中称其治疗"痱子、风湿浸淫血脉，致生疥疮，大人小儿风热瘾疹遍身"。方中融合了数种治法，祛风、养血、清热、利湿兼备，因此用途颇广。然而分析其整体方药，仍以苦泻湿邪为主，辛散为辅，并能兼顾血分之燥热。如亚急性期之湿疹，在经历过急性期的大量津液外泄后，亦可能因津伤而生燥热，即所谓的"血虚风动"。正如本案中，里之湿热尚盛，而体表已有干燥之象，故清热利湿的同时也须兼顾凉血养血，因此选用了消风散。因患者尚有内伤之本，不欲过于苦寒，因此另加芦根以行淡渗之法，同时白茅根也有一定的养阴生津效果；同时，前后两诊中一直加入山药也是出于护脾的考虑。

二诊用药中用以替代槐花的蒲公英也是一味特色草药，它最早常用于治疗"乳痈"，即乳腺炎等乳房的化脓性疾病，后来也沿用于其他皮肤病。有些地方还常将春季的蒲公英嫩芽当野菜食用，因此这也是一味药食两用之物。《神农本草经疏》中称蒲公英"味甘性平……解热凉血之要药"，而《滇南本草》则称赞它外敷可以治疗"诸疮肿毒，疥癞癣疮"。金元名医朱震亨评价蒲公英时说："此草属土，开黄花，味甘……可入阳明、太阴经。"意为蒲公英以入脾胃中土为主。《本草新编》中说它："至贱而有大功，惜世人不知用之，阳明之火每至燎原，用白虎汤泻火，未免大伤胃气。盖胃中之火盛，由于胃中之土衰也，泻火而土愈寒……蒲公英亦泻胃火之药，但其气甚平，既能泻火，又不损土……凡系阳明之火起者，俱可大剂服之，火退而胃气自生。"本案中患者中焦湿热偏盛，然而中土又本虚，故泻火不可过度，因此用泻而不伤中土的蒲公英颇为合适。对于湿疹中需要较长期使用清理湿热药者，选用能兼顾标本的药物亦是关键。

第二节　躯干湿疹案例

躯干湿疹所涉及的病位相当广泛，因此这　节中所收纳的医案相对来说更有代表性。其中所使用的治法基本囊括了治湿三大法：汗法（案例一、案例二）、利尿法（案例三、案例四）及下法（案例八）。同时，本节也展现了内伤湿疹的不同"正虚"情况，如阴虚（案例五）、津亏（案例六）及气虚（案例七）前提下的化湿之法。

案例一　辛温开表法治疗湿疹案

洪某，男，55岁，2019年1月3日初诊。

主诉　全身丘疹瘙痒不适日久。

现病史　全身丘疹瘙痒不适日久，皮损散在分布，无渗液，丘疹色红，夜间瘙痒较明显，汗出不多。纳、眠可，大便干烂不调，少许口干苦，喜饮。舌淡，苔微黄，脉双寸稍浮。

西医诊断　湿疹。

中医诊断　湿疮。

中医证型　湿邪困表。

治法　开表散湿。

中药处方　赤芍10g，车前草15g，大枣10g，麻黄9g，甘草10g，紫苏叶15g，桂枝5g，柴胡5g

水煎服，每日1剂，共7剂。

2019年1月17日二诊

刻下症　药后改善明显，停药后近期复发，夜间瘙痒较明显，汗出不多。纳、眠可，大便调，每日2次，口干苦。舌淡，苔微黄，双寸稍浮，左关稍郁。

中药处方 北沙参 10g，柴胡 15g，黄芩 15g，大枣 10g，炙甘草 10g，清半夏 15g，薄荷（后下）10g，茯苓 20g，泽泻 15g，苍术 10g，紫苏叶 15g。

水煎服，每日 1 剂，共 5 剂。

患者经治疗后持续好转，续观。

按语

患者初诊全身散在丘疹，色红且诉汗出不畅，可见表窍不通而湿不得外散，且舌苔微黄，可见湿已有化热倾向；夜间阳气入里，毛窍闭合时湿闭表郁的情况加重，故夜间瘙痒明显。大便时干时烂，可见里湿不重，双寸稍浮亦可证湿邪主要聚集于表，故本案仍当以开表散湿为主。

方用桂麻各半汤（即桂枝麻黄各半汤）加减，因本案中湿邪已有化热之势，恐桂枝过于温燥，故仅用 5g，另用温性相对弱的紫苏叶以代之，并加车前草以清热利湿。案中患者少许口干苦，可见里亦有轻度郁热，故加柴胡辛苦平以解郁散热。药后表之湿热尽散，故病情缓解。

次诊乃停药 1 周后复发，其皮损情况与前类似，唯口干苦较前明显，大便次数稍多，脉中新添左关郁结。考虑本次就诊时情况与之前不同，湿热郁于表里之间，里之郁热更盛，故口干苦明显，然而其寸脉仍浮，当顺病势以开表解郁散湿为法。故改用疏解少阳的小柴胡汤，方中用薄荷辛凉透达、紫苏叶辛温解表以加强开表之力，患者二诊时大便次数稍多，可见中焦湿较前明显，加茯苓、泽泻淡渗泻表里之湿，苍术温化中焦湿邪，亦有在小柴胡汤中合入半个五苓散的意味。药证相应，故疗效较为满意。

桂枝麻黄各半汤出自《伤寒论》，其文中云："太阳病，得之八九日，如疟状，发热恶寒，热多寒少，其人不呕，清便欲自可，一日二三度发。脉微缓者，为欲愈也。脉微而恶寒者，此阴阳俱虚，不可更发汗、更下、更吐也。面色反有热色者，未欲解也，以其不能得小汗出，身必痒，宜桂枝麻黄各半汤。"邪气入侵体表后，经过 1 周以上的病程，里气渐聚集于表以抗邪，然而正邪交争时有胜负，故"一日二三度发"。症状中说发热多而恶寒轻，说明已不是纯寒证，表气处于将出未出的阶段，如能自然变得缓和，说明已经汗泄邪去；但如果面热而不解，正邪则仍聚于表而不散，故须以桂枝汤调补营卫以助正气，麻黄汤开表泄气以祛邪气，合之则为桂麻各半汤。经云"痒为泄风"，瘙痒往往由毛窍半通不通所致，如纯为寒邪闭郁，则患者当以疼痛感为主；如纯为风邪疏泄，则当汗出而怕冷感明显。故也有后世医家认为，桂枝麻黄各半汤所治乃风湿交争之病：风胜则毛窍开，寒胜则毛窍闭，中风故气随风性疏泄而涌聚于表，伤寒故毛窍闭郁而汗不得出，津液时泄时止，不能够化为顺畅的汗出，故发为瘙痒。因此其下文也说"以其不能得小汗出，身必痒"。

而湿疹常以瘙痒明显为突出症状，故桂枝麻黄各半汤大有用武之地。该方一方面可开表散湿，另一方面可疏散风邪，对于风湿交杂的情况颇为适用，尤其多用于湿疹的急性期。因湿疹初发时多夹热，因此可对其药方做适当调整，如本案便是如此，故用紫苏叶易桂枝。

而小柴胡汤和五苓散也是一种经方的经典组合思路，早在宋元时期的《仁斋直指方论》中就记载柴苓汤可"分理阴阳，治泻解热"，明代的方书《扶寿精方》中也记载小柴胡汤和五苓散合方可治"伤寒七八日，发热泄泻，作渴引饮，烦躁不宁"，也就是湿热兼夹于里而表未解之病。《推拿抉微·伤湿》中说"湿热症……宜清宜利，柴苓汤、茵陈饮"，尤其是内热郁而不发的，必用柴胡剂方能发之，然而小柴胡发表清热有余，利湿不足，故再入利水湿的五苓散。这一合方适用于湿热郁于半表半里的湿疹，方中本当用党参，但因本案口干明显，恐参之温补不宜于阴分，故改用北沙参。

总之，本案的两诊用药都颇具有代表性，初诊以表证为主，稍夹里热，故主以发表散湿之桂枝麻黄各半汤；次诊里热较炽，但表湿亦未散，故改以表里兼治的柴苓汤，但总体的作用方向还是以走表为主。

案例二　辛苦微汗法治疗湿疹案

杨某，女，33岁，2018年11月21日初诊。

主诉　躯干及头部散在丘疹瘙痒4个月。

现病史　患者后背散在淡红色丘疹，瘙痒，暂无渗液，头部皮损结痂，少许渗液，形体壮实，情绪低落，纳、眠可，大便可，小便调。舌淡，水滑，苔白浊，中有裂纹，脉沉细数。

西医诊断　湿疹。

中医诊断　湿疮。

中医证型　脾虚湿困。

治法　升脾散湿。

中药处方　荆芥颗粒10g，防风颗粒12g，杏仁颗粒10g，薏苡仁颗粒40g，连翘颗粒10g，白芷颗粒12g，甘草颗粒6g，羌活颗粒12g，白鲜皮颗粒12g。

颗粒剂，水冲服，每日1剂，共21剂。

同时予消炎止痒乳膏、复方尿素软膏外用，配合针灸治疗。

2018年12月13日二诊

刻下症　患者自述瘙痒好转8成，躯干皮损较前消退，头皮结痂，少许瘙痒，少许渗液。纳、眠可，大便可，小便调。舌暗，苔薄白，中有裂纹，脉沉细数。

中药处方　荆芥颗粒10g，防风颗粒12g，杏仁颗粒10g，薏苡仁颗粒40g，连翘颗粒10g，白芷颗粒12g，甘草颗粒6g，羌活颗粒12g，白鲜皮颗粒12g。

颗粒剂，水冲服，每日1剂，共14剂。

中药处方　青黛3g，五倍子3g，蛇床子10g。

研粉外用，麻油调，涂渗液处。

同时予消炎止痒乳膏、复方尿素软膏、茶菊脂溢性洗液外用。

2018 年 12 月 27 日三诊

刻下症 瘙痒基本缓解，头部及躯干皮损均较前消退，胃口较前更佳，眠改善，二便调。口稍干。舌暗，苔白浊，脉沉细。

中药处方 荆芥颗粒 10g，防风颗粒 12g，杏仁颗粒 10g，薏苡仁颗粒 40g，连翘颗粒 10g，白芷颗粒 12g，甘草颗粒 6g，羌活颗粒 12g，白鲜皮颗粒 12g。

颗粒剂，水冲服，每日 1 剂，共 35 剂。

余治疗同前。

后患者病情基本稳定，续观。

按语

本案湿疹皮损主要分布于躯干及头部，头部皮损有少许渗液，部分结痂，可见其湿邪有趋于表之势，但毛窍郁闭而透发不畅，故部分结痂而瘙痒明显。其舌淡水滑为湿浊困阻之证，虽脉沉细数，但纳可及二便通畅，可见里气尚调，湿病以表为主，故以开表散湿为要。

该患者虽形体壮实，但情绪低落，一派疲惫之象，整体表现偏于精力不足，阳气不够，依据黄煌老师体质学说，属于麻黄体质，可予麻黄类方治疗。《金匮要略》有言："病者一身尽疼，日晡所剧者，名风湿。此病伤于汗出当风，或久伤取冷所致也。"此病机为肌表伤于湿邪，难于透发，出现"一身尽疼"等表现，推而广之，如若风、湿、热夹杂，郁于肌表，一方面可以出现皮疹，另一方面也会出现瘙痒等症状，所以应予麻杏苡甘汤。但岭南地域，人群多饮凉茶、吹空调，且慢性病需要久服中药，恐麻黄类方发越水气太过，以荆芥、防风代之。

同时，取风药以代麻黄也是为了更好地化湿。化湿之法有多种，除传统的芳香化湿、淡渗利湿、甘温燥湿等方法，运用宣散轻扬的风药也可除湿。李杲《内外伤辨惑论》对"风药除湿"的论述极为丰富，也视为仲景之后，对湿邪论治较为精彩的医家。方中所加白芷、羌活便为除湿之用，从皮损表现来看，有郁久化热倾向，所以加用连翘清热，连翘为常用清热解毒药，也为疮家圣药，常用于治疗肌表之疾。白鲜皮利湿而不伤阴，且也有助于祛风，对于皮肤顽固性瘙痒疗效较佳。患者兼有情志问题，故加之针灸以稳定情绪，透发湿邪。

二诊时明显好转，但皮损有少许渗液，说明湿邪仍未祛除，湿邪困脾，如油裹面，加之岭南地域湿热熏蒸，饮食不节，故湿邪极为缠绵，治疗只可缓图，不可操之过急。继续服用上方以加强除湿之效，并予外用药收敛湿邪，减少渗液。

三诊时瘙痒已基本缓解，且睡眠也随之改善。睡眠改善的原因有二：一是因瘙痒已基本消失；二是患者自身气血更为调和，故睡眠质量更高，而患者原有的情绪低落也随病情缓解而大有改观。胃口较前更好，也是脾胃运化能力增强的兆头，但仍须嘱咐患者饮食不可过量，因为"饮食自倍，肠胃乃伤"。其舌暗，苔白浊，说明体内湿浊之邪仍在，效不更方，继续化湿祛浊，收效较为满意。

本案患者为湿邪困阻于表，里兼有少许郁热，但其里气偏于不足，因而透发无力，导致湿邪久留而不去。因表偏实而不宜用益气之法，故以风药引阳气上升并以开表，且药量不取大量，但坚持服药，以微微透汗于外，使缠绵之湿邪得以渐渐消散。这种"微汗法"在慢性湿疹的治疗中也很有借鉴意义，可供参考。

案例三　辛升淡降法治疗湿疹案

夏某，男，38 岁，2018 年 8 月 3 日初诊。

主诉　四肢、躯干皮肤红斑疹，瘙痒反复 3 年，加重 1 周。

现病史　3 年前患者因持续熬夜 1 个月余，出现四肢、躯干皮肤红斑疹、瘙痒，近 3 年病情反复。1 周前因食用辛辣刺激食物及饮酒后病情加重，现四肢、躯干散在红斑、丘疹，部分融合成片，大量抓痕及血痂，少许渗液，口干，咽痛，睡眠差，饮食可，大便稀，肛门坠胀，小便调。舌淡，舌尖红，舌体胖大，舌中部苔白厚腻，脉弦细。

查体：咽稍红，扁桃体肿大，躯干、四肢皮肤红斑疹，大量抓痕。

西医诊断　湿疹。

中医诊断　湿疮。

中医证型　脾虚湿困。

治法　升脾利湿。

中药处方　防风 15g，荆芥 10g，徐长卿 10g，鱼腥草 15g，茯苓皮 10g，泽泻 10g，白鲜皮 10g，薏苡仁 15g，苍术 10g。

水煎服，每日 1 剂，共 7 剂。同时予左西替利嗪口服液口服，夫西地酸软膏等外涂。

2018 年 8 月 10 日二诊

刻下症　药后皮损缓解，躯干部红斑疹基本消退，皮肤干燥脱屑，四肢皮损明显减少，少许抓痕，少许瘙痒，无咽痛，口不干，睡眠一般，大便正常。舌质淡，舌体胖大，边有齿痕，舌中后部苔稍厚，脉缓。

中药处方　防风 15g，荆芥 10g，徐长卿 10g，茯苓 10g，薏苡仁 15g，苍术 10g，当归 10g。

水煎服，每日 1 剂，共 10 剂。

其他治疗基本同前。

2018 年 8 月 22 日回访，患者躯干及四肢皮损消退，无瘙痒。

按语

患者素有湿疹病史，本次因食用辛辣食物后诱发，同时伴有咽痛及扁桃体肿大，此为里之湿热攻冲于表；但其人又见大便稀，肛门坠胀，舌体胖大而苔白厚腻，可推断本病仍起于脾胃内伤，患者有脾虚气陷之本底，湿热乃其标象，喜在胃纳不差可见其中气尚存。皮肤大量红斑抓痕可见热势之重，而仅见少许渗液可见其热重于湿。故治疗中有两条主要思路：一是清热利湿以扭转其邪气上冲之势，二是健脾以绝其湿生之源。

故方中以鱼腥草、白鲜皮以泻阳明胃热、利里湿，以茯苓皮及泽泻加强利湿化水的力度，并能引热下行，缓解热邪的上冲。另以薏苡仁及苍术健运中土，助脾胃运化。针对患者兼有脾气虚而湿邪下陷，以防风、荆芥质地轻扬引脾胃阳气上行，同时又能解表散湿。方中还加入了辛温的徐长卿以祛风止痒，同时也有助于化利湿邪。药后患者皮损已大部分消退，潮红及瘙痒也明显缓解，皮肤转以干燥脱屑为主，可推断湿热程度已较前减轻，因湿邪外泄及热邪耗散阴分，出现了肌表化燥。故于原方中仍保留苍术、薏苡仁以健脾及风药以升提清阳，茯苓皮改为茯苓以加强扶正的力度，并加入当归以润燥养血；而白鲜皮等苦寒药则减去，以中病即止，不可过用攻泻药而伤中土本底。服用10剂后患者湿疹病情基本可告痊愈。

本案患者素有脾虚而湿陷的本底，本该表现为一派气虚湿困之态，但因食用辛辣食物后引动了湿热，以至于太阴、阳明不相协调，胃中有湿热上逆，而脾气又虚而因湿下陷，整体升降失调。因此方中也算是两方面的药物并用，既降胃火又升脾阳。需要注意的是，这种两相矛盾的情况下，需要注意脾胃间失调以何者为重，如本案以皮肤表现为主诉，瘙痒剧烈，可见胃之湿热较盛。而脾虚方面，虽然见大便稀烂等症，但还未至于下泻不止或是出现明显的疲倦之力或头晕，因此健脾升提药用得很温和，基本以风药为主，没有用太多甘温益气的药物。因为过用补益则可能助热化湿，故又须仔细斟酌，根据整体升降的失衡调整用药方向。

李杲在内伤病的治疗中一直非常关注脾胃升降，他在《脾胃论》中提出了"治法用药若不明升降浮沉，差互反损"的观点。因此，东垣也承袭了其师张元素的理论，将临床常用药物按升降属性的不同，分成"升、浮、化、降、沉"五大类。"升"指的多是一些解表药，有模拟春气上行的作用；"浮"则是一些辛温或是热性药，类似于夏季阳光照射的温阳作用；"化"指的是升降属性较为平和的药物，既有补脾药也有行气药；"降"多为淡渗利尿类药，模拟秋气的收敛下降作用；"沉"则为寒性最强的一大类药，模拟冬季的冰封沉潜。从这项分类法的角度看，本案以"降"类药和"升"类药为最多，配合一点"沉"类和健脾燥湿的苍术，整体作用方向是降中有升，稍偏于降，这和病机分析是相符合的。后期用药则以升为主，这种变化也可看出整体用药乃围绕升降这一核心展开。

案例四　利湿安神法治疗湿疹案

林某，男，61岁，2018年7月30日初诊。

主诉　躯干、四肢反复起红斑、丘疹，伴有抓痕。

现病史　躯干、四肢见绿豆到黄豆大小不等的红斑、丘疹，未见明显水疱、渗液、糜烂、结痂。皮损双侧对称，瘙痒剧烈。纳、眠可，二便调，口干苦。舌质暗红，苔黄腻，脉弦滑。

西医诊断　湿疹。

中医诊断　湿疮。

中医证型　脾虚湿热。

治法　清热利湿健脾。

中药处方　地肤子 15g，牡丹皮 5g，甘草 5g，徐长卿 15g，蝉蜕 10g，荆芥穗 15g，紫草 10g，黄芩 15g，怀山药 15g。

水煎服，每日 1 剂，共 4 剂。

止痒利湿外洗颗粒 2 小袋，外洗，每日 1 袋，共 5 剂。

同时予糠酸莫米松乳膏、消炎止痒霜外搽，左西替利嗪口服液、润燥止痒胶囊口服。

2018 年 8 月 6 日二诊

刻下症　旧皮疹消退，仍有瘙痒。纳、眠可，口干苦减轻，二便调。舌质暗红，苔黄腻，脉弦滑。

中药处方　地肤子 15g，蝉蜕 10g，荆芥 15g，白术 10g，徐长卿 15g，黄芩 15g，怀山药 15g，紫草 10g，甘草 5g，白花蛇舌草 15g。

水煎服，每日 1 剂，共 7 剂。

2018 年 9 月 5 日三诊

刻下症　四肢新起少量丘疹，瘙痒剧烈。纳可，眠一般，二便调，口干明显。舌质暗红，苔黄腻，脉弦滑。

中药处方　地肤子 15g，蝉蜕 10g，荆芥穗 15g，茯神 20g，徐长卿 15g，甘草 5g，白术 20g，合欢皮 15g，麦冬 10g，生地黄 15g，白鲜皮 15g。

水煎服，每日 1 剂，共 7 剂。

经治疗后患者持续好转，病情基本缓解。

按语

患者皮损以丘疹为主，未见水疱结痂，且皮疹色红而瘙痒明显，可见表有风热；同时，其舌质暗红而苔黄腻，又伴有较为明显的口干苦，可见湿热深郁于里，其脉象弦滑而大便尚通畅，又可见里结不实。故当以苦味药入里清热泻湿，再佐以疏风开表药。

方中地肤子及黄芩苦寒清热利湿，配合徐长卿、荆芥祛风散湿，蝉蜕透表止痒，牡丹皮有以皮走皮之意，又能散卫表之热；因患者舌质暗红，其湿热有入于血分之势，故以紫草凉血清热。甘草配合怀山药补脾养阴，以防苦寒药利湿伤之太过。二诊药后皮损明显消退，唯仍有瘙痒，故于原方中加白花蛇舌草清热利湿。三诊时患者因停药半个月余后病情有所反复故复诊，四肢有少量新发皮损，本次舌脉象虽与上次发病相似，但眠差较前明显，口干突出，可见阴分不足，故使阳不能入于阴，心火上亢故睡眠不佳而瘙痒剧烈。故于原方清热泻湿的基础上，加茯神以利尿安神，合欢皮解郁助眠，麦冬、生地黄甘寒滋养肾水以平心火，再加白术以加强健脾化湿之力，扶正而减少其复发。

方中所用的白花蛇舌草是南方随处可见的本土草药，其夏季常开细碎的小白花，早期又常用于毒蛇咬伤，故得此名。其性味甘寒，与蒲公英一样具有清热消痈的作用，善治乳痈，即善于消皮肤湿热毒结聚，因此现代也用它治疗各种癌肿。白花蛇舌草以入胃及大小肠经为主，首载于《潮州志》，潮湿地区也常在家中栽种该药，夏秋季节便采摘后煎煮茶饮，其味甘益脾胃，性凉可清热祛湿，又药性平和而常饮无碍。因此二诊时于方中加之，以做收尾之用。

三诊方药中所用的茯神也是利湿药中较为特殊的一味。在有安神助眠的中药中，多数为重镇潜阳药，如龙骨、牡蛎、磁石等，也有少部分的植物药，如养肝血的酸枣仁，解郁安神的合欢皮，而茯神则是少有兼备利湿与安神功效的本草，对于湿疹因瘙痒而眠差者有一举两得的治疗功效。茯神其实也是茯苓的一部分，因茯苓乃是生于植物根部的真菌，茯神便是取自其中夹有松根的部分，因其中心抱根，便有"入心"之一说。其实，茯苓本身便有一定的安神功效，其质地重而色洁白，能引上冲之津气下凝为液，因此有助于降逆下气。心中有热时，茯苓虽不能直接清热，但能通过引心气下行，导心火由小便排出，因此便有清心安神的作用。而方中另一味安神药合欢皮也是通过补脾以发挥其功效，合欢皮乃是取自合欢树的干燥树皮，据说合欢花有昼开夜合功效，符合人昼醒夜眠的节律，因此便可助眠。细究其性味，合欢皮味甘而能补脾阴，故《本经逢原》中称其"属土与水，补阴之功最捷"。脾胃主人体一身气机之升降，而合欢皮通过滋养脾胃之阴以助阳气下行入阴，故有助于安潜阳气。这两味药兼有养脾化湿之功效，因此在伴有睡眠不佳的湿疹治疗中是常用药对。

回归本案，患者以湿热盛于里，表为风热所困为主要病机，因此以治里则苦寒泻湿，治表则以辛凉散热为主要治疗大法。后患者停药半个月又复发，为阳热随湿郁而妄动，因此加强了滋阴潜阳之力，并加安神药以平心火之亢。

案例五 养阴渗湿法治疗湿疹案

陈某，男，82岁，2018年9月17日初诊。

主诉 全身起皮疹伴瘙痒日久。

现病史 全身起红斑、丘疹、伴有血痂，瘙痒剧烈，无发热，无腹痛、腹泻，无关节疼痛。纳、眠可，二便调，口干苦。舌质暗红，舌苔黄腻而干，脉滑。

西医诊断 湿疹。

中医诊断 湿疮。

中医证型 风热血燥。

治法 祛风清热养血。

中药处方 生地黄15g，荆芥穗15g，甘草5g，白花蛇舌草15g，白鲜皮15g，蝉蜕10g，赤芍15g。

水煎服，每日 1 剂，共 7 剂。

同时予左西替利嗪口服液、润燥止痒胶囊口服，消炎止痒霜外涂。

2018 年 8 月 13 日二诊

刻下症 皮疹基本消退，继续巩固治疗。纳、眠可，二便调，口干苦缓解。舌质暗红，舌苔薄白，脉滑。

中药处方 生地黄 15g，荆芥穗 15g，甘草 5g，白鲜皮 15g，麦冬 10g，蝉蜕 10g，赤芍 15g。

水煎服，每日 1 剂，共 7 剂。

药后患者病情基本缓解。

按语

患者湿疹发作较为剧烈，除了红斑、丘疹外还散在血痂，可见病邪有入于血分之势。其舌苔黄腻而舌质暗红，湿热深伏于里。阴分被热邪耗散，故口干明显；内热循经上扰，故口苦。大便尚调，胃纳尚可，热未成实，唯以湿热内蕴为重。故方以生地黄、赤芍凉血清热，又以荆芥穗及蝉蜕清透疏风以止痒，白花蛇舌草及白鲜皮清热利湿，甘草调和诸药。药后皮损基本消退，舌苔由黄腻转薄白，湿热已去大半，易原方中白花蛇舌草为麦冬，以养阴而平热。

本案的药味较为简单，无非甘寒养阴，苦寒利湿，辛而微温疏风，但基本兼顾了病机的各个方面。一般来说，利湿似乎与养阴相互矛盾，因利湿乃化去人体多余之水分，而养阴则是补足人体的津液，一减一增，似有不合。但在温病的湿热病体系中，养阴常与化湿法合用，如治疗暑温病的东垣清暑益气汤，方中既有苍术、白术、陈皮、泽泻等化湿药，又有麦冬、当归等滋阴养血药。以脾胃内伤兼感暑邪者，当分两方面看待，其湿郁于中当以辛温燥湿之法化之，而脾不升本来就导致胃气不降，受暑热天气浮的影响，胃气更浮越于上，此不能泻气，故以甘寒养胃，使胃阴足而气自降最妙。此亦是叶天士的"养胃阴"之法，与东垣的"升脾阳"构成了脾胃学说中的两大重要支柱。在内伤湿热病中，这种兼杂了胃阴亏而不降的证型也很常见，因此温病学说中也强调验舌的重要性，如舌苔虽白腻甚至黄厚腻者，但伴见舌有裂纹或苔干明显者，也必须佐入养阴之法。

在慢性湿疹中，这一情况也较为常见，湿邪可以是整体的水液过多，也可以仅为局部的"过剩"，湿邪驻留于里时，卫表也可能因为津液不能濡养而出现"燥象"。再加上阳明胃热因津亏而不降，热愈上冲。故仅利湿恐不奏效，如同土地过于干燥，中间所兼夹的糟粕反而不能流动下泄；而在适当补充阴分后，利湿药方可引而下行。当然，是否合入滋阴法，还须仔细辨别整体津液的情况，并参合所选择的化湿之法而定。

案例六 滋阴凉血润燥法治疗湿疹案

刘某，女，42 岁，2018 年 8 月 7 日初诊。

主诉　躯干、四肢皮肤红斑疹、肥厚、脱屑伴瘙痒半年。

现病史　患者半年前无明显诱因出现躯干、四肢皮肤红斑疹，偶有小水疱，瘙痒，抓破后少许渗液，外院治疗后病情反复，迁延不愈。现躯干、四肢皮肤潮红干燥、肥厚、脱屑、苔藓样变，对称分布，瘙痒。饮食可，睡眠一般，口干，大便干，小便黄。舌质红，少苔，脉细数。

西医诊断　湿疹。

中医诊断　湿疮。

中医证型　阴虚血燥生风。

治法　滋阴凉血润燥。

中药处方　生地黄 15g，麦冬 15g，北沙参 30g，防风 15g，白鲜皮 15g，徐长卿 15g，牡丹皮 15g，白芍 15g，甘草 5g。

水煎服，每日 1 剂，共 7 剂。同时予地奈德乳膏、尿素软膏外涂。

2018 年 8 月 14 日二诊

刻下症　药后皮屑减少，肥厚型皮损变薄，仍可见苔藓样变，皮肤干燥，少许瘙痒。睡眠、饮食可，无口干、口苦，二便正常。舌淡红，少苔，脉细数。

中药处方　生地黄 15g，麦冬 15g，北沙参 30g，黄精 15g，防风 15g，徐长卿 15g，白芍 15g，甘草 5g。

水煎服，每日 1 剂，共 7 剂。继续予尿素软膏外涂。

2018 年 8 月 21 日三诊

刻下症　躯干、四肢未见明显肥厚皮损，皮肤干燥，散在少许皮屑，无明显瘙痒。睡眠、饮食可，无口干、口苦，二便正常，舌淡红，苔薄白，脉细。

中药处方　生地黄 15g，麦冬 15g，北沙参 30g，黄精 15g，白芍 15g，当归 10g，川芎 10g，甘草 5g。

水煎服，每日 1 剂，共 10 剂。

患者连续服用上方共 24 剂，2018 年 9 月复诊，躯干、四肢皮损消退，少许色素沉着，无瘙痒。

按语

本案中的这例慢性湿疹以卫表的"燥象"为突出，除了皮损的肥厚干燥及脱屑之外，其一般症状中有口干，此为津液亏虚不能上承，同时里之津液也不足以濡润肠道，故大便也干结。舌红苔少而脉细数，此亦为阴虚火旺之象。故治以滋阴清热之法，方中生地黄养肾中之阴，麦冬润胃降胃，北沙参生津益肺阴，白芍平肝阳而养肝阴；亦用白鲜皮清热利湿，牡丹皮凉血止痒，徐长卿祛风止痒，防风散表而兼能化湿。再以少许甘草益脾阴而调和诸药。药后皮损的整体燥象较前缓解，同时口干及大便干的情况亦好转，考虑利湿清热不可过重，故去原方之白鲜皮及牡丹皮，另加黄精甘温以养阴益精。三诊时唯余少量皮损，再去掉部分化湿之药，而加入当归、川芎以养血润燥。患者坚持服药，1 个月后基本可告痊愈。

这例患者在就诊时似乎表现为一派"燥"象，与湿疹以"湿"为核心的病机理论似乎相矛盾。然而这种情况一般多见于反复发作的慢性湿疹中，长期的渗液水疱及皮损发作已经大大耗伤了体表的津液，以至于表现为表里皆燥。然而细查其病史，此仍因湿邪而起，因此医生在养阴润肤的同时，仍加入了白鲜皮等利湿化湿药，以防津液恢复后湿邪复生。在自然病程中，慢性湿疹也常常存在发作—缓解交替的现象，在急性发作时出现水疱、渗液，后可自然缓解，渗液吸收而水疱干涸，体表局部干燥脱屑，但不久后又再次发作。这是因为，人体本身对湿邪是有一定调节能力的，渗液的外泄本来也是一种"湿邪"外排的手段。但是如果没有解决湿邪的化生之源，即使是短暂排出水湿渗液以获得缓解后，再次盛起的里湿又会汇集于表而外渗，内伤所生的湿疹尤其如此。而有些患者在湿邪外泄后，内部的津液一直不能得到恢复补充，因此便表现为表里皆燥，此也与脾胃生化不足有关。但如果只是滋阴而解其标，没有祛除湿邪，便可能在津液恢复的情况下再次出现渗出及水疱。因此，在内伤湿疹的治疗中，"补土"及"祛湿"法一直是贯穿始终的。

对于这种情况，需要甘味以养脾，性润以生津，因此用甘寒养脾阴之药，如地黄、麦冬等，且有防风等药疏导脾胃清阳，以促进津液的正常输布，避免堆积于局部而生湿。且后期待阴分较为充裕后，方中还加入了当归这类辛温补血药以益其生化之源。在内伤引起的慢性湿疹中，后期"由湿转燥"者不为少见，但燥只是其标象，养阴的过程中更需关注的是如何"生津"，以使脾胃化生的津液能够正常地输布，避免再次陷入不良循环中。

案例七 甘温益气法治疗湿疹案

黄某，女，54岁，2016年4月23日初诊。

主诉 头皮、四肢皮肤红斑伴瘙痒日久。

现病史 患者头皮及四肢皮肤见淡红色斑，瘙痒明显，未见鳞屑，黑眼圈较重，容易出汗，双膝关节疼痛，月经量多，末次月经为3月26日，纳、眠尚可，大便日行4～5次，夹带不消化食物，夜尿1次。舌淡，苔白，脉沉细。

西医诊断 湿疹。

中医诊断 湿疮。

中医证型 脾虚湿盛。

治法 健脾行气化湿。

中药处方1 山药15g，乌梢蛇10g，枳壳10g，佩兰15g，茯苓15g，地龙10g，党参15g，布渣叶15g，佛手15g，大腹皮15g。

水煎服，每日1剂，共7剂。

中药处方2 黄精20g，大风子20g，石榴皮20g，白鲜皮20g，徐长卿20g，土茯苓20g。

外洗，每日 1 剂，共 7 剂。

2017 年 6 月 20 日二诊

刻下症 病史同前，药后缓解，现手指有少许丘疹，瘙痒明显，未见鳞屑，诉近期头晕，无天旋地转感，胃脘不适，纳、眠尚可，大便偏烂。舌淡暗，苔稍白腻，脉沉。

中药处方 山药 15g，乌梢蛇 10g，薏苡仁 30g，香薷 15g，布渣叶 15g，茯苓 15g，地龙 10g，党参 15g，香附 15g，郁金 15g，天麻 15g，厚朴 15g。

水煎服，每日 1 剂，共 7 剂。

2017 年 10 月 17 日三诊

刻下症 湿疹病情有好转，近期有少许反复，偶有多汗，无腰酸，纳、眠尚可，大便不畅，次数增多。舌淡胖，苔白稍腻，脉沉。

中药处方 山药 15g，黄芪 30g，五味子 10g，枳壳 10g，薏苡仁 30g，佛手 15g，大腹皮 15g，茯苓 15g，淫羊藿 10g，党参 15g，香附 15g，郁金 15g，厚朴 15g。

水煎服，每日 1 剂，共 7 剂。

2017 年 10 月 31 日四诊

刻下症 湿疹病史，较前好转，时有腹胀不适，矢气频频，近期感冒，流清涕，继续巩固治疗，纳、眠可，大便不畅，次数增多。舌淡胖，苔白稍腻，脉沉。

中药处方 益智仁 15g，黄芪 30g，五味子 10g，枳壳 10g，薏苡仁 30g，佛手 15g，大腹皮 15g，茯苓 15g，淫羊藿 10g，太子参 15g，香附 15g，郁金 15g，厚朴 15g。

水煎服，每日 1 剂，共 7 剂。

患者经治疗后持续好转，续观。

按语

患者皮损干燥无渗液，且脉沉，湿邪明显积聚于里；大便烂且夹不消化食物，中土不足之虚象亦明确，不可过用苦寒，故方中仅用枳壳、佛手等行气下泻药除湿，不用白鲜皮等寒凉药。同时用茯苓淡渗利湿，配合山药、党参兼能健脾补脾；佩兰为芳香化湿药，能醒脾运湿；地龙性味咸寒善于通络，加上乌梢蛇通中有补，共起祛风止痒之效。总体来说，该方以健脾运脾为主，化湿行气为辅助。方中所用的布渣叶乃是岭南特色草药，味甘酸而性平，有清热利湿、消食化积的功效，但药性较他药更为柔和，故对脾胃虚而有湿滞者颇为适合。这也是国医大师禤国维禤老的用药经验，因布渣叶产自终年气候炎热的岭南，当地居民每逢饮食不慎导致"上火"时，常采集布渣叶煎煮后当茶饮。布渣叶茶味道可口，小儿也能饮用，化湿而不伤脾胃，更能于炎热的夏季开胃除烦，因此后期禤老便将其化用于各类皮肤病的治疗中。

药后患者皮损有所缓解，但二诊时又诉近期头晕不适，且有胃脘不适，当与患者中土内伤，升发之清阳不足相关，以至于头部清窍失养；中焦脾阳不升，故胃部不适，因此二诊在原方基础上去了苦降泄气的药物如枳壳、大腹皮等，加入香附、郁金，将气机的作用方向由下行调整为上散。药后头晕虽然缓解，但大便仍偏烂，故进一步加强升发脾阳之力，而用黄芪、淫羊藿等温药。四诊时湿疹情况持续缓解，但患者又不慎外感风寒，故仍以健脾益气化湿之法为主，恐外感期间用党参过于燥热，则更换为太子参。该患者病程较为缠绵，后一直以该法调理而愈。

本案的湿疹情况并非十分严重，但患者自身体质虚弱，以至于治疗过程中频添他症，如头晕、外感等症。但患者瘙痒明显，舌苔白腻，又不得不攻利湿邪，因此方中可谓攻补并用，后期则以补为主。方中黄芪也是补土派宗师李果最喜用的本草之一，其性味甘温，不仅补气且有升提作用，因此又与其他健脾补脾药不同。黄芪本来就是皮肤科常用药，《本草经集注》中称其可治"痈疽，久败疮，排脓止痛"，不仅对于慢性的化脓性皮肤病有效，对于一些气血不足的湿疹亦有良效，有充实表里之气的作用。里证为主之湿疹本该以泻里为主，但因患者中土太弱，稍用泻下则湿去而气虚，故首诊后湿疹虽有好转但头晕频发；故后期改用益气之补法，因黄芪用量较大，恐补气后气过于滞，而搭配香附、郁金等药以行气疏导。这便是前文相关的理论论述中所强调的，内伤湿疹的治法不仅要结合病位，更要根据内伤虚损的程度以决定用药的升降方向。

案例八　甘润渗湿法治疗湿疹案

余某，女，48岁，2018年7月3日初诊。

主诉　全身起红斑、丘疹2周。

现病史　全身起红斑、丘疹，自诉瘙痒，无糜烂、渗液，散在抓痕，口淡，纳一般，眠可，小便调，大便干结。舌质红有瘀点，舌苔白，脉弦。

西医诊断　湿疹。

中医诊断　湿疮。

中医证型　脾虚湿困兼瘀。

治法　健脾利湿化瘀。

中药处方　白鲜皮15g，紫苏叶15g，北沙参15g，土茯苓20g，徐长卿15g，薏苡仁20g，甘草10g，生地黄15g，荆芥穗15g，茵陈15g，火麻仁20g，冬瓜仁15g，莪术10g。

水煎服，每日1剂，共7剂。

同时予依巴斯汀片口服，消炎止痒乳膏、复方尿素软膏外搽适量。

2018年7月10日二诊

刻下症　仍可见少许新发红斑，自诉瘙痒，余可，纳眠可，二便调。舌质红有瘀点，舌苔白，脉弦。

中药处方　白鲜皮 15g，紫苏叶 15g，北沙参 15g，土茯苓 20g，徐长卿 15g，薏苡仁 20g，甘草 10g，厚朴 10g，荆芥穗 15g，茵陈 15g，火麻仁 20g，苍术 15g，莪术 15g，山药 20g，地肤子 15g。

水煎服，每日 1 剂，共 7 剂。

同时予消炎止痒乳膏、丙酸氟替卡松软膏外搽适量。

按语

本案患者皮损遍布全身，虽然病程仅有 2 周，但皮损基本未见渗液，湿邪深困于里。内证方面，患者大便干结不通，可见里湿蕴结，本当用苦泻之法；但其脉弦而非滑实，同时也伴有口淡，胃纳一般的见症，可见脾胃内伤不足，其病性不实。其舌质红为湿中夹热，但苔白不黄为热未胜湿，舌质夹有瘀点为兼杂了血瘀。总而言之，患者湿病在里，脾胃内伤为其本，湿热困阻为其标，兼有瘀血阻滞。

用方中乃融合了苦泻、辛散、淡渗数法，因本案中的脾虚湿热不是纯实证，因此没有用大黄等苦寒直下药，而是用了火麻仁、冬瓜仁润肠通便，二诊中以厚朴、苍术推里气下行；同时也用土茯苓、薏苡仁等淡渗利湿，因本案兼有热邪，故用苦寒的茵陈以利尿清热；另外稍用紫苏叶和荆芥穗以疏风散湿，辛温之莪术与柔润的生地黄凉血化瘀。

"润下"其实也是泻下法的一种，用油润药配合下气药以推动湿邪下泻，这种"缓下法"更为适合湿病里证。中医有"伤寒下不厌迟，温病下不厌早"一说，因温病常初起便内夹湿热，非如伤寒传变至后期方有阳明里实证。又有"伤寒下法以大便烂为病邪尽，温病下法以大便干为病邪尽"一说，这也与湿邪有关，因伤寒用下法者多为里燥实，故须见大便变软，方可证里之燥实已去而津液复；而温病为里湿热证，湿热不尽则大便会一直黏腻不解，须下至干爽方知里湿已尽。因为需要多次频下，用苦寒直下的方法治疗缠绵的湿病显然不太适合，也太过于伤中气，因此里湿证可以配合缓下药，如各类果仁药，以缓缓将湿邪泻去。

方中所用的冬瓜仁除了润肠外，亦有利湿化痰的功效，其性味甘寒，古人观察到冬瓜子浸泡于瓜肉汁水中而日久不烂，认为它有抵抗湿邪的"性能"，善于引湿浊下利。皮肤科常将其用于治疗色素性疾病如黄褐斑等，如《本草择要纲目》中云其"去皮肤风及黑皯，润肌肤"，能够"令人悦泽好颜色"。火麻仁也是润肠药，味甘性平，早在麻子仁丸中便作为"缓下法"的经典用药出现，《本草详节》中说："阳明病汗多，及胃热便难，三者皆燥也。用之以通润，故仲景脾约丸用之……脾欲缓，急食甘以缓之。麻仁之甘，以缓脾润燥。古方代脉用之，以其复血脉而益中气也。"因此，性甘而润的麻仁不仅缓和了下气药的猛烈之性，也有一定的甘缓补脾效用，对于脾虚不足的内伤湿病颇为适宜。

而在补土派名家李杲的学术理论中，他常将润下药与轻扬疏散的"风药"相搭配，如其原创的"东垣润肠丸"中，主要组成便是火麻仁、当归等润肠通便药，但其中却添入了羌活一味升发药。他认为内伤患者出现大便不通时，不仅要用润燥和血药，也要加入"疏风"药，使降中有升。如纯降而无升，脾阳损之又损，对于湿证的治疗也不利。本案正是缓下法与疏风散湿药并用，以使湿下泻而清阳亦得升，通调上下。总之，本案作为一例里湿兼有大便不通的湿疹案，可作为湿证"缓下法"的示范。

案例九　甘温理气法治疗湿疹案

余某，女，62 岁，2018 年 11 月 6 日初诊。

主诉　全身散在红色丘疹 1 个月余。

现病史　全身散在红色丘疹 1 个月余，未见明显渗液，瘙痒明显，时口苦口干，纳可，眠一般，二便正常。舌淡暗有齿印，苔白腻，脉弦细。

西医诊断　湿疹。

中医诊断　湿疮。

中医证型　脾虚湿困。

治法　健脾渗湿。

中药处方　党参 15g，茯苓 15g，白术 15g，白扁豆 20g，厚朴 10g，藿香 10g，枳壳 10g，白鲜皮 15g，地肤子 15g，乌梢蛇 10g，陈皮 10g，徐长卿 15g。

水煎服，每日 1 剂，共 7 剂。

同时予地奈德乳膏、消炎止痒乳膏外用。

2018 年 11 月 13 日二诊

刻下症　皮疹瘙痒好转，时口苦口干，纳可，眠好转，二便正常。舌淡暗有齿印，苔白腻，脉弦细。

中药处方　党参 15g，茯苓 15g，白术 15g，白扁豆 20g，厚朴 10g，藿香 10g，枳壳 10g，白鲜皮 15g，地肤子 15g，乌梢蛇 10g，陈皮 10g，徐长卿 15g。

水煎服，每日 1 剂，共 7 剂。

余治疗方案同前。

患者经治疗后持续好转，续观。

按语

患者为湿疹 1 个月病史，皮损干燥无渗液，胃纳亦可，唯舌苔白腻而舌质淡暗，可见以脾虚湿蕴为主，湿未化热。其脉弦细亦可证湿郁于里，而兼有气滞。故治以健脾益气的参苓白术散加减，并加强其行气化湿的力度。方中党参补脾益气，茯苓及白术健脾化湿，因本案患者兼有脾气郁滞，故易山药、莲子这类健脾养阴之物为行气化湿的藿香、厚朴，并加枳壳、陈皮以健胃下气。因患者瘙痒明显，湿郁中夹有风邪，故用乌梢蛇、徐长卿以祛风化湿止痒，白鲜皮及地肤子清热利湿。

方中还有一味药食同源的白扁豆，既能健脾又能化湿，也是参苓白术散的重要组成部分。其味甘而性微温，以入脾经为主，功能补脾益气，和中止泻，《雷公炮制药性解》中云："扁豆性味，皆与脾家相得，宜独入之。然此剂最为泥膈，惟入健脾药中，则能补脾，若单食多食，极能壅气伤脾。"扁豆本身确实能补脾，但它较难消化，故须与行气药同用，则补而不滞。《本草新编》中对于这味药的评价也很高："夫扁豆乃五谷中最纯之味，淡而不厌，可以适用者，不止入汤剂也，或入于丸剂，或磨粉而调食，均能益人。"其豆之肉以补脾为主，而扁豆衣及扁豆花则有解暑化湿的功效，尤其是扁豆衣，《本草害利》中称它有"清皮肤之湿热"，故肉能补，衣能泻，均有助于化湿。

　　本案中以甘温养脾为主，苦温行气配合苦寒利湿，以使脾气得补而气机得运。在以里证为主的湿疹中，脾虚而兼气滞者很常见。因仅脾虚而不夹热者，湿多留驻于里而较少走表，而湿盛于热者之所以能发于肌肤，因湿郁常化风，风性动而趋上而化瘙痒，发于肌表。因此脾虚湿盛的湿疹还不能单纯健脾渗湿，往往需要合入行气药或祛风药。因此本案所使用的参苓白术散适当去掉了较为壅滞的山药、莲子等药，加入了行气通气药，方能祛风止痒。

第三节　四肢湿疹案例

　　和躯干部一样，四肢部位也占据了较多的体表面积，因此以四肢为主的湿疹也是临床中很常见的类型。且可能因为搔抓等原因，四肢湿疹常常容易转为肥厚的斑块皮损，即合并气血瘀结。但其治法并非仅执化瘀一法，而是揣摩其里虚之阴阳轻重，湿邪之所郁结，对症下药。例如，四肢湿疹从虚化而不能发汗散湿，可用更为温和的利尿法（案例一），如气更虚则可用益气法（案例三），津液亏虚宜用益津法（案例四），甚至内伤重而伤及阳气则须用温阳之法（案例七）；从实化而以湿热瘀结为重的，则径用苦泻里湿之法（案例五），偏于上焦者宜用宣扬之法（案例六），偏于中焦气郁者宜用芳香化湿之法（案例八），热重伤阴者则养阴以平热（案例九）。

案例一　化气渗湿法治疗湿疹案

江某，女，48岁，2019年2月15日初诊。

主诉　四肢皮肤红斑丘疹伴瘙痒半个月。

现病史　患者四肢皮肤红斑丘疹伴瘙痒半个月，经治疗后较前缓解，渗液少许，遇热瘙痒加重，纳、眠可，无腹胀等不适，大便调，顺畅，小便黄，无口干、口苦，饮水一般。舌淡红，苔白，左寸脉滑。查体见上述部位散在红斑、丘疹，未见明显水疱、糜烂、结痂。

西医诊断　湿疹。

中医诊断　湿疮。

中医证型　脾虚湿困。

治法　温阳化气，淡渗利湿。

中药处方　桂枝 5g，茯苓 20g，猪苓 10g，泽泻 10g，白术 10g，车前草 10g，葛根 15g。

水煎服，每日 1 剂，共 7 剂。

同时予依巴斯汀片口服，参柏洗液外洗。

2019 年 2 月 22 日二诊

刻下症　药后皮损缓解，基本无渗液，遇热瘙痒加重，纳、眠可，无腹胀等不适，大便稍烂、黏、顺畅，小便黄，无口干苦，喜饮水，饮多欲小便，易外感，常有燥热汗出。舌淡红，苔白，右寸脉滑，整体细弱。查体见上述部位散在红斑、丘疹，未见明显水疱、渗液、糜烂、结痂。

中药处方　桂枝 10g，白芍 10g，五指毛桃 30g，葛根 15g，炙甘草 10g，大枣 10g，石膏 10g，知母 5g。

水煎服，每日 1 剂，共 7 剂。

同时予依巴斯汀片及盐酸左西替利嗪口服液口服。

患者经治疗后持续好转，续观。

按语

患者就诊时疾病已迁延半个月，虽有一定渗液但不多，属于亚急性期湿疹；瘙痒有遇热加重的特点，可见其卫表不仅有湿且夹热；纳眠可而大便调，看似里证并无异常，但患者诉小便黄且不喜饮，如为胃热盛导致尿黄，当口渴喜饮，今反饮水不多，可见其里亦有湿热。湿邪留驻于中而不化，故不思水，而热不能胜湿，故仅尿黄而不见口干。卫表及中焦皆有湿热，故为表里同病，故宜以淡渗法渗利表里湿热。脉象见左寸脉滑，亦为湿热上冲之象，但并非六部脉皆浮，结合症状，其湿热虽趋表但未能完全离里，故仍须表里同治。

案中首诊选方为经方五苓散，该方正是温阳化气、利湿行水的代表方，也是淡渗法的代表方。《伤寒论》中云："病在阳，应以汗解之，反以冷水潠之，若灌之，其热被劫不得去，弥更益烦，肉上粟起，意欲饮水，反不渴者，服文蛤散。若不差者，与五苓散。"这一条文很好地说明了五苓散与"发汗解表"剂之不同。按条文中所述，患者外感后本当用汗法，但是误用冷水洗浴以试图退热，卫表受冷后玄府闭郁，汗反郁于里而不能出；因气郁于里，郁而化热后会出现心烦等证，里气化热到一定程度，也会出现口渴思饮，即胃热上冲。因为此时表证未解，故仍须辛温解表，但同时胃气已盛，用药又不可过于温热。正是表里同病，解表须防助里化热，清里须防泻里太过而气不足以解表。因此五苓散之妙，妙在辛温与淡渗相结合，淡渗以降胃热而不伤气，并稍用辛温助气解表，适合用于表不解而里气稍盛，气郁于里的情况。

该方除解表之外，也有化气利湿的作用，如《伤寒论》中又云："太阳病，发汗后，大汗出，胃中干，烦躁不得眠，欲得饮水者，少少与饮之，令胃气和则愈。若脉浮，小便不利，微热消渴者，五苓散主之。"病后因胃气尚未完复，故虽口渴而不可多饮，如饮水太多可能造成水湿停驻中焦，故用五苓散中的桂枝温助表气，以助津液外散，同时用淡渗法如茯苓、泽泻等渗去胃中过多的水湿。这种情况下的胃中水湿多湿盛于热，故虽口渴而饮水不能多，正如经中所云："中风发热，六七日不解而烦，有表里证，渴欲饮水，水入则吐者，名曰水逆，五苓散主之。"正与本文的患者症状是相对应的。

　　本案首诊方中以五苓散温化淡渗表里水湿，因患者尿黄，里热稍盛，故加车前草清利湿热，同时因体表仍有渗液少许，加葛根以助桂枝辛散表湿。从下文可见，患者素体正气不足，故不可过于泻利。茯苓作为淡渗法的代表药，性味甘淡，甘可养胃，淡可引水湿下行，故利水而不伤气。《神农本草经》称茯苓"主胸胁逆气，恐悸，心下结痛，寒热，烦满，咳逆，口焦舌干，利小便"，既可利水湿又可降胃气，故可除烦满而降惊悸，尤其是胃中水湿因胃气引动而有上冲之势的，茯苓颇为适宜。古人常谓茯苓常生于砍伐后的松树根部，故为松之清气不能上发后下行所化，即有引胃中多余阳热下行化津的功效，故虽"泻胃气"而不伤胃气。同时茯苓也能助阴阳转化，固有一定安神作用，对于因瘙痒而夜眠不安的湿疹患者可谓一举两得。猪苓之性与茯苓接近，只是清热力度更强，而泽泻甘寒可泻下焦之水，与茯苓泻中焦之水互为补充。

　　药后患者渗液的现象已基本缓解，胃中水湿亦得化，故见喜饮，但因胃气尚未恢复，故饮后小便多，且大便烂亦为脾中清阳升发不足，不能畅发水气之故。故改用桂枝加葛根汤，本当用黄芪益气升提化水，但考虑患者尿黄为余热未尽，故改用温性较弱的"南芪"即五指毛桃，同时去掉生姜。患者二诊时补述平时常有燥热汗出，本次脉也以右寸稍浮，为上焦有少许余热，故少少加入石膏、知母，亦助清热利水。本案用药虽少，收效尚可，可供同道参考。

案例二　辛开透湿法治疗湿疹案

甘某，女，50岁，2018年3月8日初诊。

主诉　四肢皮肤散在暗红色丘疹结痂半年。

现病史　四肢皮肤散在暗红色丘疹，伴结痂，皮肤干燥，瘙痒剧烈，搔抓后易出血，纳、眠尚可，大便欠通畅，小便调。舌淡红，中部苔黄腻，脉沉细数。

西医诊断　湿疹。

中医诊断　湿疮。

中医证型　湿郁表闭。

治法　开表宣窍散湿。

中药处方　荆芥10g，防风10g，杏仁10g，薏苡仁30g，羌活10g，白芷10g，连翘20g，地肤子15g，甘草10g，海风藤20g。

水煎服，每日1剂，共7剂。

同时予消炎止痒乳膏外用。

2018年3月15日二诊

刻下症　皮疹较前消退，瘙痒减轻八成，皮肤干燥，大便欠通畅，小便调。纳、眠尚可，补诉饭后胃胀，查体腹部稍膨胀，肌力3/5，无压痛。舌淡胖，边有齿痕，苔薄黄，脉沉弦。

中药处方　荆芥10g，防风10g，杏仁10g，薏苡仁30g，羌活10g，白芷10g，连翘20g，白鲜皮20g，甘草10g，海风藤20g。

水煎服，每日1剂，共7剂。

同时予复方尿素软膏外用，配合针灸放血治疗。

2018年3月26日三诊

刻下症　皮疹较前消退，仍有轻微瘙痒，近期较为烦躁，大便较前好转，仍欠通畅，小便调。纳、眠尚可，腹胀，舌淡胖，苔中黄，脉弦劲有力。

中药处方　荆芥10g，防风10g，杏仁10g，薏苡仁30g，羌活10g，白芷10g，连翘30g，地肤子15g，甘草10g，海风藤20g，枳壳15g，厚朴20g，桔梗10g。

水煎服，每日1剂，共7剂。

2018年6月28日四诊

刻下症　病情稳定，时有反复，偶有少许瘙痒。近期较为烦躁，皮疹见少许渗液。大便较前好转，仍欠通畅，小便调。纳、眠尚可，腹胀。舌淡胖，苔中黄，脉弦劲有力。

中药处方　荆芥10g，防风12g，杏仁10g，薏苡仁30g，羌活12g，白芷12g，连翘20g，白鲜皮20g，甘草9g，海风藤20g，栀子10g，枳壳12g，厚朴9g。

水煎服，每日1剂，共9剂。

此后基本稳定，偶有轻微反复，间断服用中药，仍以变通麻杏苡甘汤加味治疗。

按语

本案是一例迁延半年的湿疹，患者皮疹表面虽然干燥未见渗液，且搔抓后易出血，表面上看为阴虚血燥，然而查其舌苔黄腻，可见其为"表燥里湿"，湿热深郁于里，以至于津液反不能达表。所以治疗当求其本，应以化湿为要。

方以变通麻杏苡甘汤加味，因麻黄发越，恐耗伤阴液，故以荆芥、防风代之，羌活、白芷、海风藤为祛风除湿之药，尤其海风藤，藤类药均有除风湿之作用，但不可过久服用，恐燥湿太过亦有伤阴之嫌。因皮肤干燥及瘙痒明显，用连翘辛凉清热并能透疹止痒。地肤子可看作止痒专药，凡皮肤瘙痒症状，可以加用止痒专药，如地肤子、白鲜皮、徐长卿、乌梢蛇、白蒺藜等，其中地肤子在《本草经集注》记载："味苦，寒，无毒。主治膀胱热，利小便，补中，益精气。去皮肤中热气，散恶疮疝瘕。"地肤子善于走肌表而清湿热，湿热去则津液可输布于表，配合羌活、白芷以疏通表窍而解表燥。

二诊时瘙痒减轻明显，效不更方。同时加用体表放血疗法，以疏通局部脉络，更有利于气血周流。三诊时瘙痒程度虽持续减轻，但仍缠绵不去，考虑与患者情绪不佳，以至于气机不畅相关。因此，在上一诊方药基础上，加用除烦之方——栀子厚朴汤："伤寒下后，心烦腹满，卧起不安者，栀子厚朴汤主之。"栀子厚朴汤为除烦要方，黄煌教授所创立的八味除烦汤，就是在栀子厚朴汤基础上，加半夏、苏梗、茯苓、黄芩、连翘，适用于以胸闷、烦躁、腹胀为特征的患者。这类患者由于其胃气下降不畅，气上冲于心以至于心烦不止。在本案中，患者素有大便不畅的征象，可见其本为脾不升而胃不降；而随着脾气发散而湿邪渐化，其中气逐渐恢复，故本诊次中患者脉象转为弦劲有力，但气机的阻滞仍未解决，以至于发为心烦不止。而八味除烦汤一方面可以下气除烦，另一方面，方中枳壳、厚朴可以流动气机。在以脾胃失常为发病核心的湿疹治疗过程中，疏通气机亦非常重要，脾胃升降之机恢复正常，湿邪得化。

四诊时，病情稳定，偶有反复，这与气候、饮食、心情都有关，加强患者调护意识，继续服药物巩固。

本案看似为阴虚血燥之象，其实为湿热阻滞脾胃，以至于津液不能输布于表所致。如不察其里湿之本质而用养血滋阴之药，恐湿热愈加郁滞于里。可见辨证不可被表象所迷惑，仍须结合其四诊表现，并分析其前后演化关系，方能对症下药。

案例三 甘温渗湿法治疗湿疹案

李某，女，27岁，2013年10月10日初诊。

主诉 四肢散在丘疹瘙痒4年。

现病史 患者于2009年出现四肢散在红色丘疹、斑丘疹，色素沉着斑，伴瘙痒，于外院就诊后诊断为湿疹，中西药迭用，曾应用消炎止痒霜、丁酸氢化可的松乳膏、利湿止痒片、消炎止痒洗剂等药物治疗，中药方面予凉血疏风、清热祛湿等方药治疗，但症状反复，病情缠绵难愈，每于阴雨天及过食寒凉、辛辣之品加重。就诊时见周身皮肤散在红斑、丘疹抓痕血痂，部分渗液糜烂，面黄无华，倦怠乏力，少许口干苦，纳、眠可，大便尚调，小便偏黄，月经调。舌淡红，苔薄黄腻，边有齿痕，脉沉。

西医诊断 湿疹。

中医诊断 湿疮。

中医证型 脾虚湿阻。

治法 健脾除湿。

中药处方 山药15g，乌梢蛇10g，薏苡仁30g，枳壳10g，佩兰15g，土茯苓15g，地龙10g，党参15g，黄芪15g，白术10g，僵蚕10g，干姜10g。

水冲服，每日 1 剂，共 7 剂。

同时予口服盐酸西替利嗪片、外涂消炎止痒霜。

2013 年 10 月 17 日二诊

刻下症　躯干皮疹较前消退，遗留皮疹以大腿为主，夜间瘙痒减轻，纳、眠可，二便调。末次月经为 9 月 22 日，无痛经，经来小腹胀，无畏冷。舌红，苔微腻，脉沉。

中药处方　山药 15g，乌梢蛇 10g，薏苡仁 30g，枳壳 10g，土茯苓 15g，地龙 10g，党参 15g，黄芪 15g，白术 10g，僵蚕 10g，干姜 5g，五味子 10g。

水冲服，每日 1 剂，共 7 剂。

余治疗方案同前。

2013 年 10 月 24 日三诊

刻下症　原有皮疹颜色变淡，无新发皮疹，以大腿为主，夜间瘙痒减轻，纳、眠可，二便调，无口干。末次月经为 10 月 20 日，无痛经，经来小腹胀，量较前减少，经期有腹泻，无畏冷。舌红，苔薄白，脉沉。

中药处方　山药 15g，乌梢蛇 10g，薏苡仁 20g，枳壳 10g，茯苓 10g，党参 15g，黄芪 15g，白术 10g，僵蚕 10g，干姜 5g，五味子 10g。

水煎服，每日 1 剂，共 7 剂。

2013 年 12 月 24 日四诊

刻下症　皮疹好转，现双下肢无新发，遗留色素，轻度瘙痒，无口干、口苦，纳、眠可，二便调，舌淡红，苔薄白，脉沉，末次月经为 12 月 14 日，无痛经血块，量可。

停用外用药及西药，改服补气健脾之剂。

中药处方　山药 15g，乌梢蛇 10g，枳壳 10g，茯苓 10g，党参 15g，黄芪 15g，白术 10g，僵蚕 10g，五味子 10g，香附 10g，熟地黄 10g，肉苁蓉 10g。

水煎服，每日 1 剂，共 7 剂。

并予健脾渗湿颗粒剂及玉屏风颗粒后续服用以巩固疗效。

2014 年 5 月 5 日电话随访，患者述及湿疹已痊愈，无任何不适。

按语

患者素体脾土不足，气机升降失司，湿邪侵袭，其性缠绵，夹风、夹热，邪之所到之处，便为疹发之所，红斑、丘疹均为风夹湿热，走窜不定，郁而不发之象；本案之湿邪已留恋日久，耗气伤津，故就诊时体表虽有糜烂渗液，同时亦见面黄无华、倦怠乏力、舌淡边有齿痕等脾虚之象，其里气已不足，故不宜用开表泄湿之法；而少许口干苦、小便偏黄及苔薄黄腻则为风湿之邪郁而化热，循口咽上行所致，可见其湿稍夹热；湿性重浊，再加上其脾气虚而不能升发，故见脉沉之象。其病以脾虚不升而化里湿为主，湿稍化热，故治以健脾益气之法，兼以淡渗利湿。

方中用药可分为益气、祛湿、祛风、温中四类，其中，健脾祛湿当为治疗大法，故予山药、党参、黄芪补益中气，薏苡仁、佩兰、土茯苓、白术祛湿；因湿邪夹风热入及血络，致使皮肤瘙痒难愈，故以乌梢蛇、僵蚕、地龙等虫类药搜风通络；湿为阴邪，非温不化，故以一味干姜温化中土，蠲除阴霾；更加枳壳，《神农本草经》述无枳实、枳壳之分，但其义异中存同，枳实"主治大风在皮肤中"，《药性论》亦言其"治遍身风疹，肌中如麻豆恶痒"，此处佐以枳壳以泻其脉络中郁滞不散之气。

在湿疹的治疗，合入干姜这样的辛温大热药并不多见，但本案患者不仅是单纯的脾虚里湿，其疲倦乏力十分明显，经期亦容易腹泻，再加上脉沉弱无力，可见里气虚寒乃是湿邪缠绵不化的重要原因，故非用辛温药以助里气不可；否则单用甘温益气药，恐里湿重而阳气虚，不足以化之。同时合以益气升提药，以助津液达表而能正常输布，没有刻意开表散湿，但气畅达则湿自收敛。患者初诊时舌苔虽薄黄腻，但考虑此为湿热之标象，仍从其脾气虚寒之本而论治，药后不仅未见热势加重，且舌苔亦逐渐变为薄白，可见把握湿疹病机核心的重要性。尤其是在慢性湿疹中，迁延后期是因津液外泄而致使气分虚寒并非不可能，因阳虚而水泛故病性更为缠绵，此时便不能为表面的热象迷惑，需要直击其脾阳虚之关键。

案例四 甘酸利湿法治疗湿疹案

陈某，女，70岁，2018年5月18日初诊。

主诉 躯干、四肢红斑丘疹伴瘙痒2周。

现病史 躯干、四肢红斑丘疹，部分可见水疱，瘙痒甚，散在抓痕，胃纳可，眠一般，二便调，口干，少许口苦。舌质淡红，舌苔白，脉弦。

西医诊断 湿疹。

中医诊断 湿疮。

中医证型 脾虚湿盛兼津亏。

治法 健脾利湿，酸敛益津。

中药处方 白鲜皮15g，北沙参15g，地肤子15g，土茯苓20g，徐长卿15g，薏苡仁20g，甘草5g，生地黄15g，荆芥穗15g，布渣叶20g，五味子10g，肿节风15g。

水煎服，每日1剂，共7剂。

同时予依巴斯汀片备用，丙酸氟替卡松乳膏、复方丙酸氯倍他索软膏外搽适量。

2018年5月25日二诊

刻下症 皮疹较前好转，水疱已基本干涸，瘙痒明显减轻，纳、眠可，二便调，口干，少许口苦。舌质淡红，舌苔白腻，脉弦。

中药处方 白鲜皮15g，北沙参15g，地肤子15g，土茯苓20g，徐长卿15g，薏苡仁 20g，甘草 5g，生地黄 15g，荆芥穗 15g，布渣叶 20g，五味子 10g，肿节风 15g。

水煎服，每日 1 剂，共 7 剂。

同时予丙酸氟替卡松乳膏、复方丙酸氯倍他索软膏外搽适量。

药后随访，患者病情已基本缓解。

按语

本案是一例持续 2 周的湿疹，躯干、四肢散在的皮损中兼见水疱但是未见渗液，且瘙痒的程度较为剧烈，此为湿热郁于肌表而不得外散所致。患者虽然年高，但胃纳可，大便通畅而未诉腹胀，可见其中气尚可。口干当为热邪耗伤阴分所致，少许口苦可证热郁于里但尚不算重。其舌苔白及脉弦为湿困于表里而不能透发，故治当淡渗利湿，佐以清热养阴。

方用土茯苓及薏苡仁淡渗而引湿邪下渗，两者性微凉兼能清热；地肤子及白鲜皮清热泻湿兼可利尿，配合生地黄及北沙参养阴生津，一方面补足阴分以供外散泻热，另一方面以解津亏所致的口干。再以荆芥穗及徐长卿祛风化湿，肿节风透表消疹止痒，因本案中兼有少许阴亏，恐过于发散伤阴，故配合五味子酸敛。患者就诊时正值岭南夏季湿热盛之时，加布渣叶清热利湿又开胃，以助药力运化。药后患者好转明显，效不更方，守方而愈。

方中所用肿节风和布渣叶都是岭南特有的草药。肿节风为金粟兰科多年生草本植物草珊瑚的地上部分或全草，它还有另一个名字为"九节茶"，是治疗咽痛的中成药"清热消炎灵"的主要成分。我院皮肤科国医大师禤老颇喜用该药以治疗各类皮肤病，如将其制作为金粟兰酊剂外搽以治疗带状疱疹，有较好的凉血清热效果。据说该药最早以"接骨草"之名出现于《本草拾遗》，早期乃是伤科用药，有活血止痛的功效。后世医家发现它可以消肿散结并凉血，善于治疗皮肤发斑及紫癜等，对于兼有咽喉肿痛者尤其适合。而在地卑土薄的岭南地域，本地居民气多升而不降，聚于上而发为局部热结，而肿节风味辛苦能辛开苦降以散结，善于走表故可散局部因热而郁结之气。且其性平又不至于苦寒伤脾胃阳，适合岭南居民脾胃虚弱的特点，故于各类皮肤病中常用之。而同为岭南草药的布渣叶则味甘微酸而性平，本地于夏季常用它煎煮茶饮以"解暑"，其味酸能敛津气，善于清热利湿，消食导滞，有助于脾胃运化。这两味药也可算是"因时因地"而加入的药材，以适应岭南地域及气候对患者体质的影响。且本案患者年高体弱，应该尽量减少苦寒药的分量，故以此两味降气而不伤气的本地草药以代之。

而夏季所发的内伤湿疹还有另一特点，即常与胃中阴分不足相关。因其里阴不足，故夏季气机浮越时人体之气过于升浮，而内伤者其卫表不固，夏季腠理大开而表气盛时气更容易外泄，而成气浮不降之势。因此东垣版的清暑益气汤中加入了养阴益气的生脉饮：《内经》曰阳气者，卫外而为固也，灵则气泄……借甘味泻热补水，虚者滋其源，以人参、五味子、麦门冬酸甘微寒，救天暑之伤于庚金为佐。"而本案中也加入了地黄、沙参及五味子，也是取养阴降气而阳热平之意。对于脾胃内伤而发病于夏季者来说，可用"阳病治阴"的办法，减少泄气降火之苦寒药的分量。

案例五　内外兼治法治疗湿疹案

梁某，女，45 岁，2018 年 12 月 6 日初诊。

主诉　四肢散在红斑丘疹 3 个月余。

现病史　四肢散在红斑丘疹，局部中度浸润，偶有糜烂渗液，上覆血痂，散在抓痕，无口干、口苦，纳可，眠一般，二便调。舌质红，舌苔黄微腻，脉弦。专科检查：四肢散在红斑、丘疹、抓痕、结痂。

西医诊断　湿疹。

中医诊断　湿疮。

中医证型　湿热内盛。

治法　清热化湿，酸敛生津。

中药处方　白鲜皮 20g，苦参 20g，关黄柏 20g，皂角刺 20g，石榴皮 20g，枯矾 20g，茵陈 20g，金银花 10g，连翘 10g。

水煎煮，外洗，每日 1 剂，共 7 剂。

消炎止痒膏外搽适量，利湿止痒片口服。

2018 年 12 月 13 日二诊

刻下症　局部浸润减轻，颜色减淡，无渗液，纳、眠可，二便调。舌质红，舌苔黄微腻，脉弦。

中药处方 1　白鲜皮 15g，紫苏叶 15g，北沙参 15g，土茯苓 20g，徐长卿 15g，薏苡仁 20g，甘草 10g，地肤子 10g，生地黄 15g，荆芥穗 15g，蒺藜 15g，乌梅 10g。

水煎服，每日 1 剂，共 14 剂。

中药处方 2　白鲜皮 20g，苦参 20g，关黄柏 20g，皂角刺 20g，石榴皮 20g，枯矾 20g，茵陈 20g，金银花 10g，大黄 15g。

水煎煮，外洗，每日 1 剂，共 7 剂。

按语

本案湿疹皮损主要分布于四肢，纳可为胃气尚可，眠一般既为瘙痒所致，也因湿热扰心，阳不能入阴；舌红，苔黄微腻可见湿热郁于中焦，脉弦可见里湿欲透表而不能畅发。且患者皮损以肥厚浸润为特点，偶有少许糜烂渗液，伴见血痂抓痕，瘙痒较突出但渗液水疱并不明显，可见其湿邪积聚的病位较深。故整体治疗仍当从里而治，以苦寒清热利湿为主，但因其瘙痒剧烈而伴血痂，又当合入养阴以凉血，疏风散表以止痒。

但首诊时患者因不喜中药汤剂口味，要求内服中成药，故予我院院内制剂利湿止痒片口服，其功效以清热利湿为主。但中成药效果毕竟不如辨证处方汤药精确对证，因此医生又用中药汤剂外洗以加强疗效。外洗方因为直接接触皮损，便以清热燥湿为主，兼以清透止痒。方中用白鲜皮及苦参，两者皆清热利湿性强，白鲜皮又兼能疏风止痒；黄柏善于泻火燥湿，皂角刺力能透疹止痒，石榴皮酸涩善于收敛外渗之湿，枯矾可直接燥湿敛邪。茵陈清热利湿中兼能散表之郁气，配合金银花质地轻扬而芳香清透。

外用方药在湿疹的治疗中也是非常重要的一环，其止痒及燥湿的功效较内服汤剂更为直接快捷。同时，外用方也须对症下药，"外用之理即内用之理"，只是两者各有侧重。外用汤剂因为无须经过脾胃，而是作用于体表，对里气的影响较小，且不需顾虑汤药口味的影响，因此药性可以更为苦寒一些，也可以用更为辛散的药物以直接疏通肌表郁滞。

本案外用方就用了大量苦寒燥湿药，如味道极苦的苦参及黄柏等，同时也有皂角刺这类发散止痒药。外用方的另一优势是可以直接促进皮损部位渗液的吸收，这时候便要加入一些酸敛或涩收的药物。枯矾味酸性寒，性能燥湿化痰，止泻杀虫，其收敛之性颇强，《神农本草经疏》中云："气寒而无毒，其性燥急，收涩解毒……故凡阴虚内热、火炽水涸、发为咽喉痛者，不宜含此。"因此其燥湿伤阴力极强，故很少用于内服，但外用于湿疹渗液部位的效果很好，可谓立竿见影。而石榴皮同样味酸涩而性温，《本草征要》说它治"泻痢久而肠虚，崩带多而欲脱"，《本草通玄》评价它"味极酸涩，善于收摄"，在内科常用于治疗血崩漏下不止或是长期的腹泻。而在皮肤科则用于伴有渗出的皮损中，如《得配本草》中说"洗脚疮湿烂"。古籍中甚至还记载了一条和石榴有关的止血偏方，说是用半升石榴花配上石灰后，外搽于刀斧伤所致的伤口上流血即止，可见其收涩力之强。这些收涩燥湿药如直接内服，难免有"闭门留寇"的嫌疑，以致过于收敛而湿邪反而难以排出，而外用于局部则无此虞。

首诊药后，患者四肢皮损好转，渗液已基本吸收，糜烂亦愈合，信心大增，主动要求口服汤剂，但要求药味不可过苦。于是予白鲜皮及地肤子清热利湿，薏苡仁及土茯苓淡渗引肌肉之湿热下行，再加北沙参、生地黄以滋养渗液外漏后的阴分损伤，兼以徐长卿、紫苏叶、荆芥等开表散湿以止痒，乌梅敛气生津，同时也防津液充盈后湿邪外渗，最后以甘草调和诸药并改善汤药口感。患者连服 14 剂，配合外洗，湿疹基本告痊愈。

本案病情不算严重，但胜在内外服的汤药配合巧妙，也符合患者不喜苦味的要求，可供借鉴。

案例六 利湿热祛风法治疗湿疹案

马某，男，27 岁，2018 年 11 月 10 日初诊。

主诉 躯干、四肢红斑丘疹数月余。

现病史 躯干、四肢红斑丘疹，轻度浸润，无糜烂渗液，散在抓痕，口干、口苦，纳、眠可，二便可。舌尖红，苔白微腻，脉弦。专科检查：躯干、四肢散在红斑、丘疹、抓痕、结痂。

西医诊断 湿疹。

中医诊断 湿疮。

中医证型 湿热蕴结。

治法 清热利湿，祛风止痒。

中药处方 白鲜皮 15g，徐长卿 15g，土茯苓 20g，地肤子 15g，北沙参 15g，薏苡仁 20g，甘草 10g，生地黄 20g，蒺藜 15g，荆芥穗 15g，淡竹叶 10g，栀子 10g，茵陈 10g。

水煎服，每日 1 剂，共 14 剂。

同时予消炎止痒乳膏、丙酸氟替卡松乳膏外搽适量。

2018 年 11 月 24 日二诊

刻下症 皮损较前好转，红斑丘疹大部分消退，仅有少许瘙痒。自诉少许口臭，无口干、口苦，腹胀，无腹痛，大便质稀，纳、眠可，二便可。舌尖红，苔白微腻，脉弦。

中药处方 白鲜皮 15g，徐长卿 15g，土茯苓 15g，甘草 10g，地肤子 15g，薏苡仁 20g，生地黄 20g，蒺藜 15g，荆芥穗 15g，淡竹叶 10g，粉萆薢 20g，茵陈 10g，芡实 15g。

水煎服，每日 1 剂，共 7 剂。

同时予复方丙酸氯倍他索软膏、消炎止痒乳膏外搽适量。

药后随访，患者皮损已基本痊愈。

按语

本案中，湿疹皮损主要分布于四肢及躯干，虽无糜烂渗液，但从抓痕、结痂等描述可见瘙痒症状较为明显。同时患者的纳、眠、二便虽然未受影响，但有口干及口苦，可见里之津液伤且伴有热邪郁于里。舌尖红和苔白微腻亦可见里有湿热，仅尖红而不是舌质全红，可见热邪偏于上焦。脉弦可见其气机瘀滞不畅，与湿邪阻滞相关。因此本案之湿热虽不算重，但趋于上焦，且因津亏而夹有风热，因此瘙痒更为剧烈。故在清热利湿的基础上，还须养阴生津以平风止痒。

方中以白鲜皮及土茯苓入脾胃经而清热利湿，白鲜皮也是皮肤科常用的止痒好药；地肤子寒性稍轻，偏于泻皮肤中热邪，清膀胱经湿热；因本案之湿热病位趋上，故用淡竹叶清疏上焦风热，更以栀子和茵陈以取半个茵陈蒿汤之意，以散中上焦之湿热。因本案兼有津亏风燥，故方中用北沙参及地黄甘寒入脾肾以养阴生津，配合蒺藜平肝祛风，荆芥疏导外风，徐长卿由里祛风化湿，三药合用平内外风而止痒。而薏苡仁甘淡渗利与滋阴药搭配，又可使其养阴不助湿。蒺藜又称蒺藜子或刺蒺藜，浑身是刺，味辛苦而性微寒或性平，《神农本草经疏》中认为它的疏通透发力强，以入肝经为主，肝气升发异常则为风，而该药刺尖如金，有祛风止痒之效，故书中记载其主治"身体风痒、小儿头疮，痈肿阴疡"。尤其对于皮肤瘙痒剧烈且以风邪郁里为主者，蒺藜有较好的疗效。

本案中所用的栀子和茵陈，也是清热利湿的经典药对，这一组合最早见于《金匮要略》中的茵陈蒿汤。该方原载于《金匮要略·黄疸病脉证并治》中，以治黄疸中的"谷疸"："谷疸之为病，寒热不食，食即头眩，心胸不安，久久发黄为谷疸，茵陈蒿汤主之。""谷疸"的病机核心是湿热，其发病基础也是脾胃内伤，其书中云："风寒相搏，食谷则眩，谷气不消，胃中苦浊，浊气下流，小便不通，阴被其寒，热流膀胱，身体尽黄，名曰谷疸。"谷疸起于脾胃水谷之气不能向周身输布，郁于中而化湿邪，湿浊之物堵塞下窍，故小便不通，使得湿热充斥三焦。因其气本已降而不升，故不可过于降泄，方中虽用大黄以清在里之热以去腐浊之物，但未用厚朴、枳实等泄气药。反而是搭配了质地疏松轻扬的栀子和茵陈，因前者虽味苦寒而仍有上发之性，引湿热上宣而出；茵陈亦有相似特点，其原生植物繁茂于长夏湿热偏盛之时，其他草木遇上暑湿而枝叶萎软，而茵陈反而越发挺拔，可见其可于一片湿热中畅发清气。此药对从性味看虽以苦寒利湿清热为主，但其药性有上趋之势，不至于过伤脾阳升发之气，故用于内伤湿热中颇为合适。

复诊时患者皮损尤其是瘙痒已有明显缓解，大便转为偏烂，乃湿邪从下而泻，于原方中去北沙参及栀子，以减轻养阴及降泄的力度；转用粉草薢、芡实助健脾而止泻。药后患者四肢湿疹基本缓解，病告痊愈。本案湿热偏里而趋上，为了清热利湿而不伤脾阳，方中用药搭配颇为精细，可供参考。

案例七 温阳渗湿法治疗湿疹案

施某，男，68岁，2018年2月1日初诊。

主诉 四肢丘疹瘙痒不适10余年。

现病史 四肢丘疹瘙痒不适10余年，近期加重。局部红斑，抓痕结痂，伴瘙痒，下肢少许渗液，夜间瘙痒为重，纳可，眠一般，二便调，口干，无口苦。舌淡，苔黄厚腻，脉细，左寸弦右关弦。

西医诊断 湿疹。

中医诊断 湿疮。

中医证型 湿困表郁。

治法 解表利湿通络。

中药处方 大枣10g，麻黄9g，炙甘草10g，连翘10g，葛根20g，防己10g，薄荷（后下）10g，忍冬藤20g，石膏20g，海风藤20g，白术10g，桂枝10g，茯苓20g，黄芩10g。

嘱患者自行加赤小豆1把。水煎服，每日1剂，共7剂。

同时予依巴斯汀片口服，卤米松乳膏、消炎痒乳膏外用。

2018 年 9 月 6 日二诊

刻下症 局部红斑较前缓解，瘙痒缓解，局部少许渗液，少许怕热，汗多不怕风，二便调，口干少许，无口苦，舌淡，苔黄厚腻，脉细，左尺浮弦明显。

中药处方 麻黄 9g，艾叶 20g，忍冬藤 20g，海风藤 20g，苦参 10g，厚朴 10g，青蒿 15g，火麻仁 15g，石膏 20g，柴胡 10g，薏苡仁 20g，羌活 5g，苍术 20g，荆芥穗 10g。

水煎服，每日 1 剂，共 7 剂。余治疗方案同前。

2018 年 9 月 20 日三诊

刻下症 局部红斑仍有瘙痒，自觉灼热感，局部少许水疱，遇热瘙痒加重，纳可，眠一般，难入睡，易醒，夜间觉闷热感，少许怕热，汗多不怕风，大便偏烂、每日 1 次、不黏，口干苦。舌淡，苔黄厚腻，脉整体偏细而边界模糊，左尺浮弦明显。

中药处方 山药 30g，云苓 15g，泽泻 15g，酒川牛膝 15g，白术 20g，熟附子 10g，炙甘草 10g，五味子 10g，肉桂（焗服）10g，木瓜 15g。

水煎服，每日 1 剂，共 7 剂。余治疗方案同前。

2018 年 9 月 27 日四诊

刻下症 局部红斑较前缓解，瘙痒缓解，自觉精神疲倦改善，仍有遇热瘙痒加重的特点，纳可，眠一般，难入睡，易醒，夜间觉闷热感，少许怕热，汗多不怕风，大便偏烂、每日 1 次、不黏，口干，口苦。舌淡，苔黄厚腻，脉细，左尺浮弦明显，左寸稍浮弦。

中药处方 山药 30g，茯苓 15g，泽泻 15g，酒川牛膝 15g，白术 20g，熟附子 10g，炙甘草 10g，肉桂 10g，麻黄 9g，黄芪 15g，干姜 10g，五味子 15g。

水煎服，每日 1 剂，共 12 剂。

患者经治疗后持续好转，续观。

按语

该病案较为复杂，患者年高体弱，湿疹病史已有 10 余年，舌苔黄厚腻明显，湿热缠绵于里日久。体表有渗液结痂，瘙痒明显，同时脉象细而边界模糊，此为湿邪充斥于里，故脉之起伏边界不清。表里之湿皆盛，但因其里证不多，故仍当先解其表，引湿邪从外而散。方用麻黄连翘赤小豆汤合五苓散加减，易原方中桑白皮为石膏以加强清热之力，配合辛苦寒的防己泻里之水湿，黄芩苦寒清泻里热；加辛凉清透之葛根及薄荷以疏风开表，表窍通则湿热当去。又因患者湿邪缠绵日久，深伏经络，故加入忍冬藤及海风藤，取藤类药有通行经络之用。

药后患者虽有缓解，但皮损局部仍有渗液，补诉平素较为怕热，虽汗多而不怕风，此当为阳明表证，故恶热不恶寒，故当以苦泻为主。原方保留麻黄配石膏的方干以开表泻热，配合羌活及荆芥祛风散湿。同时加苦参以清下焦之湿热，艾叶、厚朴配火麻仁下气通便给湿邪以出路，薏苡仁甘淡以从小便渗利湿邪，柴胡泻半表里之郁热，青蒿清热止痒。二诊药后患者大便偏烂，考虑由二诊方引湿邪由下而出所致，但病情胶着，本次就诊未见明显缓解。仔细询问病情，患者补诉1年前曾因心脏疾患进行手术治疗，术后自觉疲倦加重，此后湿疹病情亦随之加重。术后虽无胸痛等不适，但夜间常自觉闷热，眠难入睡。

结合病史，考虑患者素体脾胃内伤不足，湿热缠绵于里，术后气血亏虚，湿不得外发而更淤积。其标虽为湿热，其本仍源于中土不足，且细查其尺脉偏浮弦，可见湿邪以下焦为甚，当温化其湿。时值入秋，天气开始转凉，故改用三阴寒湿方。该方以辛温配甘淡为主，附子辛热助阳以温化寒湿，配以炙甘草缓缓生火以补土制水；性味甘淡的茯苓与泽泻则引水湿渗利，配合酒川牛膝通瘀下气。为防过于温燥，方中用山药滋养脾阴，加上五味子敛浮热于上。同时，中焦用白术健脾燥湿，焗服之肉桂潜降阳气。

三诊药后，除皮损情况外，患者自觉整体疲倦情况亦有所好转，查其左寸脉稍浮，邪气有出表之气，于原方基础上加麻黄、黄芪以益气开表，干姜温化中焦寒湿以助力。后一直以该方为主稍作加减，调理月余，患者病情持续缓解。

本案特殊之处在于患者表象为一派湿热，然而其病乃起于肾阳不足，津液不得温化而成寒湿。首诊散去其卫表之标热后，患者的脉象便已露出本原，表现为尺脉的浮弦，只是二诊时以为这种脉象是里之湿热达表所致，故以苦温下气泻湿，苦寒清热为主，然而此与病之本性不符，故药后缓解不明显。后仔细询问其发病由来，方知病起于中气内伤，故改用温化寒湿的三阴寒湿方。该方中的"三阴"意为"三阴病"，即指病在"太阴、少阴、厥阴"的寒湿之病，因阴病在里故不能发表散湿，故以温阳搭配渗利之法为主，较为适用于起于下焦之湿。该方配伍较为平和，虽温化渗利而不甚伤阴，效力缓和，故于本案中选用。总而言之，本案之湿主要病于里，其本为脾肾阳虚所化的寒湿，表有湿热夹杂，故先清表之标象而后治里之寒湿，最后仍以治本收功。

案例八　宣通泻火法治疗湿疹案

吴某，男，67岁，2018年9月25日初诊。

主诉　躯干、四肢、颈部皮肤起红斑、小丘疹1个月。

现病史　躯干、四肢、颈部皮肤起红斑、小丘疹1个月，皮肤潮红，散在抓痕，未见水疱，糜烂，瘙痒明显，影响睡眠。纳、眠一般，二便调，口干，稍口苦。舌质红，舌苔黄厚腻，脉弦滑。

既往高血压病史，糖尿病病史，血糖控制欠佳。

西医诊断　湿疹。

中医诊断　湿疮。

中医证型　湿热内盛兼心火亢。

治法　芳香化湿，清热泻火。

中药处方　甘草 5g，生地黄 15g，茯苓 20g，炒六神曲 15g，广藿香 15g，石菖蒲 15g，苍术 10g，厚朴 15g，合欢皮 30g，灯心草 6g，丹参 15g，牡丹皮 15g。

水煎服，每日 1 剂，共 3 剂。

同时予地奈德乳膏及消炎止痒乳膏外搽，依巴斯汀片口服等。

2018 年 11 月 5 日二诊

刻下症　现药后好转，皮肤潮红瘙痒明显缓解，双足瘙痒，未见明显皮疹，影响睡眠。纳可，二便调，口干缓解，稍口苦。舌质红，舌苔黄腻，脉弦滑。

中药处方　甘草 5g，土茯苓 20g，生地黄 15g，白鲜皮 15g，地肤子 15g，防风 15g，荆芥穗 10g，干鱼腥草 15g，连翘 15g，布渣叶 15g，山药 20g。

水煎服，每日 1 剂，共 4 剂。

同时予消炎止痒乳膏外搽，依巴斯汀片口服，参柏洗液外洗等。

患者经治疗后持续好转，续观。

按语

患者就诊时皮损以丘疹为主，未见明显的水疱，其舌苔黄厚腻而口干苦，胃纳亦因湿困而不佳，可见湿热盛于里。但大便尚通畅，湿未成实，故以淡渗与苦泻之法合方。因其局部潮红明显，舌质亦红，可见湿热有困于血分之象，故方中用地黄滋阴清热，配合牡丹皮凉血散血，丹参活血清透而止痒。苍术加厚朴共成行气化湿药对，以疏通中焦因湿邪困阻而郁滞的气机，并加藿香及石菖蒲以芳香化湿，炒六神曲消滞开胃。案中患者因瘙痒而睡眠不佳，此为湿热阻遏、心火上扰，以至于心烦不寐，可以利尿法泻心火，又兼能利湿，故方中灯心草利尿清热，并用合欢皮以助眠。药后患者皮损及瘙痒均可缓解，但旋即又出现双足瘙痒，此为湿热下注，中焦湿热渐化而下焦未解，故以白鲜皮及地肤子利湿泻热，去掉入血分的牡丹皮及丹参，并加用风药如荆芥、防风等透发脾胃清阳。

方中所用的藿香虽遍及南方，但又以广州所产者为道地药材，故称广藿香。藿香也是最早期的草本香料之一，古籍中曾有传说，在盛产香料的扶南国有一种树木，其枝节为沉香，开着鸡舌香的花，流出的树胶可以成为薰陆（一种香料），还长着藿香的叶子。这当然是一种神话产物，但亦可见古人对藿香的青睐。《神农本草经疏》中说："藿香禀清和芬烈之气，故其味辛，其气微温、无毒。洁古：辛甘，又曰甘苦。气厚味薄，浮而升，阳也。东垣：可升可降，阳也。入手足太阴，亦入足阳明经。风水毒肿，病在于脾，恶气内侵，亦由脾虚邪入，霍乱心腹痛，皆中焦不治之证。脾主中焦，香气先入脾，理脾开胃，正气通畅，则前证自除矣。"藿香入中焦脾胃而有上发之性，善于治疗邪由表入中焦者，尤其是外湿入里的情况。其香气浓烈，故足以由里走表，祛除天地间的不正之气，古人还常在岭南雨季瘟疫流行时将其制成香囊，便是取它"辟秽去恶"的特性。

而石菖蒲与其同可化湿而药性稍异，它以通窍醒神而闻名，同时其祛湿痹之性亦不可小觑。《名医别录》中称菖蒲"主治耳聋、痈疮，温肠胃，四肢湿痹，不得屈伸"等症。通窍醒神所用的是生于野外的九节菖蒲，其根有九个节段，辛通之力颇强。而石菖蒲相对效力较弱，比较适合用于化湿行气，它同样也有一定的解表之性，对于中焦气郁湿困者尤为适合。

本案中湿热困阻于里，患者胃纳不佳又难以入睡，气机运行不畅，故加重了行气化湿之药，苍术与厚朴乃质重而泻，藿香、石菖蒲则气香而散，相互配合以解气机之瘀滞，同时也化缠绵之湿。该案思路可供湿重于热，兼有气郁的内伤湿疹参考。

案例九 利湿化瘀滋阴法治疗湿疹案

伍某，男，74岁，2017年2月16日初诊。

主诉 四肢红斑、丘疹伴瘙痒多年。

现病史 湿疹病史，四肢散在红斑、丘疹、斑块、脱屑，颜色暗红，伴瘙痒，纳可，眠一般，二便调。舌质红有裂纹，舌苔黄，脉沉。

西医诊断 湿疹。

中医诊断 湿疮。

中医证型 湿热瘀互结兼阴亏。

治法 利湿化瘀，滋阴清热。

中药处方1 莪术20g，乌梅20g，土茯苓20g，紫草15g，防风15g，黄连5g，白鲜皮15g，地骨皮15g，乌梢蛇10g，生地黄15g，麦冬20g，北沙参15g。

水煎服，每日1剂，共7剂。

中药处方2 枯矾30g，白矾30g，炒关黄柏30g，蛇床子30g，黄芩30g，鸡血藤30g，苦参30g，黄精30g，皂角刺30g，石榴皮30g，白鲜皮30g，紫草30g，茵陈30g。

水煎煮，外洗，共4剂。

同时予氯雷他定片口服，卤米松乳膏外用等。

2017年3月2日二诊

刻下症 瘙痒好转，四肢散在红斑、丘疹、斑块、脱屑，颜色暗红，皮损较前消退，仍有少许瘙痒，纳可，眠一般，二便调。舌质红有裂纹，舌苔黄，脉沉。

中药处方1 莪术20g，乌梅20g，土茯苓20g，紫草15g，防风15g，黄连5g，白鲜皮15g，地骨皮15g，乌梢蛇10g，生地黄15g，麦冬20g，北沙参15g。

水煎服，每日1剂，共7剂。

中药处方2 枯矾30g，白矾30g，炒关黄柏30g，蛇床子30g，黄芩30g，鸡血藤30g，苦参30g，黄精30g，皂角刺30g，石榴皮30g，白鲜皮30g，紫草30g，茵陈30g。

水煎煮，外洗，共4剂。

同时予复方甘草酸苷片、酮替芬片内服等治疗。

患者经治疗后持续好转，续观。

按语

本案患者有两项特点：一是皮损病程长，已经处于慢性阶段无疑；二是皮肤表面干燥，斑块浸润肥厚，显然病邪入里较深，局部湿郁日久已入血成瘀。观其舌脉，其脉沉亦可证脾胃内伤日久，气已沉入里，湿证亦在于里。舌苔黄可见里湿以化热为主，然而其舌暗红而有裂纹，又可见其湿热中兼有阴虚。

方中以土茯苓甘淡泻利在里之湿热，莪术活血化瘀散局部瘀滞，共散湿瘀；紫草凉血化瘀，乌梅润燥生津，配合生地黄、麦冬、沙参凉血养阴以补阴分之不足，并以地骨皮泻阴虚之内热；黄连、白鲜皮性味苦寒泻利湿热，同时予乌梢蛇、防风祛风止痒。该方为我院皮肤科治疗以湿瘀在里为重的皮肤病常用方，方中有许多颇具特色的用药。如土茯苓乃是广东尤其是广州地区的特色药材，虽然和茯苓药名相近，但其来源完全不同，只是因性味功效相似方得此名。该药原是治疗梅毒的专用中药，因其善于清利下焦湿热发于皮肤者，故后来也广泛用于各类湿热性皮肤病的治疗中。古人认为"杨梅疮"（即梅毒）乃是蓄积于阳明肌肉中的湿热之毒，早期常用性味燥烈的药物（如轻粉、银朱等）祛毒，导致局部的津液被劫，血液耗涸，后期常遗留筋骨疼痛及疳漏。唯土茯苓既能祛湿又能解毒，且以入阳明经为主，善于解皮肤湿毒，又有健脾胃的功效，故用于岭南湿热地区的各类皮肤病中也颇适宜。其功效与茯苓相似，但利湿清热之性较茯苓更强，广东地区亦常在汤料中添加本药作为一味食材。

方中另一特色用药乃是乌梅，该药本常用于生津止渴，或酸敛止泻痢，而诸多本草古籍中也曾称其可用于皮肤病的治疗。如《本草易读》中称乌梅"蚀恶肉而点黑痣"，《本草正》也称它"消痈疽疮毒"，其味极酸，因此收敛浮热的效果极强。朱良春老中医所创的"过敏煎"中便有乌梅一药，取其酸收之性以敛上冲之风热。而我院禤国维教授则将乌梅化用于湿疹、荨麻疹等与过敏相关的疾病中，因这类患者常禀赋不耐，稍受邪气扰动则化风化热，而乌梅可安定其肝气，并能敛气生津以养之，配合养血生津药又能润燥，对于体表有鳞屑肥厚者较为合适。同时乌梅有止心烦的作用，经云"诸痛痒疮，皆属于心"，对于皮肤病的瘙痒症状亦有一定的治疗功效。

药后患者皮损及瘙痒症状均得到改善，效不更方，继续予利湿清热之法。本案患者虽然湿疹病史缠绵日久，但其胃纳可，二便亦调，可见脾胃内伤程度尚不算重，如其人有纳差、疲倦、大便溏烂等症，原方中还需再添加益气健脾之药以固本。

第四节 手部湿疹案例

手是运动最多最灵活的部位，其湿疹表现也非常多样。有的湿疹以肥厚皲裂为主（案例一、案例二），有的则伴有较为明显的渗液（案例三、案例六），有些主要表现为角化脱屑（案例五），也有些在干燥的基础上还伴有肿胀结痂（案例四），还有些则以密集的小水疱为主要表现（案例八、案例九）。部分手部湿疹也有比较明显的诱发因素，如情志（案例六）或是季节（案例三、案例七）。编者尽可能地收纳了各种表现的手部湿疹案例，以供读者参照。

案例一　益气养血法治疗湿疹案

吕某，男，55 岁，2018 年 7 月 11 日初诊。

主诉　双手皮肤粗糙肥厚苔藓样变伴皲裂 3 年余。

现病史　患者 3 年前接触建筑材料后双手皮肤开始逐渐粗糙、肥厚，伴苔藓样变，时有皲裂。现双手皮肤多处粗糙、肥厚，部分为苔藓样变，皮肤干燥，少许皲裂，瘙痒。胃纳可，口干，失眠，大便干，小便正常。舌淡红，苔薄白，脉细。

西医诊断　湿疹。

中医诊断　湿疮。

中医证型　血虚风燥。

治法　益气养血，祛风止痒。

中药处方　生地黄 15g，白芍 10g，川芎 10g，黄芪 15g，首乌藤 10g，荆芥 10g，防风 10g，当归 10g，蒺藜 10g，龙眼肉 20g，酸枣仁 30g。

水煎服，每日 1 剂，共 7 剂。

2018 年 7 月 18 日二诊

刻下症　药后皮损变薄，皲裂减少，瘙痒减轻，仍可见苔藓样变，纳、寐可，二便调。舌淡红，苔薄白，脉细。

中药处方　生地黄 15g，白芍 10g，川芎 10g，黄芪 15g，首乌藤 10g，荆芥 10g，防风 10g，当归 10g，蒺藜 10g。

水煎服，每日 1 剂，共 10 剂。

2018 年 7 月 28 日三诊

刻下症　药后皮损进一步变薄，少许苔藓样变，皮肤少许干燥，无明显瘙痒，纳寐可，二便调，舌淡红，苔薄白，脉细。

中药处方　生地黄 15g，白芍 10g，川芎 10g，黄芪 15g，首乌藤 10g，当归 10g，蒺藜 10g，黄精 15g。

水煎服，每日 1 剂，共 10 剂。

2018 年 8 月 10 日回访，患者右手皮肤少许苔藓样变，无瘙痒。基本治愈。

按语

本案乃是一例发于手部的顽固湿疹，迁延数年后以粗糙肥厚的皮损为主，皮肤干燥且出现皲裂，局部的血燥及瘀滞均十分明显，此乃气血不能濡养日久。而患者胃纳尚可，其中气尚存，但同时见口干及大便干，津液不足以上承以滋润，同时也不能下行以润肠道，可见里之阴分亏损严重。再加上其人脉细而小便不黄，里热尚不算重，以气血两亏为主。失眠一方面可能源于瘙痒，另一方面由于心血不足，故虚烦而心火偏亢，也影响了正常入睡。因此治当以益气生血润燥为主，兼以祛风化湿止痒，方用当归饮子。

方中以四物汤养血润燥，因本案患者阴亏较为明显，还稍加大了地黄的用量。同时当归、川芎与益气的黄芪配合，又有引血气达到肌表以润养干燥皮损的作用。荆芥与防风与益气药接力，以开表祛风止痒，同时"至高之处唯风可到"，这些轻扬的风药也是引整体药力到达最表层的关键。患者的眠差也是本案中需要关注的问题，因"人卧则血归于肝"，长期的失眠也会导致血不得休养恢复，以至于阴血暗耗，故方中还加上酸枣仁、龙眼肉以养血安神而助眠。其实酸枣仁味酸而质重，能引肝血回收而有养肝体的作用，与本案正契合。蒺藜也是一味透发力较强的止痒好药，首乌藤亦称夜交藤，除了活血通络外也有助于止痒。在当归饮子的原方中，本该用何首乌濡养肝血，本案因患者失眠明显，我们改以首乌藤即夜交藤以安神助眠，而且也能加强该方化瘀的力度。

首诊药后患者的皮损开始变薄，同时睡眠及大便干的情况也有明显好转，因此原方中去掉了助眠的龙眼肉和酸枣仁。至于三诊时，其皮肤仅有少许干燥，皮损大部分改善，因此去掉了宣散的荆芥和防风，仅保留基础的益气养血组合，并加入甘温的黄精以加强滋养阴血的力度。后患者手部仅遗留极少许皮损，疗效较为满意。

本案的手部湿疹迁延3年之久，初发时虽因接触建筑材料而起，其后调护不慎，以至于迁延日久。从中医学的角度，手部乃是四肢之末，气血一旦亏虚，不足以濡养全身时，最末端的手部最易受到影响。故当慢性的手部湿疹表现为渗液不多而以干燥皲裂突出时，常常与里虚相关。而此时祛瘀通络只能治其标，其根源在于里之气血不足，故不能达表，如果不补益而单用活血化瘀之法，越宣散则越消耗气血，反而不利于本病的恢复。因此，本案中仅用了少量的活血通络药，整体仍以益气养血为主，也是偏重固本大于治标。同时，本案整体皮损都以"燥"象为主，看似与湿疹以"湿"为核心的病机理论无关，其实这正是湿疹迁延至后期，"由湿转燥"的一种病机变化。由于前期反复的渗液、水疱及其他的脱屑等变化消耗了局部大量的气血，因此后期才出现了血虚化燥。湿邪的不断外渗一方面消耗了阳气与阴津，另一方面也阻滞了气血在局部的运输，以至于后期的气血润养失常，而发为手部的干燥皮损。后期已以本虚为主，且因血分已大为亏耗，因此方中没有再用利湿燥湿药，但如果从一开始就能阻断湿邪的产生及发展，后期的"燥"及内伤之虚也可避免。因此，病案的整体演变仍不离"湿"这一病机核心。

总而言之，本案所示的是乃是慢性湿疹演变于后期出现"化燥"表现的例子，此时气血已深伏于里不能达表，因此总体以甘温益气托表，兼以润燥为主。津液已极度亏虚，因此以柔和的风药轻疏为主，以通为用，不加过于辛散的解表散湿药。

案例二 苦泻寒降法治疗湿疹案

胡某，女，42岁，2018年11月13日初诊。

主诉 全身起皮疹伴瘙痒日久。

现病史 全身反复起红斑、丘疹、斑块，尤以双手指皲裂，伴瘙痒，无发热，无腹痛、腹泻，无关节疼痛，纳、眠可，大便不畅。舌质淡红，舌苔薄白，脉弦细。

西医诊断 湿疹。

中医诊断 湿疮。

中医证型 湿热郁阻。

治法 清热利湿。

中药处方 生地黄15g，鱼腥草15g，白鲜皮15g，地肤子15g，北沙参15g，荆芥穗15g，山药15g，茯苓15g，红条紫草10g，甘草5g，火麻仁10g，蝉蜕10g。

水煎服，每日1剂，共5剂。

同时予依巴斯汀、复方甘草酸苷片口服，复方尿素乳膏、曲安奈德益康唑乳膏外用。

止痒利湿外洗颗粒外洗。

2018年11月17日二诊

刻下症 瘙痒减轻，纳、眠可，大便不畅。舌质淡红，舌苔薄白，脉弦细。

中药处方 鱼腥草15g，牡丹皮15g，白鲜皮15g，地肤子15g，荆芥穗15g，山药15g，白扁豆10g，桑白皮15g，甘草5g，火麻仁10g，蝉蜕10g。

水煎服，每日1剂，共5剂。

2018年12月4日三诊

刻下症 颈周、双上肢散在红斑丘疹、水疱，双手皲裂干燥，咳嗽，白黏痰，咽痛。瘙痒减轻，纳、眠可，大便不畅。舌质淡红，舌苔薄白，脉弦细。

中药处方 鱼腥草15g，牡丹皮15g，白鲜皮15g，甘草5g，地肤子15g，山药15g，桑叶10g，蝉蜕10g，菊花10g，法半夏15g，连翘15g，桔梗10g，土茯苓16g。

水煎服，每日1剂，共5剂。

2018年12月11日四诊

刻下症 皮疹较前部分消退，大便秘结，咳嗽减轻，少许白黏痰，咽痛好转。纳眠可，舌质淡红，舌苔薄白，脉弦细。

中药处方 丹参20g，甘草5g，蝉蜕10g，土茯苓15g，蒸枳壳10g，生地黄15g，地肤子15g，法半夏15g，瞿麦15g，白鲜皮15g，山药20g，化橘红15g，火麻仁 10g。

水煎服，每日 1 剂，共 5 剂。

药后患者继续好转，续观。

按语

患者全身散在湿疹表现，尤以手部皲裂不适突出，且长期有大便秘结不畅，可见湿热深伏于里；同时其脉弦细，又可见阴分亦有不足，不能呈现为滑实之象。胃纳尚可，可见其里气尚充足，故以湿热郁积于里为主要病机，伴见阴伤血燥不能濡养肌表。首诊治以白鲜皮、地肤子等苦寒泻湿药，同时又佐以生地黄、沙参滋润阴血，紫草泻热凉血；因湿疹病位的特殊性，虽为里之湿热，仍佐以蝉蜕、荆芥等药轻灵透表。

二诊时药后皮损好转，故稍减紫草之寒及地黄之滋腻，以防过用伤脾助湿，并加入白扁豆健脾化湿。三诊时患者因外感出现一些表证，如咳嗽、咽痛等，湿疹亦有复发趋势，故顺应病势给予桑叶、菊花、桔梗、连翘等药，取桑菊饮之方意，以引湿热从表而解。四诊时因咳嗽等症已有好转，转以化痰湿为主，故加入化橘红等化痰药。

纵观整个治疗过程，患者一直以大便秘结为突出，其湿下泻之路不通，故以里证为主，整体治法也以苦寒泻湿热为主，配合甘寒滋润生津通便，同时方中也用枳壳降气，开通湿泻之机。湿疹体表皮损的皲裂，有时看起来似乎由血分不足所导致，但是这又与单纯皮肤干燥的情况不同：湿疹的皲裂尤其是手部皮损，常常伴有局部的肿胀潮红，或是先有渗液而后出现皲裂，此为湿热堆积于内而不化之故。《内经》中便有"因于湿……大筋软短，小筋弛长"一说，皮肤筋骨在湿邪的作用下也会发生肿胀，如同吸收了过多水分的海绵一样，以至于肌肤表层承受不住张力而裂开。对于这种情况，无须特意用大量养血润燥药，如能将里之湿热清泻，使得腠理筋膜不再因湿而"胀"，便能收到较为良好的疗效。

因此本案中仅用生地黄等少量滋阴药，但白鲜皮、地肤子、鱼腥草等清热利湿药的使用基本贯穿始终。其中鱼腥草是颇具特色的本地草药。它性味辛而微寒，善于清热利湿，是南方药食两用的本草之一。《神农本草经疏》中称其"生于下湿之地，得阴中之阳"，意为该药常生于潮湿的地方，故其性反能克湿，且其性辛散又有散湿之效，非单纯的攻实之药，药性较为平和。鱼腥草原常用于治疗肺痈痰热，现皮肤科中用此药的机会亦不少，对于湿热趋于里者较为适合，又能兼顾表分。

案例三 辛开苦降法治疗湿疹案

周某，女，38 岁，2017 年 6 月 28 日初诊。

主诉 双手指瘙痒、脱皮、渗液 2 周。

现病史 双手指瘙痒伴脱屑渗液 2 周。每年春夏交际时均会发作，自涂药膏

（具体不详）后可好转，但易反复发作。症见纳、眠可，大便可，小便调，口干，饮水多，多汗，腹部膨隆，无压痛。舌淡，苔偏厚腻，脉沉细。

　　西医诊断　湿疹。

　　中医诊断　湿疮。

　　中医证型　脾虚湿蕴，胃热不降。

　　治法　健脾除湿，降胃泻热。

　　中药处方　法半夏25g，黄连5g，黄芩15g，干姜5g，甘草30g，党参30g，黑枣15g，徐长卿15g，白鲜皮15g，生地黄30g。

　　水煎服，每日1剂，共5剂。

　　同时予消炎止痒乳膏、复方尿素软膏外用。

　　2017年7月5日二诊

　　刻下症　手指皮肤较前光滑，基本无脱屑及渗液，瘙痒大为缓解，纳、眠可，大便可，小便调，口干缓解。舌淡，苔薄腻，脉沉细。

　　中药处方　法半夏25g，黄连5g，黄芩15g，干姜5g，甘草30g，党参30g，黑枣15g，徐长卿15g，白鲜皮15g，生地黄30g。

　　水煎服，每日1剂，共5剂。

　　后期随访得知患者病情稳定未再发作。

　　按语

　　本案患者的湿疹发作有一定的季节性，春夏阳热浮动时便开始发作，考虑当为外界变化引动体内湿热趋于体表所致。然而皮损虽见渗液亦伴脱屑，而一般症状中仅口干多饮稍显热象，其纳、眠、二便均未见明显异常，且其舌淡而脉沉细又为一派里虚之征。其苔厚腻显然有湿浊堆积于里，其腹部虽胀但压之无不适，可见湿之生成非因里实结聚，而是中土运化失常，当调升降而运脾胃，通过"补土"而化湿。这一症状也很容易令人联想到"心下痞，按之濡"，故用甘草泻心汤辛开苦降以治之。

　　甘草泻心汤为仲景名方之一，《伤寒论》158条中云："伤寒中风，医反下之，其人下利日数十行，谷不化，腹中雷鸣，心下痞硬而满，干呕，心烦不得安。医见心下痞，谓病不尽，复下之，其痞益甚。此非结热，但以胃中虚，客气上逆，故使硬也。甘草泻心汤主之。"此正对应于本案中，患者虽腹胀但主观感觉不明显，无压痛且大便亦无干结，可见此非里燥实或热实，乃"胃中虚"，胃中逆气不降，故使之。

　　而《金匮要略·狐惑病》中也曾用这一名方："狐惑之为病，状如伤寒，默默欲眠，目不得闭，卧起不安，蚀于喉为惑，蚀于阴为狐，不欲饮食，恶闻食臭，其面目乍赤、乍黑、乍白。蚀于上部则声喝，甘草泻心汤主之。"甘草泻心汤为治疗狐惑病的主方，狐惑病多认为中如今之白塞病，白塞病必具之症状为口腔溃疡，近代经方家多以此方治疗口腔溃疡，如胡希恕、赵锡武、岳美中等前辈多有验案可参。黄仕沛中医多以此方治疗口腔溃疡、湿疹、牛皮癣、痔疮等，效果甚佳。临床上，本方用于免疫性疾病及黏膜相关性疾病，甘草为本方主药，用量最大（30g）。现代药理学认为，甘草有类似肾上腺皮质激素的作用，甘草对于修复黏膜作用甚佳，如口腔黏膜、呼吸道黏膜、阴道等……同时，干姜也很关键，干姜可能有调节免疫功能的作用，对免疫相关性疾病常重用干姜，如柴胡桂枝干姜汤治疗肝硬化、甘草泻心汤治疗溃疡性结肠炎时，干姜用量均在 10g 以上。其实干姜配合甘草的用法，也可视为一种温化水湿之法，痰浊去则无所阻碍，气血便得以修复肌肤创面。

甘草泻心汤为调理脾胃常用方，方中干姜及甘草、大枣乃温补脾阳，再以黄连、黄芩配合半夏以降胃气之逆，脾气得升而胃得降，故中焦堆积不运之湿得化。因本案发于体表而皮肤瘙痒，故再加白鲜皮、徐长卿以疏风透疹止痒，其皮损已有脱屑，并加生地黄以补阴津之不足。服药 5 剂后患者皮损即大为缓解，其舌苔亦转薄腻，守方续服以巩固疗效。

从整体上看，本案之湿虽发于体表，然而渗液不多，再加上中焦腹胀、口干等见症较为明显，可见其湿仍源于里，尤以升降失调为突出矛盾，故以甘草泻心汤调和脾胃，则因此而停滞的湿邪自去。由患者舌淡而脉沉细可见其脾虚程度较重，故方中甘草、党参用量远大于黄连、黄芩，重于升脾而轻于降胃，乃是根据脾胃升降失常的一种灵活调整。

案例四　辛苦开表法治疗湿疹案

付某，男，67 岁，2018 年 4 月 16 日初诊。

主诉　右手指瘙痒 5 年。

现病史　右手中指、环指、小指红斑不适日久，局部肿胀，表面结血痂，皮损干燥，瘙痒明显。纳、眠尚可，小便调，大便时有偏干。面色暗，唇瘀暗。舌淡暗，苔黄，脉沉。

西医诊断　湿疹。

中医诊断　湿疮。

中医证型　里湿表燥证。

治法　开表润燥，清利里湿。

中药处方　荆芥颗粒 10g，防风颗粒 12g，杏仁颗粒 10g，薏苡仁颗粒 30g，甘草颗粒 9g，羌活颗粒 12g，白芷颗粒 12g，地肤子颗粒 10g，白鲜皮颗粒 20g，连翘颗粒 12g，生地黄颗粒 10g，牡丹皮颗粒 12g，赤芍颗粒 10g。

颗粒剂，水冲服，每日 1 剂，共 3 剂。

同时予针灸治疗，消炎止痒乳膏、复方尿素软膏外用。

2018 年 4 月 19 日二诊

刻下症　皮损较前明显好转，瘙痒大为缓解，仅昨夜瘙痒一次，且发作时间短。纳、眠可，大便可，小便调，夜间口干。舌淡暗，苔黄，脉沉。

中药处方 荆芥颗粒10g，防风颗粒12g，杏仁颗粒10g，薏苡仁颗粒30g，甘草颗粒9g，羌活颗粒12g，白芷颗粒12g，地肤子颗粒10g，白鲜皮颗粒20g，连翘颗粒12g，生地黄颗粒10g，牡丹皮颗粒12g，赤芍颗粒10g。

颗粒剂，水冲服，每日1剂，共8剂。

同时予针灸治疗。

2018年5月2日三诊

刻下症 近期瘙痒有所反复，手部瘙痒每日均有发作，局部仍有结痂干燥，无渗液。纳、眠可，大便可，小便调，夜间口干。舌淡暗，苔黄，脉沉。

中药处方 甘草30g，黄连5g，黄芩15g，干姜5g，党参25g，大枣20g，生地黄50g，牡丹皮15g，赤芍15g，地肤子30g。

水煎服，每日1剂，共5剂。

同时予针灸、火针治疗。

2018年5月10日四诊

刻下症 手部皮损明显好转，结痂及干燥情况减轻，瘙痒极少发作，偶尔夜间散发瘙痒。纳、眠可，大便可，小便调，夜间口干。舌淡暗，苔黄，脉沉细。

中药处方 甘草30g，黄连5g，黄芩15g，干姜5g，党参25g，大枣20g，生地黄50g，牡丹皮15g，赤芍15g，地肤子30g。

水煎服，每日1剂，共5剂。

同时予针灸、火针治疗。

2018年5月17日五诊

刻下症 皮损继续好转，偶有极轻微瘙痒。纳、眠可，大便偏稀，小便调。舌红，舌下瘀，脉沉细。

中药处方 甘草30g，黄连5g，黄芩15g，干姜5g，党参25g，大枣20g，生地黄30g，牡丹皮15g，赤芍15g，地肤子30g。

水煎服，每日1剂，共7剂。

后患者皮损时有反复，予甘草泻心汤加味治疗可得到控制。

按语

本案为一例较为顽固的手部湿疹，反复发作后以至于局部干燥及结痂累累，此为气血外泄后不能滋养局部之故。其纳、眠等未见明显异常，唯有大便偏干，似其胃降亦不畅，又似有里阴亏虚。然而查其苔虽黄而舌淡脉沉，可见此病机之核心矛盾乃里气虚而不能充实表里，以至于湿热深郁于里不能达表，表燥亦不得濡养。

首诊以开表散湿兼以润燥为主，予变通麻杏苡甘汤治疗，替换麻黄为荆芥、防风，以免麻黄发越太过，同时加用白芷、羌活、连翘、地肤子以除湿清热止痒，因患者伤及阴分，故用半个犀角地黄汤——生地黄、牡丹皮、赤芍兼顾血分。服药 3 剂后，患者瘙痒程度及发作频率均减少，故效不更方。三诊时仍有手部瘙痒病情反复，结合前后情况，改用甘草泻心汤加味。以其病虽发于表，但湿邪潜留之主要病位仍在于中焦，且其脉沉而不起，可见气不能托湿热外出，仍当从里而解。方中重用甘草，它作为君药，在其中的作用并非调和诸药，而是"甘以养胃降胃"，类似于现代医学所说的保护和修复皮肤黏膜病变。加味药中，仍守前法，加用地黄等药以养血润燥。

四诊时，瘙痒已极少发作，证明前诊治疗有效，故一直守方治疗。后每逢其病情稍有反复，均可以本方稍做加减调理而愈。临证中，要摸清患者体质并非易事，如本案患者其湿疹病情常反复发作，经过本次诊次前后经过，可判断其湿热以郁于中焦为主，故每发便常为泻心汤证。同时，本案中的火针治疗功不可没，凡湿疹瘙痒剧烈、难以忍受，或渗液者，不妨试用火针局部治疗，止痒效果立竿见影，但前提是交代患者要忍住疼痛，必要时，可用利多卡因软膏外涂麻醉后，再行火针治疗。

本案的治疗过程还是较为曲折的，初起因体表皮损瘙痒明显，便以辛散开表法为主，药后虽然瘙痒有所缓解，但很快又反复；医生再细查患者四诊信息，考虑其里气不足，仅开表而不解决里之湿热郁结，恐湿邪反复生成而不愈，故转以泻心汤调里之升降。由此可见脾虚内伤者，仍当以调补脾胃为主，顺应湿邪趋向之势而用药。

案例五　祛湿化瘀养血法治疗湿疹案

赖某，男，53 岁，2015 年 8 月 4 日初诊。

主诉　双手指角化干燥脱屑日久。

现病史　双手指角化干燥脱屑日久，未见脓疱、水疱，外用激素后无明显好转，口干，无口苦，无腰酸，纳、眠可，二便调。糖尿病病史，平时服用二甲双胍，平素血糖控制可，否认高血压。舌淡暗，苔白腻，脉弦。

西医诊断　湿疹。

中医诊断　湿疮。

中医证型　湿瘀互结，日久化燥。

治法　祛湿化瘀，养血润燥。

中药处方 1　赤芍 10g，乌梅 15g，莪术 10g，肿节风 15g，土茯苓 15g，甘草 5g，桑枝 15g，熟地黄 15g，当归 10g，蛇床子 10g，白鲜皮 15g，香附 15g，厚朴 15g。

水煎服，每日 1 剂，共 7 剂。

中药处方 2　白矾 20g，黄精 30g，苦参 30g，关黄柏 30g，大风子 30g，紫草 30g，茵陈 30g，石榴皮 30g，熟地黄 20g，当归 15g。

水煎煮，外用泡手，共 7 剂。

同时予水貂油软膏及曲安奈德益康唑乳膏外搽。

2015 年 8 月 11 日二诊

刻下症 双手皮疹较前好转，瘙痒较前减轻，口干口苦，无腰酸，纳可，眠一般，大便秘，2 天 1 次。舌淡暗，苔白腻，脉弦。

中药处方 1 赤芍 10g，乌梅 15g，莪术 10g，肿节风 15g，土茯苓 15g，甘草 5g，桑枝 15g，熟地黄 15g，酒黄精 10g，蛇床子 10g，白鲜皮 15g，香附 15g，厚朴 15g。

水煎服，每日 1 剂，共 14 剂。

中药处方 2 白矾 20g，黄精 30g，苦参 30g，关黄柏 30g，大风子 30g，紫草 30g，茵陈 30g，石榴皮 30g，熟地黄 20g，当归 15g。

水煎煮，外用泡手，共 7 剂。

同时予曲安奈德益康唑乳膏外搽。

2015 年 8 月 25 日三诊

刻下症 双手皮疹较前明显好转，无肿胀，少许渗液，局部皮肤干燥，瘙痒较前减轻，口干，口苦，无腰酸，纳可，眠一般，大便调。舌淡暗，苔白腻，脉弦。

中药处方 赤芍 10g，乌梅 15g，莪术 10g，肿节风 15g，土茯苓 15g，甘草 5g，桑枝 10g，熟地黄 10g，黄精 10g，蛇床子 10g，白鲜皮 15g，香附 15g，厚朴 15g。

水煎服，每日 1 剂，共 14 剂。

同时予水貂油软膏及曲安奈德益康唑乳膏外搽。

2016 年 1 月 5 日四诊

刻下症 现可见双手指角化干燥、脱屑较前明显好转，可见双手掌皮纹，无明显瘙痒，右手指甲变形，未见脓疱、水疱，无肿胀，无渗液，局部皮肤干燥好转，口苦，无口干，无腰酸，纳可，眠一般，二便调，舌淡暗，苔黄微腻，脉弦。

中药处方 1 丹参 15g，莪术 10g，肿节风 15g，茯苓 15g，甘草 3g，桑枝 10g，熟地黄 10g，白鲜皮 15g，香附 15g，厚朴 15g，黄芪 15g，山楂 15g。

水煎服，每日 1 剂，共 7 剂。

中药处方 2 白矾 20g，黄精 30g，苦参 30g，关黄柏 30g，大风子 30g，紫草 30g，茵陈 30g，石榴皮 30g，熟地黄 20g，当归 15g。

水煎煮，外用泡手，共 5 剂。

患者经治疗后持续好转，续观。

按语

患者手部湿疹病史日久，表面干燥脱屑及角质化明显，而舌苔白腻，缘于湿邪深伏于里，阻滞气血，津液不能达表而滋养皮肤；同时，患者舌淡暗为血瘀之征，湿邪阻滞日久而血亦瘀滞，故皮损潮红肥厚。其口干亦为津液不能上潮之征，湿邪困阻而出现脉弦之象，此为内伤气虚，故不得升发。治当以利湿化瘀为主，兼养阴润燥。

方中用土茯苓甘淡健脾利湿，蛇床子辛苦温燥湿止痒，甘草补脾养脾，加以当归、赤芍养血活血，取当归芍药散之意，以"血不利则化为水"，补血及利水并行。并用莪术、香附活血化瘀，两药气香兼能疏导气机，以引气血达于表。熟地黄配合乌梅养血润燥而止瘙痒，肿节风及白鲜皮皆苦寒利湿，前者味辛入血分并能凉血化瘀。因患者脉弦为气机不畅，在已有香附疏通肝气的基础上，另加厚朴健胃降气，两者一升一降，使中土升降恢复正常，湿邪得以分消。同时为了加强局部作用，加入了桑枝以引药走于手部。诸药共奏利湿活血、润燥化瘀之功。

方中用了两味颇具特色的利湿止痒药，即白鲜皮及蛇床子，两者一寒一热，也是皮肤科常用的经典药对。白鲜皮以其根部入药，其他植物的气味多以枝叶为重，而白鲜皮偏是根部带有一股腥气，古人因此认为白鲜皮引气下泄，故可利湿。白鲜皮尤其善于治疗因湿邪不能下泻，而反上泛于皮肤者，因此《本草易读》中称它善于治疗"风疮疥癞之旧疴"。名医李时珍甚至认为白鲜皮的功用还不止在于皮肤病，他说："世医止施之疮科，浅矣。"认为白鲜皮乃治疗诸多黄疸风湿痹痛的要药。至于白鲜皮为何得到如此高的评价，《本经疏证》中做了部分解释："味之苦者本化于燥，气之寒者本已热，既已托于体质，则可除内郁下蔽之湿热，此其所致虽有两途，然湿热过甚而拒风，风气阻碍而生湿热，在白鲜功用原可视同一辙。"意思是白鲜皮通治风邪与湿热交阻之病，其利湿热之余兼能祛因湿热而起之风，因此对于各类湿痹也有治疗作用。而皮肤病算是白鲜皮的"专业"领域，对于湿热因不得泻而上犯者，白鲜皮苦泻湿热兼以利尿，能使体表的湿邪得退，因此广泛用于各类湿疹的治疗中。

而蛇床子是止痒利湿药中少有的温性药，其味辛苦，传说它常常生于蛇类喜藏匿的阴暗潮湿之地，如床底下，故得此名。《神农本草经疏》中称它："盖以苦能除湿，温能散寒，辛能润肾，甘能益脾，故能除妇人男子一切虚寒湿所生病。寒湿既除，则病去身轻。性能益阳，故能已疾，而又有补益也。"蛇床子善于温散内部的寒湿，同时化湿行气以止痒，临床用于湿盛于里的湿疹颇佳。只是这味药味道较重，部分患者口服时不喜其味，则可以添加在外用药中，亦有良好的化湿止痒效果。蛇床子有小毒，临床用药量不可过大。

首诊方中内外并调，并加入了较为强效的利湿止痒药，守方一个月有余，患者的皮损及瘙痒情况都有较为明显的改善。四诊时，患者因多年皮肤脱屑角化而消失的皮纹已经开始显现，里湿得化，气血得以出表，转以扶正为要。方中土茯苓易为健脾力度更强的茯苓，并加入黄芪益气生血，山楂健脾开胃，以助气血之生化，后患者以该方调理月余，收效满意。

本案病虽在局部，然而皮损迁延日久难愈，久郁的湿邪已干扰气血的正常生化运输，故一方面须利湿化瘀，另一方面要疏通郁结的气机。首诊方中并没有刻意用补脾药，而是用了通调中焦气机的行气药，但亦属于"补土"之法，合于本书"能有助于恢复中土正常功能的一切治疗手段即是补土"的宗旨。

案例六 辛苦解郁法治疗湿疹案

梁某，女，71岁，2018年11月23日初诊。

主诉 反复皮肤丘疹瘙痒不适2年余。

现病史 反复皮肤丘疹瘙痒不适2年余，上肢及手部散在丘疹，部分肥厚，有抓痕、血痂。近期加重，抓破后少许渗液，自觉燥热感，出汗不多，口干明显，喜饮，无口苦，纳、眠可，大便干，1～2日1次。舌淡，苔白腻，左关弦。

西医诊断 湿疹。

中医诊断 湿疮。

中医证型 气滞湿郁。

治法 行气解郁化湿。

中药处方 柴胡20g，黄芩15g，党参10g，炙甘草10g，清半夏10g，大枣10g，葛根20g，天花粉15g。

水煎服，每日1剂，共3剂。

同时予搜风止痒片口服、消炎止痒乳膏外用。

2018年12月7日二诊

刻下症 药后瘙痒缓解不明显，抓破后少许渗液，自觉药后燥热感加重，诉平素皮肤干燥，出汗不多，口干明显，喜饮，无口苦，纳、眠可，大便干，1～2日1次。舌淡，苔白腻，左关弦。

中药处方 茵陈15g，栀子10g，防己15g，石膏5g，北沙参10g，白茅根10g，桂枝10g，茯苓20g。

水煎服，每日1剂，共3剂。余治疗方案同前。

2018年12月14日三诊

刻下症 药后瘙痒缓解，渗液明显减少，仍自觉燥热感，出汗不多，口干明显，喜饮，无口苦，纳、眠可，大便偏干，每日1次。舌淡，苔白腻，左关弦。

中药处方 黄芩20g，白芍15g，炙甘草10g，大枣10g。

水煎服，每日1剂，共3剂。余治疗方案同前。

患者经治疗后持续好转，续观。

按语

患者上肢湿疹病史日久，局部皮损肥厚，已为慢性湿疹；然而近期发作后经搔抓有少许渗液，自觉燥热，又为湿热有趋表之势；其舌淡为素体脾胃内伤不足，左关弦亦为正气欲透邪外出，正邪相持于半表半里。然而患者平素口干，大便亦干，可见里又有阴分亏虚之象。故首诊予小柴胡汤加减，以期清透半表里之湿热，方中柴胡及黄芩升发少阳之气而泻里热，半夏降胃祛湿，而党参、大枣、炙甘草补益中焦脾胃之不足，另加葛根辛凉以助脾阳外散湿热，天花粉苦寒润燥以泻里湿，同时质润亦滋养阴液。

然而患者药后好转不明显，且自觉服药后燥热感加重，查体见其全身皮肤干燥，仍口干喜饮而大便干结，且其人虽畏热而汗出不多，可见里之阴伤化燥较为严重；原方中虽已加入天花粉润燥生津，但柴胡之辛散恐与病不宜，因此导致药后燥热加重。故转以苦泻合甘寒之法：方用木防己汤加减，防己本有辛苦寒泻水利湿之性，配以石膏则清热之力更强，并加入茵陈、栀子以清热利湿；桂枝和茯苓乃是苓桂类方的搭配，善于化上冲之水饮，引水湿下行。再以沙参配白茅根甘寒生津，以滋阴润燥。

二诊药后患者皮损的瘙痒及渗液情况明显改善，其大便亦较前通畅，可见湿邪渐退，且阴伤的情况亦得到改善，但左关脉仍弦，其半表里之湿热未解；转以黄芩汤原方，以酸苦寒清泻湿热为主，其后用方一直不离苦泻配合滋阴之法，患者持续好转。

这例患者的湿邪蕴结于里，但瘙痒明显，体表又有少许渗液，湿邪有透表之势，然而患者一方面年高脾虚不足，另一方面内有阴伤化燥，其气阴皆不足以托邪外出，故导致病情缠绵日久。病者局部湿瘀蕴结，故左关脉弦明显，故首诊以小柴胡汤疏解气结，其方本有由里出表之势，与本案病势切合，但用药过于辛散香燥，故疗效不佳。

二诊见辛散之法不起效，故改用苦寒泻湿法，所用的木防己汤乃出自《金匮要略·咳嗽痰饮病脉证并治》，原方用于治疗："膈间支饮，其人喘满，心下痞坚，面色黧黑，其脉沉紧，得之数十日，医吐下之不愈，木防己汤主之。"《金匮要略浅注补正》在评论该方时说："防己入手太阴肺，肺主气，气化而水自行矣；桂枝入足太阳膀胱，膀胱主水，水行而气自化矣。二药并用，辛苦相需，所以行其水气而散其结气也。水行结散则心下痞坚可除矣。然病得数十日之久，又经吐下，可知胃阴伤而虚气逆，故用人参以生既伤之阴，石膏以镇虚逆之气，阴复逆平，则喘满面黧自愈矣。"患者本有支饮，其饮邪正居于心下，故局部有痞满不适的感觉，脉沉紧亦为饮邪压迫之象。如为单纯的水饮，则医生用下法或是吐法祛除饮邪后，患者自然痊愈，但文中又强调"医吐下之不愈"，可见必然兼杂了其他因素。结合其用药，可推断条文中所述的情况乃是同时兼有上焦肺热不降，每逢饮邪祛除后，上焦之热迫使患者饮水解渴，饮后津液被热吸于上而不得化，再次化为水饮。因此，在祛除水饮的同时，还必须解决上焦热盛阴亏的问题，否则人体阴阳不平衡，水饮反复生成。故木防己汤以防己苦寒泻心下水饮，同时以石膏清热泻水，配合人参甘苦微寒生津润肺，以使肺气下行；水饮毕竟是阴邪，其上冲不止而不能下，也与上焦心阳不足有关，故以桂枝温阳化饮，平冲降逆。

"饮"其实便是停驻于某一较固定部位的湿邪，如为非常接近体表的"皮水"

或为靠近四肢末梢位置的"溢饮",可用辛温发汗的方法治疗。但如支饮这类位置稍深又近上焦者,则以泻里为主,稍佐辛散,但又不可单以泻法,恐过伤脾胃,因此较为合适的药物是辛散与苦泻兼备的防己。如本案患者,其病情迁延日久,水湿已深居于里且结聚于局部,但相对于其他内科病来说病位仍然偏表,同时又夹热伤阴,因此用治中上焦水饮冲逆的木防己汤较为合适。但这类湿疹患者因水饮深结于表里之间,且变动无常,其治疗难度较大,还需要后续不断地调整方药。

案例七 甘温固摄敛湿法治疗湿疹案

谢某,女,51岁,2018年7月24日初诊。

主诉 四肢反复起红斑丘疹10年余。

现病史 湿疹病史10余年,春夏加重,秋冬缓解,现见手指干燥脱屑,渗液不多,自觉瘙痒,汗多,自觉颈部寒凉,睡眠一般,口干,口苦,大便烂。舌淡暗有齿痕,苔薄白,脉弦细。

西医诊断 湿疹。

中医诊断 湿疮。

中医证型 脾虚湿蕴。

治法 健脾益气化湿。

中药处方 山药颗粒15g,茯苓颗粒10g,酒乌梢蛇颗粒10g,白术颗粒10g,白鲜皮颗粒10g,薏苡仁颗粒20g,枳壳颗粒10g,佩兰颗粒10g,党参颗粒10g,黄芪颗粒10g。

颗粒剂,冲服,每日1剂,共7剂。

2018年7月31日二诊

刻下症 口服中药颗粒剂1周,皮损较前改善明显,出汗减少,颈项寒冷减轻,纳、眠可,口苦,无口干,大便仍稍烂,小便调。舌淡暗有齿痕,苔薄白,脉弦细。

中药处方 山药15g,乌梢蛇10g,薏苡仁30g,枳壳10g,佩兰15g,茯苓15g,党参15g,香薷15g,白鲜皮15g,徐长卿15g,黄芪20g。

水煎服,每日1剂,共7剂。

患者经治疗后持续好转,续观。

按语

本案乃是一例手部湿疹,病情反复发作已有10余年,且有一定的季节性,常于春夏发作而秋冬缓解,这是因为春夏气浮越于外,湿邪随之发于肌表,而秋冬外有寒燥,湿邪反伏于里。目前患者表现为渗液不多而皮损干燥脱屑明显,再观其平素汗多而颈部怕冷,可见其表气不足,故气浮越而津液外泄,反而造成局部干燥。而里证见大便烂,已可证其脾气不足,故湿邪下泻,口干为津液不能上承,口苦为内有郁热,循胆经上炎;然而舌苔薄白而淡暗有齿痕,又可证其湿热不甚而以脾虚为主。眠一般主要为瘙痒干扰所致，脉弦细亦可证里气不足而兼有脾阴虚。

方以健脾益气为主，兼以化湿润燥，故以山药健脾养阴为君药，又兼能止泻，以挽气之下泄；白术辛苦温健脾燥湿，党参益气而补脾，两者一动一静，配合君药以健运中土。茯苓及薏苡仁皆甘淡而质重，可导湿邪下行，加上降气祛湿的枳壳又可平衡夏季过于浮越之气，以减轻体表的湿邪郁滞。佩兰芳香化湿于中，白鲜皮苦寒利湿以清胆经余热，而因其表气亏虚而生血燥，又以黄芪搭配乌梢蛇以解之。黄芪甘温益气，通行营卫而益局部气血，乌梢蛇甘温而养肌肤血肉，又通络力强，两者合用以导气血达于手指末端。

初诊时患者因长年治疗乏效，为服用方便而要求用颗粒剂，复诊时不仅皮损改善明显，且怕冷等一般症状亦有好转，遂同意服用汤药。于原方加香薷、徐长卿以加强透表化湿之力，仍重用黄芪等以益气健脾。后患者即以该方调理而愈，病情稳定。

以内伤为主的湿疹患者，当整体升降失常以脾气不升为主时，常易出现纳差、大便溏烂而皮损偏于干燥，此为湿邪从下而泻，而津气亦因不能上达肌表而导致皮肤脱屑皲裂，出现上燥下湿的表现。因此治疗中一方面须健脾兼以收敛津气，以减少津液外泄，同时益气升提，引脾阳达表，而津液得以正常外散，不困于中焦而为湿。因此方中以山药为首，《雷公炮制药性解》中称它"味甘性温……补阴虚，消肿硬，健脾气，长肌肉，强筋骨，疗干咳，止遗泄，定惊悸，除泻痢"，而《药鉴》中则更称它"治诸虚百损，疗五劳七伤"。由此可见，山药对于脾虚较为严重，伴见精气外泄者尤其适合，因为其补养之中兼可收涩，故能治虚损之病。而如本案兼见大便烂者，山药兼可收敛止泻，以挽精华之下泻，配合黄芪益气升提以供养肌表。后世亦谓山药可补肾，也是因为其性收敛有助于肾中精华封藏。

总之，本案仍是一例湿邪在里为主的湿疹，只是其内伤程度较重，津气已有下泻之虞，故方中以甘温益气升提兼以固摄，佐以行气化湿。

案例八　辛凉苦泻散湿法治疗湿疹案

徐某，男，65岁，2018年9月14日初诊。

主诉　双手掌皮肤起小丘疹、小水疱伴痒日久。

现病史　双手掌皮肤起小丘疹、小水疱，瘙痒明显，纳、眠可，大便秘，小便偏黄。舌质红，舌苔黄腻，脉弦滑。

西医诊断　湿疹。

中医诊断　湿疮。

中医证型　湿热内蕴，风热困肺。

治法　清热利湿，疏散风热。

中药处方　甘草5g，土茯苓20g，生地黄15g，白鲜皮15g，地肤子15g，防风 15g，荆芥穗 10g，干鱼腥草 15g，连翘 15g，木棉花 15g，金银花 15g，布渣叶 15g。

水煎服，每日 1 剂，共 4 剂。

同时予乳膏外搽，依巴斯汀片口服。

2018 年 10 月 12 日二诊

刻下症 药后皮损好转，瘙痒一般，纳、眠可，大便秘，小便偏黄。舌质红，舌苔黄腻，脉弦滑。

中药处方 甘草 5g，土茯苓 20g，生地黄 30g，白鲜皮 20g，地肤子 15g，防风 15g，荆芥穗 10g，干鱼腥草 15g，连翘 15g，木棉花 15g，金银花 15g，牡丹皮 10g。

水煎服，每日 1 剂，共 6 剂。

同时予入地金牛酊及复方尿素软膏外搽，参柏洗液外洗。

患者经治疗后持续好转，续观。

按语

患者湿疹以手部为重，散在丘疹及水疱，瘙痒明显，可见其湿有外发之象，然而其大便秘结不通，此为肺与大肠相表里，下焦不通则肺气亦不得宣发。然而其脉象弦滑，里热尚未成实结，故用清热利湿之法泻里，而不用攻下法，同时配合疏风化湿药以宣发肺气。

方用银地土茯苓汤加减，方中白鲜皮疏风清热利湿，地肤子利尿泻热，两者兼可通泻二便，引湿热从下焦而出，佐以生地黄以防利之太过，同时生地黄也有一定的通便作用。鱼腥草及土茯苓也是岭南地区常用的利湿药，鱼腥草清热除痛，土茯苓利湿解毒，皆善于化阳明肌肉之湿热。方中更用轻灵的疏风解表药，以荆芥及防风这组药对祛风化湿，并能散上焦之郁气。患者湿邪充斥上焦，闭郁不出而热盛于里，故再予连翘以疏风散热，花类药的木棉花及金银花芳香开窍，布渣叶开胃消滞以助脾胃运化而除湿。药后患者皮损明显好转，效不更方。

木棉花是广州市的市花，也是南方的化湿草药。春季木棉树未长叶先开花，花落后整朵从枝头掉落，当地人拾取落花后晒干入药。木棉花味甘，性偏凉，据《医学纲目》中的记载，木棉花原用于治疗痔疮，尤其是疼痛不止者，有凉血清热的功效，后也用于治疗热性痢疾腹泻不止，可以清热止泻，可见其善于清大肠中湿热。且木棉花为花类药，药性平和，化湿而不伤气，又兼可升发脾胃清阳，故广东地区喜用这味药制作日常茶饮或是药膳。用于本案中，一方面可助白鲜皮等药清利下焦湿热，另一方面又可助风药升发，正与患者湿疹病机相切合。

案例九 甘苦相佐法治疗湿疹案

张某，女，21 岁，2018 年 8 月 10 日初诊。

主诉 双手掌皮肤起小丘疹、小水疱伴痒日久。

现病史 双手掌皮肤起小丘疹、小水疱伴痒日久，瘙痒明显，纳、眠可，二便调。月经后期。舌尖红，苔薄黄腻，脉左关弦数。

西医诊断 湿疹。

中医诊断 湿疮。

中医证型 肝郁脾虚，湿热内阻。

治法 疏肝健脾，清热利湿。

中药处方 当归10g，白芍15g，柴胡15g，白术15g，甘草5g，生姜10g，栀子15g，益母草20g，香附15g，白鲜皮15g，广藿香15g，佩兰15g，地肤子10g，黄芩15g。

水煎服，每日1剂，共5剂。

同时予地奈德乳膏及复方尿素软膏外搽，参柏洗液外洗。

2018年8月24日二诊

刻下症 现皮损较前明显好转，仍有瘙痒，少许新起水疱。纳、眠可，二便调。舌尖红，苔白腻，脉左关偏弦数。

予胃苏颗粒口服。

患者经治疗后持续好转，续观。

按语

患者以手部湿疹前来就诊，皮损以瘙痒性的丘疹及水疱为主，查其纳、眠、二便并无异常，唯有月经常后期，且其左关脉弦明显，显然肝气郁结于里；其舌尖红而苔薄黄腻，又可见气郁而化湿热，湿邪驻留于中焦。故治法须清热化湿，兼以疏肝行气，肝木郁则克脾土，土困则湿热更不化，故以疏肝健脾的逍遥散加减。

方中柴胡及香附疏肝行气解郁，当归及白芍补肝血、平肝阴，白术及甘草则健脾运脾，生姜助脾土温运，并以广藿香及佩兰这组芳香化湿药对散中焦之湿，地肤子及白鲜皮清热利湿，栀子既能散肝经风热，又能清上焦热而止痒，黄芩配柴胡平肝清热。因患者常有月经后期，此亦与肝血受气机阻滞影响，以至于不能下泄有关，故加益母草利湿通经。药后患者皮损大部分好转，要求改予中成药调理，故予行气化湿的胃苏颗粒，其成分为：紫苏梗、香附、陈皮、香橼、佛手、枳壳、槟榔、鸡内金等，亦以疏导上下气机为主，而后患者基本痊愈，收效较为满意。

脾胃内伤的患者，常兼见脾土与其余四脏生克关系紊乱，如本案便是因土虚而木乘，以至于脾气不运，而湿热内生。这种情况常见于情绪压力大的年轻女性患者，其纳、眠等一般症状多无异常，但常伴有月经不调的妇科症状，湿疹亦反反复复。这种情况下，单纯健脾还不足以恢复中土的正常功能，需要重点调合"木"与"土"的关系，方能解决湿邪的源头。而逍遥散虽然是几百年前的一个老方，于临床中亦非常实用，其原方仅有八味药，但配伍十分精当。后世有争议的是该方的君药，即当归与柴胡哪一者为优先。从表面上看，该方所治的是肝郁脾虚之证，似乎疏肝解郁的柴胡应该是最重要的一味药。然而有医家认为，该方所治乃是虚证，即脾土之虚导致肝木之郁，且肝受血之濡养，肝体亏则郁而不发，故补血养肝又能散血，更切合于逍遥散的立方主旨。同时，方中还有白芍以助当归养血平肝，显然该方仍以"补养"为主，以疏通为辅。《成方切用》中有段评述说得最妙："肝虚则血病，当归、芍药养血而敛阴；木盛则土衰，甘草、白术和中而补土（补土生金，亦以平木）；柴胡升阳散热，合白芍以平肝，而使木得条达（木喜条达，故以泻为补，取疏通之义）。"肝木之郁，实者为气滞不通，虚者则因肝中阳亢而阴虚，阳气过盛而肝木不足以抒发。因此对于土虚而致肝郁者，平肝养血便是疏肝，同时兼以补脾之药，如甘草等类，亦有助于平复木气之过亢。

本案中，患者病机核心虽在于中焦湿热，但与肝气郁滞密切相关，故其脉弦而湿邪欲透而不能透，发为手部水疱瘙痒。故方中基本以逍遥散为方干，加入清热利湿之药，但整体药势偏于走表，即仍以顺达肝气向表而发。本案治湿之法以苦泻里湿为主，辛散伴清透为辅，对于脾虚兼肝木郁之内伤湿疹较为合适。

第五节　下肢湿疹案例

下肢本也是四肢的一部分，但单以下肢皮损为主的湿疹亦为数不少，因此独列一节。下肢处于人体较低位点，湿邪下注时常好发于此。正因于此，本节所用治法以淡渗利尿甚至苦泻通腑法为多，乃根据病位因势利导；但基于内伤湿疹的病机本质，方药中基本都会合入一定的健脾补脾药，以防下之太过反伤脾胃。因此，细心的读者会发现，本节中合用"甘法"的频率特别高，以甘可补脾，甘可缓之，以使行气、利湿、攻下药的效力都变得更为和缓。故本节中有药力十分柔和的甘润化湿之法（案例一、案例四），如脾虚之中还兼津亏者合入酸敛法（案例三），湿邪偏盛而里不实者用淡渗法（案例五、案例六），湿盛兼腑实者用苦泻法（案例七、案例八、案例九），有些病机更为复杂的则数法合用（案例二、案例十）。

案例一　甘温润养法治疗湿疹案

黄某，女，66岁，2017年9月5日初诊。

主诉　右下肢红斑、丘疹、水疱伴瘙痒1年余。

现病史　右下肢红斑、丘疹、水疱伴瘙痒1年余，曾于外院就诊，予口服盐酸左西替利嗪口服液、花蛇解痒胶囊、外用激素等对症处理，病情可缓解，但仍反复发作。查体见：右下肢红斑、丘疹、局部苔藓样变，纳、眠可，小便调，大便偏烂，口不干，不喜饮，无口苦。舌淡暗边有齿痕，苔白腻，脉弦。

西医诊断　湿疹。

中医诊断　湿疮。

中医证型　脾虚湿困。

治法　健脾化湿，润燥通络。

中药处方1　山药15g，乌梢蛇10g，枳壳10g，薏苡仁30g，佩兰15g，土茯苓15g，白鲜皮10g，党参15g，徐长卿15g，熟地黄15g。

水煎服，每日1剂，共7剂。

中药处方2　黄精20g，土茯苓30g，石榴皮20g，白鲜皮20g，当归10g，熟地黄20g。

制成颗粒剂外洗，每日1剂，共7剂。

2017年9月20日二诊

刻下症　病情有好转，偶有口苦，继续治疗，纳、眠可，大便偏烂，小便调。舌淡暗，苔稍白腻，脉弦滑。

中药处方1　山药15g，乌梢蛇10g，薏苡仁30g，佩兰15g，布渣叶15g，茯苓15g，枳壳10g，党参15g，白鲜皮15g，徐长卿15g，熟地黄15g。

水煎服，每日1剂，共7剂。

中药处方2　黄精20g，土茯苓30g，石榴皮20g，白鲜皮20g，当归10g，熟地黄20g。

颗粒剂外洗，每日1剂，共7剂。

2017年11月7日三诊

刻下症　近期病情有少许反复，继续治疗，大便偏烂，纳、眠可，小便调。舌淡暗边有齿痕，苔白腻，脉弦。

中药处方1　山药15g，乌梢蛇10g，佩兰15g，枳壳10g，薏苡仁30g，佛手15g，白鲜皮15g，茯苓15g，徐长卿15g，党参15g，熟地黄15g，布渣叶15g，酒川牛膝15g。

水煎服，每日1剂，共3剂。

中药处方2　黄精20g，土茯苓30g，石榴皮20g，白鲜皮20g，当归10g，熟地黄20g，地肤子20g，重楼20g。

制成颗粒剂外洗，每日1剂，共3剂。同时予复方尿素软膏及他克莫司软膏外用。

随访后得知患者皮损已基本缓解，病情稳定。

按语

患者湿疹皮损虽仅以下肢为主，然而反复用中西医治疗，控制情况不理想。就诊时因皮损反复发作，局部已见苔藓样变，可见为慢性湿疹无疑。而纳、眠尚可，可见升降尚可维持正常，唯大便烂而小便不黄为湿盛于里，脾胃不能运化而下渗；因湿邪堆积于中而津液不能运化，故口不干也不喜饮。舌淡暗而边有齿痕亦为一派脾虚之象，而苔白腻为湿盛于中，脉弦为中气不足之症，以至于气欲透而不能透。

故治以健脾渗湿之法，方中用山药健脾养阴止泻，党参补脾益气，薏苡仁甘淡而渗利肌肤湿邪，配合土茯苓清利湿热。因其气不能透表而出，再予徐长卿祛风化湿止痒，而另一味止痒药乌梢蛇乃血肉有情之品，既有一定补益功效，又能祛风通络，对于慢性瘙痒的皮损尤其适用。本案之湿以里为重，故加佩兰芳香化湿，同时予枳壳以下气助湿邪排出。因局部偏于苔藓样变而稍肥厚，故加少许熟地黄润燥通瘀。同时予润燥止痒的外用汤剂浸泡局部皮损。二诊时皮损较前好转，余症同前，仅新增少许口苦，考虑是胃气稍郁所致，故于原方中加消食开胃的布渣叶。三诊时皮损少许反复，原方加佛手以助脾胃运化，以酒川牛膝引药力作用于下肢皮损。

在脾虚湿滞的慢性湿疹患者中，因脾胃运化失常，出现气滞食积的情况也不在少见。因此在治疗用药中，常常需要加上一些行气开胃药，融合了"运脾"的补法更胜于"呆补"。佛手是一味温和的药物，《本草撮要》中云："（佛手）进中州食而健脾，除心头痰水，治痰气咳嗽。"书中还强调这味药"独用损气，宜与参术并行"，特别适合与补气药一同使用。妙在其气香可醒脾开胃，而味辛开苦降可行气导滞，又略带酸味可泻而不伤，有助于健脾胃除食积。方中另一味药布渣叶也有同样功效，其味中亦带酸，只是整体更偏于清热化湿。

同时，本案内服与外用中药的配合亦讲求技巧。患者为一慢性湿疹，局部虽然已因"由瘀化燥"而呈现苔藓样变，但里证仍以脾虚湿盛为主，因此内服方药不可用大量的滋阴化瘀药，以防药过滋腻而碍脾胃运化。外用汤药以大量滋阴润燥药组成，直接作用于局部，不须经过脾胃，就能够缓解皮损处的干燥瘙痒。当然，在前期使用时，外用方中也适当添加了两味清热燥湿药，而后期则更偏重于养血滋阴，这也是根据病机变化而进行的调整。治疗方药的内外配合也是一种思路，有助于解决慢性湿疹"里湿外燥"的病机矛盾。

案例二　泻湿三法合用治疗湿疹案

丘某，女，80岁，2018年10月16日初诊。

主诉　全身起皮疹伴瘙痒数月。

现病史　全身反复起红斑、丘疹，下肢散在斑块，伴瘙痒，无发热，无腹痛、腹泻，无关节疼痛。纳、眠可，小便调，大便秘结。舌质红，舌苔白腻，脉弦。

西医诊断　湿疹。

中医诊断　湿疮。

中医证型　湿热互结。

治法　泻湿清热，透表止痒。

中药处方　白鲜皮20g，徐长卿15g，牡丹皮15g，蝉蜕10g，山药15g，甘草 5g，苍术 15g，滑石 10g，红条紫草 10g，土茯苓 15g，赤芍 15g。

水煎服，每日 1 剂，共 7 剂。

同时予止痒利湿外洗颗粒外洗，每次一小袋；以卤米松乳膏、地奈德乳膏、复方尿素乳膏外用。

2018 年 10 月 23 日二诊

刻下症 皮疹减轻，夜间瘙痒较剧，影响睡眠，大便秘结改善，平素乏力，疲倦，腰酸背痛，纳、眠可，小便调。舌质红，舌苔白腻，脉弦。

中药处方 白鲜皮 20g，煅牡蛎（先煎）30g，甘草 5g，红芪 5g，徐长卿 5g，蝉蜕 10g，赤芍 15g，红条紫草 10g，山药 5g，土茯苓 15g。

水煎服，每日 1 剂，共 7 剂。

同时予卤米松乳膏、地奈德乳膏外用，阿伐斯汀胶囊口服。

2018 年 11 月 6 日三诊

刻下症 皮疹基本消退，瘙痒仍然较剧。继续治疗。大便秘结，纳、眠可，小便调。舌质红，舌苔白腻，脉弦。

中药处方 地肤子 15g，乌梢蛇 10g，牡丹皮 15g，火麻仁 10g，徐长卿 15g，薏苡仁 30g，土茯苓 15g，荆芥 15g，紫草 10g，甘草 5g，茵陈 15g。

水煎服，每日 1 剂，共 7 剂。

2018 年 11 月 13 日四诊

刻下症 瘙痒减轻，大便秘结改善，纳、眠可，小便调。舌质红，舌苔白腻，脉弦。

中药处方 地肤子 15g，薏苡仁 30g，土茯苓 15g，荆芥穗 15g，怀山药 15g，紫草 10g，甘草 5g，绵茵陈 15g，生地黄 15g，茯神 15g，乌梢蛇 10g，牡丹皮 15g，火麻仁 10g，夜交藤 20g。

水煎服，每日 1 剂，共 10 剂。

药后持续好转，续观。

按语

本案患者皮损以下肢为重，皮损干燥无渗液，且伴见长期的大便秘结，可见湿热深伏于里；舌质红，苔白腻也符合湿热相合之象；只是从脉弦的角度来说，湿盛的程度较重，从苔色白腻而非黄腻也可佐证这一判断。整体的用药方向仍以苦寒清热泻湿为主，如白鲜皮之类。但因热势较轻，不宜过用苦寒，因此适当合入了淡渗之法，如土茯苓、滑石等的利尿渗湿药，这里也取三仁汤之方意，达清利湿热之功。

药后皮损较前缓解，患者又补诉平素有疲倦乏力、腰酸等症，此为虚象显露，故方中加入益气养血之红芪；因本次就诊时诉睡眠较差，加入牡蛎以安神助眠。三诊时皮损虽持续消退，但瘙痒一症较为顽固。医生转而考虑里之湿热虽退，但肌表玄府仍开通不畅，气不通则作痒，改用乌梢蛇、荆芥以疏风化湿，故三诊集苦泻、淡渗、辛散三法而成方。药后果然瘙痒减轻、大便不通的情况亦改善，效不更方。

对于里之湿热证，编者认为虽当从里论治以苦泻为要，但是湿疹毕竟是发于体表的皮肤病，还须适当佐以升提开表药。《叶氏医效秘传·身痒》中云："身痒者，或太阳不能作汗而致，或阳明久虚无汗而致，或厥阴似疟不能得小汗而致。"叶氏所强调的，并不是指所有的瘙痒都要用"发汗法"治疗，但自然的汗出乃是肌表阴阳平衡后毛窍得以宣通的结果，代表着肌表邪气的排出。而能达于肌表的一般都是质地轻扬的风药，即"汗法"是最易疏通表气的治法。在本案湿疹的治疗中，皮损虽然随着里之湿热的减轻而消退，但瘙痒一直持续，故须考虑是否表邪未透，而加用祛风透表药。同时，因为本案中湿重于热，湿邪蒙蔽清窍，热不足以达湿于外，故最后要借助疏风药的力量方能开表散湿。

方中有味较特殊的用药是乌梢蛇，味甘性平，在《中药学》的分类中本属于祛风湿药，然而该药用于皮肤病的治疗历史也颇为久远。宋元时期的《证类本草》中便记载："（乌蛇）主治诸风瘙瘾疹，疥癣，皮肤不仁。"明代的《雷公炮制药性解》中云："乌梢蛇之用，专主去风以理皮肉之疢，肺主皮毛，脾主肌肉，故两入之。"意为乌梢蛇可入脾肺而祛两经之风，故与皮肤病颇为相宜。其本身为血肉有情之品，又味甘能补脾，是既能通又能补的祛风止痒药。对于本案患者，原本素有体虚不足，如二诊中的疲倦乏力之诉可见一斑，即中土本亏。本次发病虽以湿热为标为急，但自身的升发宣透之力亦不足，下肢皮损较其他部位更为突出，可能便与此有关。故以乌梢蛇甘温补益，并行祛风，于本案中正是标本兼顾。

案例三 甘酸淡渗利湿法治疗湿疹案

何某，女，55 岁，2018 年 8 月 7 日初诊。

主诉 双下肢起皮疹伴瘙痒 10 天。

现病史 10 天前开始双大腿反复起红斑、丘疹，伴瘙痒，二便调。平素多汗、夜间潮热盗汗，纳可，眠差。舌淡，苔薄，有裂纹，脉沉弦。

西医诊断 湿疹。

中医诊断 湿疮。

中医证型 气阴两虚，湿滞内停。

治法 益气养阴，淡渗利湿。

中药处方 生地黄 15g，山药 15g，泽泻 15g，白术 15g，北芪 15g，制山萸肉 15g，牡丹皮 15g，茯苓 15g，防风 20g，地肤子 15g。

水煎服，每日 1 剂，共 3 剂。

同时予以开瑞坦口服。

2018 年 8 月 25 日二诊

刻下症 复诊，双大腿散在红斑，瘙痒。纳可，眠差，二便调。舌淡，苔薄，有裂纹，脉沉弦。

中药处方　熟地黄 15g，怀山药 15g，泽泻 15g，白术 20g，北芪 20g，当归 10g，盐山萸肉 15g，牡丹皮 15g，云苓 15g，防风 20g，地肤子 15g，白鲜皮 15g。

水煎服，每日 1 剂，共 5 剂。

同时予开瑞坦口服。

2018 年 9 月 1 日三诊

刻下症　皮疹基本消退，遗留色素印。纳可，眠差，二便调。舌淡，苔薄，有裂纹，脉沉弦。

中药处方　熟地黄 15g，山药 15g，泽泻 15g，白术 20g，北芪 20g，夜交藤 20g，盐山萸肉 15g，牡丹皮 15g，云苓 15g，防风 20g，当归 10g。

水煎服，每日 1 剂，共 7 剂。

2018 年 10 月 9 日四诊

刻下症　四肢散在淡红色丘疹，瘙痒。纳可，眠差，小便调。舌淡，苔薄，有裂纹，脉沉弦。

中药处方　制山萸肉 15g，山药 15g，牡丹皮 15g，云苓 15g，防风 20g，当归 10g，茯神 20g，黄芩 15g，白术 20g，北芪 20g，夜交藤 20g。

水煎服，每日 1 剂，共 7 剂。

2018 年 10 月 27 日五诊

刻下症　旧皮疹好转，诉平素颜面偶有丘疹，瘙痒剧烈。自觉颈后凉，多汗，夜间潮热盗汗较前减轻，纳可，眠差，二便调，夜尿频。舌淡，苔薄，有裂纹，脉沉弦。

中药处方　山药 15g，盐杜仲 15g，白术 20g，北芪 30g，夜交藤 20g，牡蛎（先煎）30g，防风 20g，制山萸肉 15g，茯苓 15g，桑寄生 15g，茯神 20g。

水煎服，每日 1 剂，共 7 剂。

药后继续好转，续观。

按语

患者湿疹病史较短，本次就诊时发病仅 10 日，然并未见渗液、水疱等典型的急性湿疹表现，这可能与患者自身的体质有关。观其舌象舌淡而有裂纹，脉亦沉弦，可见里之气阴皆不足，故气血不能达于表。因表气亏虚，阳不能固，故多汗；夜间阳气内潜，内之阴分不能潜摄，故出现夜间盗汗。眠差一方面与湿疹导致的瘙痒有关，另一方面也与患者的"阳不入阴"相关。

故治之以六味地黄丸加减方，方中更加入黄芪，乃仿李杲当归六黄汤之意。当归六黄汤出自《兰室秘藏·自汗门》，书中称其为"治盗汗之圣药也"。原方用当归、生地黄、熟地黄滋阴，合入苦寒泻火"三黄"（即黄柏、黄芩及黄连），并用剂量翻倍的黄芪为君。方中共有六味名字中带"黄"字的药材，故名为"六黄"。该方主治阴虚火旺之盗汗，故滋阴与清热泻火药并用，而黄芪看似与病机无关，实则作用十分关键。书中云："汗多则亡阳，阳去则阴胜也，甚为寒中。"李杲认为，汗出会消耗人体的元气，因此长期盗汗的人，最终阳气必虚，尤其是脾胃内伤不足之人，其汗出本也与卫表不固有关。因此，当归六黄汤中用得最妙的是黄芪，在其他六味药将"气"沉降的同时，补益表气以止汗，减少元气的损耗。

由于本案中患者的虚象更为突出，黄连等苦寒药不宜用，故仅取当归六黄汤之方意，以益气之黄芪搭配滋阴之地黄，稍用牡丹皮等清热，并用防风宣表化湿。药后患者继续好转，前期数诊一直守方，唯患者眠差改善较慢，因此医生也随证加入茯神、夜交藤等药以安神助眠。

防风也是"补土派"开山祖师李杲最喜用的风药之一，甚至在数条方药中都以防风命名，如通气防风汤、防风芍药汤、防风当归饮子等。防风性味甘温，本草古籍中称其为"风药之润剂"，意思是它是诸多香燥解表药中最为柔润的一味。对于本案患者，一方面既有阳虚不升，另一方面内之阴分亦不足，故以防风助黄芪之轻扬，其性柔和而升散不耗津，故重用之。总之，本案可作为湿疹属里气阴两伤，湿困肌表者治疗之示范，其湿在里故以茯苓、泽泻渗利为主，因里虚不足故避开了过多苦寒药的使用，并加以益气药起宣通之效。

案例四　甘润养津透湿法治疗湿疹案

刘某，男，68岁，2018年5月12日初诊。

主诉　下肢皮肤红斑、丘疹伴瘙痒反复发作2年余。

现病史　患者2年前无明显诱因双下肢皮肤出现红斑、丘疹，搔抓后皮肤溃破、渗液，病情时轻时重。现皮肤见红斑、丘疹，色素沉着，干燥、脱屑，部分苔藓样，瘙痒，纳、眠一般，口干，大便干结，小便正常。舌质淡，舌尖红，苔薄黄，脉细。

西医诊断　湿疹。

中医诊断　湿疮。

中医证型　血虚风燥。

治法　益气养血，宣表透湿。

中药处方　防风10g，荆芥10g，生地黄10g，玄参10g，首乌藤20g，当归10g，黄芪15g，白芍10g，蒺藜10g，甘草5g。

水煎服，每日1剂，共7剂。同时予盐酸左西替利嗪胶囊口服，地奈德乳膏外涂。

2018年5月19日二诊

刻下症　药后皮损缓解，红斑消退，皮肤色素沉着斑、干燥、脱屑，瘙痒减轻，纳、眠一般，口干，大便干结，小便正常。舌质淡，苔薄白，脉细。

中药处方　防风10g，荆芥10g，首乌藤20g，当归10g，黄芪15g，白芍10g，蒺藜10g，龙眼肉10g，甘草5g。

水煎服，每日 1 剂，共 10 剂。

2018 年 6 月 5 日回访，患者皮疹消退，无明显瘙痒不适。

按语

患者的湿疹病史已经有较长病程，在反复的发作后，目前皮损以不伴有渗液的红斑、丘疹为主，且伴有干燥、脱屑，部分肥厚皮疹已经出现苔藓样变，可见局部湿瘀深结于里，而表有化燥。同时，其人虽纳、眠均可，但口干而伴有大便干结，可见里阴有亏，其脉细亦可佐证。而其舌尖红而苔薄黄是阴虚化热之象，舌质淡证明其里气不足，故整体病机为脾胃气虚湿蕴，阴血亏虚化热，日久湿热瘀结于肌表。

故处方以益气养血兼可祛风的当归饮子加减，方中有黄芪益气补脾以祛内外湿邪，当归养血润燥，黄芪配当归兼可益气生血。同时又有生地黄滋阴、白芍敛津，其中白芍尤其善润表燥，并兼能活血化瘀。方中有防风及荆芥宣表透湿而止痒，因其湿瘀深伏于里，故再加首乌藤以活血通络，蒺藜透表止痒，甘草调和诸药。本案阴分已伤，因此医生还添了一味玄参以滋阴清热，原方中本该有川芎，但因恐其过于香燥而去。药后整体皮损情况均有改善，包括干燥及浸润程度均较前减轻，但燥邪易去，而气血尤其是阴血复生较慢，故患者仍有口干及大便干结等症。同时其睡眠也仍一般，考虑与心血不足相关，故加龙眼肉以养心安神。续服 10 剂后诸症大为缓解，基本告痊愈。

本案的特别之处在于以甘温法为主治疗湿疹。一般来说，对于以"湿"为核心的湿疹，多数会考虑采用利湿功效更为突出的方剂。但在这例患者身上，其热仅显示为舌尖红，苔也为薄黄，是阴虚化热之象，何以缠绵 2 年有余且反复发作呢？观其胃纳一般而舌质淡，脉象亦细，分明一派气血不足之象。由此可推断，患者年高本有内伤之本底，反复的湿疹发展耗气伤津，以至于病及血分，故湿热虽轻亦无法托表透达。所谓"开表"亦是一种"汗"法，经云"阳加于阴谓之汗"，需要有足够的阳气方可托津液于表，有充足的津血方能汗出有源。因此，患者虽反复发作，但由一开始的湿润渗出转为后期的干燥肥厚，已是里之气血皆亏，不能达表。故治以益气养血的当归饮子，且未刻意添加太多的活血化瘀药，乃源于本案内伤重而湿热轻。

按《中华医典》中的记载，当归饮子最早见于宋元时期的《严氏济生方》，其书中云："治心血凝滞，内蕴风热，发见皮肤，遍身疮疥，或肿痒脓水浸淫，或发赤疹痦瘤。"该方本身便是一张皮肤科常用方，后世常用它治疗"血虚风燥"证型。一般认为当归饮子是在四物汤养血的基础上加荆芥、防风、祛风，黄芪及何首乌益气养血，蒺藜透表止痒。现代皮肤科常用它治疗干燥脱屑性皮损，因体表之燥常源于气血不能荣养，而此方养血为重，兼能益气托表，如陈实功使用它治疗手足皲裂："手足破裂，乃干枯之象，气血不能荣养故也。此因热体骤被风寒所逼，凝滞血脉，以致皮肤渐枯渐槁，乃生破裂，日袭于风，风热相乘，故多作痛……

内服当归饮子。"因此该方在慢性湿疹以干燥脱屑为突出，且兼有舌淡而口干、大便干等血虚见症者中大有用武之地。从病位及治法的角度看，当归饮子是以甘温法为主，兼以辛散化湿，病位在里，病性为虚。

案例五　淡渗利湿通络法治疗湿疹案

梁某，男，68岁，2018年12月6日初诊。

主诉　反复全身多处皮肤皮疹、瘙痒数月。

现病史　全身散在红斑、丘疹，抓痕，血痂，双下肢明显，并肿胀、渗液，纳、眠可，二便调。舌质淡红，舌苔微黄，脉弦滑。

西医诊断　湿疹。

中医诊断　湿疮。

中医证型　水湿下注，瘀阻脉络。

治法　淡渗利湿，凉血化瘀。

中药处方1　白鲜皮15g，泽泻10g，薏苡仁20g，地肤子10g，生地黄30g，牡丹皮15g，土茯苓20g，猪苓10g，滑石15g，徐长卿15g，茜草10g，荆芥穗10g，莪术15g。

水煎服，每日1剂，共7剂。

中药处方2　苦参30g，黄柏30g，白鲜皮30g，石榴皮30g，枯矾30g，百部30g，大飞扬20g，马齿苋20g，大黄20g。

外洗，每日1剂，共7剂。

同时予他克莫司软膏、消炎止痒霜、复方尿素软膏外搽适量。

2018年12月13日二诊

刻下症　复诊好转，下肢肿胀消退，皮疹浸润减轻，瘙痒较前缓解，巩固治疗。纳、眠可，二便调。舌质淡红，舌苔微黄，脉弦滑。

中药处方1　白鲜皮15g，泽泻10g，薏苡仁20g，地肤子10g，生地黄30g，牡丹皮15g，土茯苓20g，猪苓10g，滑石15g，徐长卿15g，茜草10g，荆芥穗10g，蒺藜10g，苍术15g，厚朴10g。

水煎服，每日1剂，共7剂。

中药处方2　苦参30g，黄柏30g，白鲜皮30g，石榴皮30g，枯矾30g，百部30g，大飞扬20g，马齿苋20g，大黄20g。

外洗，每日1剂，共7剂。

同时予消炎止痒霜、丙酸氟替卡松软膏外搽适量。

2018年12月20日三诊

刻下症　复诊好转，皮疹稳定，遗留色沉，纳、眠可，二便调。舌质淡红，舌苔微黄，脉弦滑。

中药处方1　白鲜皮15g，泽泻10g，薏苡仁20g，地肤子10g，生地黄30g，牡丹皮 15g，土茯苓 20g，徐长卿 15g，茜草 10g，荆芥穗 10g，蒺藜 10g，苍术 15g，厚朴 10g，莪术 10g，桃仁 10g。

水煎服，每日 1 剂，共 7 剂。

中药处方 2　苦参 30g，黄柏 30g，白鲜皮 30g，石榴皮 30g，枯矾 30g，百部 30g，大飞扬 20g，马齿苋 20g，大黄 20g。

外洗，每日 1 剂，共 7 剂。

同时予消炎止痒霜、丙酸氟替卡松软膏外搽适量。

2018 年 12 月 29 日四诊

刻下症　皮疹颜色较前减淡，无新发，纳、眠可，二便调。舌质淡红，舌苔微黄，脉弦滑。

中药处方 1　白鲜皮 15g，北沙参 15g，薏苡仁 20g，地肤子 10g，生地黄 30g，牡丹皮 15g，土茯苓 20g，徐长卿 15g，茜草 10g，荆芥穗 10g，莪术 10g，桃仁 15g，蒺藜 10g，苍术 15g，厚朴 10g，煅牡蛎（先煎）30g。

水煎服，每日 1 剂，共 7 剂。

中药处方 2　苦参 30g，黄柏 30g，白鲜皮 30g，石榴皮 30g，枯矾 30g，百部 30g，大飞扬 20g，马齿苋 20g，大黄 20g。

外洗，每日 1 剂，共 7 剂。

同时予丙酸氟替卡松软膏外搽适量。

按语

患者湿疹皮损遍布周身，但以下肢为重，局部肿胀渗液明显，本当从表而用发散法，但因其病位主要在于下肢，又有水湿下趋之势，经云"诸有水者，腰以下肿，当利小便；腰以上肿，当发汗乃愈"，故以淡渗利湿法为主。同时，四诊中脉弦滑为湿热欲盛未盛，居于半表半里之象，苔微黄为热邪较轻，故稍佐寒药即可。

方中治以大量利尿药，如泽泻、薏苡仁、土茯苓、猪苓等，白鲜皮苦寒泻热的同时亦有利小水的功效。因患者皮损中夹杂抓痕及血痂，其热有入于血分的趋势，故用牡丹皮、地黄、茜草以凉血清热，莪术配合荆芥活血疏风止痒。药后下肢皮损肿胀渗出的情况明显改善，下渗之湿渐去，故于原方基础上加入苍术、厚朴这组药对，以温运中焦之湿。后患者情况持续改善，唯局部色沉明显，故亦适当加入桃仁等活血化瘀药。一般来说，皮损以下肢为重者，湿邪困阻的同时多兼杂局部血络不通，故本案的整个治疗过程中，都配合一定的活血通络药。

对于湿邪堆积于表里之间，且有下趋倾向的，淡渗利湿是较为切合病势的治法。按东垣的药物分类观，茯苓、泽泻、滑石这类味淡气薄的本草属于"阳中之阴"，有"发泄"之性。此处的"发泄"出自《素问·阴阳应象大论》的"气薄则发泄，厚则发热"一语，意为香气浓烈且药性温热的药物有温阳助热的功效，而相对气息淡薄的药物虽未能达到使阳热蒸蒸而上的效果，但也有助表气通行的作用。古人谓化湿之法为"发汗利小便"，汗法适合于偏于卫表且气盛充盈的湿病，如气不足以发而湿邪稍深一层的，用气薄之药以利尿也是一种折中的方法。如本案中因湿邪大量聚集于下，用汗法不太合适，故用淡渗之药稍助表气"运行"，使水液得气化而出，对于半表半里的湿邪较为适宜。

案例六　甘寒养阴利湿法治疗湿疹案

林某，女，20岁，2018年8月30日初诊。

主诉　双侧下肢出现红色丘斑疹2个月。

现病史　双侧下肢出现红色丘斑疹2个月，瘙痒明显，现见双侧下肢散在红色丘斑疹，少许渗出，无口苦、口干，纳、眠可，二便正常。舌红剥苔、裂纹，脉细。

西医诊断　湿疹。

中医诊断　湿疮。

中医证型　阴虚内热湿蕴。

治法　滋阴清热利湿。

中药处方　北沙参15g，茯苓15g，徐长卿20g，防风15g，地肤子15g，甘草10g，生地黄15g，白鲜皮15g，紫苏叶15g，蝉蜕10g，牛膝15g。

水煎服，每日1剂，共7剂。同时予消炎止痒乳膏，地奈德乳膏外用。

2018年9月13日二诊

刻下症　新发皮疹减少，双侧下肢见少许红色丘斑疹，无渗出，瘙痒明显减轻，无口苦、口干，纳、眠可，二便正常。舌红剥苔、裂纹，脉细。

中药处方　徐长卿20g，防风15g，茯苓15g，地肤子15g，甘草10g，藿香10g，白鲜皮15g，紫草15g，蝉蜕10g，牡丹皮15g，法半夏15g，牛膝15g。

水煎服，每日1剂，共7剂。余治疗方案同前。

患者经治疗后持续好转，续观。

按语

患者湿疹病史已有2个月，渗液不多，以亚急性期表现为主；里证虽然无明显异常，然而舌红苔花剥且有裂纹，可见里之阴分亏虚突出，不能发汗耗津，甚至连淡渗利尿也不太相宜。此为湿热在里而又兼阴虚，需要先以甘寒养阴之品滋养阴分，同时淡渗、辛散、苦泻之药都稍取些许，引湿邪上下分消，但皆不可过量，以防过度耗伤津液。

因其体表有渗液，湿邪仍有外渗之势，故此方中用北沙参和生地黄甘寒以滋阴，茯苓淡渗利湿，白鲜皮及地肤子苦泻里之湿热，紫苏叶、防风及蝉蜕轻扬温和而解表止痒。因皮损以下肢为主，故再用牛膝作为引经药以直达病所。首诊药后患者皮损明显好转，渗液已基本收敛，但舌脉同前，表湿已减而里热尚盛，故加紫草及牡丹皮以凉血清热，减解表之紫苏叶，而改用藿香、半夏以化中焦之湿邪。

皮肤病中因皮损集中的部位不同，为了更有针对性地发挥药力，常常会适当加入一些引经药。如《验方新编·外科要诀》中便道："凡治毒（指毒疮），必须按经加引经药，方能奏效。"书中还举例说："头脑上引经用藁本，手上用桂枝，胸前口上用桔梗，腰上用杜仲，脚上用牛膝，耳内用菖蒲，耳后用柴胡、夏枯，鼻孔用辛夷、桔梗，颧骨用公英，唇口用山栀、白果。颈背侧膀胱经用羌活，乳房用公英，有儿吃乳者宜加漏芦以通乳窍，或山甲亦可。腰眼用独活。"一般来说，引经药的使用亦遵循"腰以上天气主之，腰以下地气主之"的原则，对于皮损位于上部的则用性味轻灵的药物，对于病位主要在下的加重浊质沉之药，以调整药方的作用方向。

如本案中所用的牛膝便是治疗下肢及足部湿疹常用的引经药。其味苦酸而性平，临床需要加强通经活络之力时，常用酒川牛膝，要增强补益之力时则用怀牛膝。《本草图经》中称这味本草"茎高二三尺，青紫色，有节如鹤膝，又如牛膝状"，故得名"牛膝"。《新修本草》中称它主治"寒湿痿痹，四肢拘挛"，还着重强调了一下它可治"膝痛不可屈伸"，可见牛膝确实有专走下肢之性。《神农本草经疏》中说："牛膝禀地中阳气以生，气则兼乎木火之化也……味厚气薄，走而能补；性善下行，故入肝肾。"正因为牛膝可通可补，和补药搭配则补而不滞，和通利药搭配则又有一定补益之性，故在各种不同情况中都可作为引经药使用，《本草蒙筌》中称"故凡病在腰腿胻踝之间，比兼用之而勿缺也"。

在治疗皮肤病方面，《本草易读》对牛膝也给予了高度评价，称它"痈肿恶疮悉疗，金疮折伤皆医"。牛膝对于皮毛之疾的治疗，主要是发挥其通络祛瘀的作用，对于下肢皮损肥厚者尤为适宜，同时也可引气血下行归于肾中而补肝肾。因本案里阴不足且脉细无力，原有内伤之本，故用了补益之性更强的怀牛膝。该药通而不泄，又有一定益精填髓的作用，也与本案湿热中兼阴虚的病机相符合。

案例七　清热利湿通腑法治疗湿疹案

刘某，女，75岁，2017年10月20日初诊。

主诉　双下肢散在红斑、丘疹伴瘙痒1个月。

现病史　无明显诱因双下肢散在红斑、丘疹，自诉瘙痒，皮肤干燥，散在抓痕、血痂，口干苦，纳、眠可，小便调，大便干结。舌质红有瘀点，舌苔白腻，脉弦。

西医诊断　湿疹。

中医诊断　湿疮。

中医证型　湿热内结。

治法　清热利湿，行气通腑。

中药处方　白鲜皮15g，薏苡仁20g，地肤子10g，土茯苓20g，徐长卿15g，甘草5g，荆芥穗15g，茵陈15g，酒大黄10g，火麻仁20g，枳实10g，川芎10g，佩兰 15g。

水煎服，每日 1 剂，共 14 剂。

消炎止痒膏、地奈德乳膏外搽适量，依巴斯汀片备用。

2017 年 11 月 3 日二诊

刻下症 皮疹较前好转，瘙痒明显缓解，皮肤干燥，纳、眠可，小便调，大便偏干但较前通畅。舌质红有瘀点，舌苔白腻，脉弦。

中药处方 白鲜皮 15g，薏苡仁 20g，地肤子 10g，土茯苓 20g，徐长卿 15g，甘草 5g，荆芥穗 15g，茵陈 15g，大黄 10g，火麻仁 20g，枳实 15g，川芎 10g，佩兰 15g，法半夏 10g。

水煎服，每日 1 剂，共 14 剂。

消炎止痒霜外搽适量。

后随访得知，患者坚持服药半个月余，病情基本痊愈。

按语

患者是一例下肢湿疹，皮肤干燥，皮损以丘疹为主，但里证可见舌苔白腻且大便干结，可见湿盛于里而不能泄，津液困阻不行，故上见皮肤干燥而下见肠道不润。口干亦可证其津液不能上承于口，且口苦为里已化郁热。同时兼见其舌质红而有瘀点，结合其脉弦特点，考虑湿困气滞中兼有轻度血瘀。

故整体治法应该以行气通腑泻湿为主，同时疏导津血上输及下渗，恢复其"上归于肺，通调水道，下输膀胱"的正常运转。故方中以泻热通腑之大黄、枳实配合白鲜皮、地肤子以清中焦湿热，茵陈以泻里郁蕴结而成之热；佩兰及荆芥穗芳香化湿，湿去则津液得以上承；薏苡仁、土茯苓气清质重引湿邪下渗，上下分消湿邪。因患者瘙痒明显，又以徐长卿祛湿透表止痒。同时加一味川芎以行气化瘀，以使气行血亦行，瘀滞与湿邪同去。药后患者皮损明显缓解，大便虽仍干结，但排便已较前顺畅，考虑湿邪未尽，气滞未解，继续守原方，仅加一味半夏降胃气而除湿。

湿疹皮损表现为湿困于里者，常常出现表面皮肤干燥或是大便干、口干等表现，看似以阴分亏损为主，然而细查其舌苔既非少苔亦不干，而是表现为白厚腻甚至黄厚腻，此为湿邪困阻气机，津液不能输布而造成"燥"的表象。在治疗这类病案的过程中，除了利湿之外，行气也是非常重要的一环，郁滞得解，津液上承下布，皮损的干燥瘙痒方能缓解。而本案中腑实不通的结滞显然更为突出，胃气不得降泄，以至于脾气也不能升而散湿，因此方中取麻子仁丸方意以下气泻湿。

其中，味苦酸而性寒的枳实是打开郁闭气机的关键药物。世人皆知枳实可以下气通便，行气消胀，少有人知的是它还可以止痒。《证类本草》中称枳实主治"大风在皮肤中如麻豆苦痒"。《本经疏证》在分析这一功效时说："试思风本流动之邪，皮肤中又营卫所在，为环周不休之处，两动相合，犹能为如麻如豆之形而不散，此非寒热结而何？夫形诸外必有诸内，皮肤中者，正肌肉之间，胃脾所主也。脾胃本有寒热，相结肌肉间，气自不能流转，风复袭之，于是内外相引，表里相通，屈伸进退，虽如麻如豆，而或起或伏，正以其根于内也。拔起根，枝叶又焉所附，治里之物，偏有此解表之能，不推为首功可乎?"意思是因脾胃气机不畅，导致外风不得疏散而结于皮肤，发为风疹瘙痒，因病起于里气之滞，故以枳实降泄里气，表气自同，瘙痒及皮疹均可自愈。由此可见，枳实所治乃由里及表的气滞不通，与本案病机十分契合。然而它毕竟是降泄之物，一般来说，如大便通而湿邪已去，便不可过用，以防过度降气伤脾胃。因此《本草蒙筌》中说枳壳"能损至高之气，不宜服多"。

总而言之，本案乃因里之脾胃气滞湿困，尤其是胃腑不通所致，因此用降气导湿兼以升提行气，方中侧重于运四维以恢复中土的正常功能。

案例八 甘温运脾法治疗湿疹案

苏某，男，67岁，2018年12月18日初诊。

主诉 全身红色丘疹1个月余。

现病史 全身红色丘疹1个月余，散在分布，瘙痒明显，左侧大腿后侧局部暗红色斑块，伴见糜烂、渗出，瘙痒，无口干、口苦，纳可，眠一般，二便正常。舌淡暗胖，苔薄黄腻，脉弦。

西医诊断 湿疹。

中医诊断 湿疮。

中医证型 脾虚湿瘀。

治法 健脾祛湿化瘀。

中药处方 徐长卿15g，薏苡仁15g，防风10g，苦参10g，地肤子15g，甘草10g，白鲜皮15g，蝉蜕15g，茯苓15g，紫草15g，太子参15g，白术15g。

水煎服，每日1剂，共7剂。

同时予地奈德乳膏、消炎止痒乳膏等外用。

2018年12月27日二诊

刻下症 皮疹好转，仍瘙痒，以腰部的腰带位置明显，糜烂渗出基本缓解，无口干、口苦，纳可，眠一般，二便正常。舌淡暗胖，苔薄黄腻，脉弦。

中药处方 徐长卿15g，薏苡仁15g，防风10g，苦参10g，地肤子15g，甘草10g，白鲜皮15g，茯苓15g，太子参15g，白术15g，乌梅10g，乌梢蛇10g，北沙参15g，莪术10g。

水煎服，每日1剂，共7剂。余治疗方案同前。

患者经治疗后持续好转，续观。

按语

患者就诊时皮损散发全身，并以右侧大腿为重，局部糜烂渗液，可见湿聚于表，须行透发或渗利；其舌淡胖，又可见湿之所生当责于脾气亏虚，本起于脾胃内伤；舌淡中偏暗，且皮损呈暗红色斑块，是湿瘀互结之象。脉弦为正气与湿邪相争，相持于表里而不下，苔黄腻可见湿邪已化热。故方中用四君子汤以补脾运脾，易党参为太子参以防其温燥助热，以防风、蝉蜕轻扬化湿解表，茯苓、薏苡仁甘淡而质重利尿渗湿，徐长卿、紫草凉血活血，更以苦参、地肤子等清泻里之湿热。

药后原皮损好转明显，大腿处的糜烂渗液也基本收敛，可推断湿邪已十去七八。然而患者腰部皮疹缓解较慢，考虑局部瘀滞较为严重，故加乌梢蛇以祛风通络，莪术活血化瘀，乌梅及北沙参润燥生津以止痒，并防活血药过于温燥耗阴。二诊治疗后患者病情基本缓解。

案中所用的四君子汤是临床应用最广的健脾补脾方剂之一，以补益脾气为主。《医方考》在点评方中四味药的特性时说："是方也，人参甘温质润，能补五脏之元气；白术甘温健脾，能补五脏之母气；茯苓甘温而洁，能致五脏之清气；甘草甘温而平，能调五脏愆和之气。四药皆甘温，甘得中之味，温得中之气，犹之不偏不倚之君子也，故曰四君子。"四君子方中选用的四味药都药性平和，且各有所长：人参味甘中带苦，补中有收，可安神志并使外耗之元气内收，兼能益阴生津，故亦可降胃养胃。白术则味辛苦而性温，带有较为明显的香气，香可醒脾，辛可升发脾阳而化湿，苦可降胃气，有通调中焦升降之用，以健脾运脾为主。甘草得天地间最为纯正的甘味，色黄专入脾胃中土，守中而不走，专以补养脾胃之体为要。茯苓味甘淡性平，能引阳气下行而凝结为阴液，故能治水饮之上冲，补土而治水。方中有益胃、有运脾、有守中、有下饮，基本涵盖了脾胃的各项功用，且各药间又相辅相成，确实乃健脾养胃第一方。

亦有医家认为方中人参、甘草以甘温补脾为主，主静；白术、茯苓以燥渗运脾为主，主动，故补而不滞，动而不伤。其人曰："是方也，人参、甘草，甘温之品也，甘者土之味，温者土之气，故足以益阳明；白术、茯苓，燥渗之品也，燥之则土不濡，渗之则土不湿，故足以益脾胃。凡人大病之后，手足痿弱者，率是阳明虚也。能于胃而调养之，则继东垣之武矣。"该方虽非"补土派"医家李杲所创，但后世多认为四君子汤颇符合"补土"用药宗旨，李杲亦在其书中称四君子汤为其平素最喜用的经方之一。

在本案中，对于脾虚内伤不足的患者，医生全程以本方为基础方，随证加以清热、泻湿、祛风、活血之药。虽然湿疹在实际临床中可兼杂多种情况，但发自内伤者，基本治法不离"补土"，故仍以健脾化湿为要。

案例九　健脾和胃法治疗湿疹案

谭某，女，67岁，2017年10月13日初诊。

主诉　双下肢红斑、丘疹伴瘙痒日久。

现病史　慢性湿疹多年，近期发作，现见双下肢红斑、丘疹，瘙痒，两侧对称，面色青，偶有头痛，牙龈肿痛，纳、眠可，大便硬，小便调。舌淡暗有齿痕，苔白腻，脉沉。

西医诊断　湿疹。

中医诊断　湿疮。

中医证型　脾虚湿困，胃腑失和。

治法　健脾化湿，行气和胃。

中药处方　山药 15g，乌梢蛇 10g，薏苡仁 30g，枳壳 10g，佩兰 15g，茯苓 15g，蒺藜 15g，党参 15g，补骨脂 15g，厚朴 15g，黄芪 20g。

水煎服，每日 1 剂，共 14 剂。同时予消炎止痒乳膏外搽。

2017 年 11 月 24 日二诊

刻下症　现瘙痒缓解，偶有阵发性潮热发汗，偶有反复，皮肤干燥，纳一般，眠可，大便硬。舌淡暗，苔稍白腻，脉沉。

中药处方　山药 15g，乌梢蛇 10g，薏苡仁 30g，枳壳 10g，土茯苓 15g，白鲜皮 15g，徐长卿 15g，党参 15g，厚朴 15g，黄芪 20g。

水煎服，每日 1 剂，共 7 剂。

2018 年 2 月 6 日三诊

刻下症　湿疹复诊，病情好转，皮疹消退，皮肤干燥，纳、眠可，二便调。舌暗苔白，脉沉偏弦。

中药处方　乌梢蛇 10g，薏苡仁 30g，枳壳 10g，土茯苓 15g，白鲜皮 15g，徐长卿 15g，党参 15g，厚朴 15g，黄芪 30g，玄参 15g，熟地黄 15g，佛手 15g。

水煎服，每日 1 剂，共 7 剂。

患者经治疗后持续好转，续观。

按语

患者为一老年女性，素有湿疹病史多年，本次复发以下肢小腿为主，除丘疹、瘙痒等皮肤症状外，其一般症状中见大便干硬难解，可见其胃气不降，里之槽粕下泄不通。然而本案情况又非阳明腑实，患者面色青而诉时有头痛发作，可见其肝气郁而不升，其脉沉而舌色淡暗，又可推断其里气虚寒，以至于阳气不能升发濡养上窍。同时，舌苔白腻证明其内确实有湿滞，正是下不通而上举乏力，故湿困于中而不能化。而脾胃不能正常升降的原则，还是当责于中土气虚，因此治当以健脾益气为先，次则疏导气机，降胃化湿。

故治以党参甘中微苦以补脾，合以甘温气香的黄芪益气升提，以助脾阳之升发。山药及薏苡仁甘淡健脾以养脾阴，厚朴降泄胃气以通便，三药合用可益阴降胃，调整中焦升降之失常。同时又有补骨脂辛温质润以通肠道，枳壳亦助气机之通降，配合茯苓渗利湿邪。佩兰芳香化中焦湿浊，同时配合祛风通络的蒺藜加强止痒作用。诸药合用，脾阳得升，胃湿得降，其中所兼杂的热邪亦得以清透。同时方中所用的辛散药与益气药相配合，亦可使中气得以升发于表，表窍通则患者的面色青、头痛等症均可得到改善。药后瘙痒改善，可见气虚而表窍不通的情况已较前缓解。但患者自觉皮肤干燥而阵发潮热，里有热未去，故易佩兰为清热利湿的白鲜皮，茯苓改为清热之性更强的土茯苓，以引热邪由下排出而不上冲。三诊时患者病情大有好转，但皮肤之干燥缓解不明显，故于原方中加熟地黄及玄参清热养阴以润肤，恐上述药物过于滋腻而碍胃，又加入佛手甘香以开胃。

脾胃乃人体升降的中枢，故脾胃内伤之初，往往气虚之表现尚不明显时，升降便已紊乱；而迁延至后期，不仅运化乏力，整体气机的运行也会阻滞。因此脾虚证中也会出现便秘的情况，此乃由胃气虚不能降所致，不能单用攻下之法。

"补土派"祖师李杲在《兰室秘藏》中有一章便论述了内伤便秘的病机："《金匮真言论》云：北方黑色，入通肾，开窍于二阴，藏精于肾。又云：肾主大便。大便难者，取足少阴。夫肾主五液，津液润则大便如常。若饥饱失节，劳役过度，损伤胃气，及食辛热味厚之物，而助火邪，伏于血中，耗散真阴，津液亏少，故大便结燥。然结燥之病不一，有热燥，有风燥，有阳结，有阴结，又有年老气虚津液不足而结燥者。治法云：肾恶燥，急食辛以润之。结者散之。如少阴不得大便，以辛润之；太阴不得大便，以苦泄之。"按条文中所述，大便干硬的直接原因是津液不足，五脏中"主水"的乃是肾，而肾水之亏亦可源自脾胃内伤。脾胃乃气血津液生化之源，肾水亦须受其滋养而得充盈，故胃气不足或过燥，均可伤阴耗津而最终导致大便干硬。

故内伤便秘的具体病机虽有多种，如以热邪耗伤为主、以风邪疏泄过度为主，或气郁实滞，或气虚暗结等，但总以肾水不足或脾胃升降失常为要。病在肾气沉而不散者以辛散疏导津液为主，病在脾胃以苦泻降胃为要。而对于后者，东垣又特意强调道："食伤太阴，腹满而食不化，腹响然不能大便者，以苦药泄之……大抵治病必究其源，不可一概用巴豆、牵牛之类下之，损其津液，燥结愈甚，复下复结，极则以至导引于下而不通，遂成不救。噫！可不慎哉？"这一段中指出，病在脾胃的内伤便秘常由湿或食积于里所致，整体的用药方向虽以苦泻为主，但必须分辨其整体升降异常的原因，否则单用降法而不佐以滋阴、益气、升提之类，则越下越结，反而耗伤脾胃。

这一理论置于内伤湿疹的治疗中也颇有意义，对于病及后期而脾气亏虚的，也常见便秘情况。而这类患者的舌脉等症状亦常表现为中焦湿盛，以至于医生容易误以为便秘乃是湿结于里所致，采用通便攻下的方法。殊不知湿盛与便秘都是标象，其根本源于脾虚不足。在本案中，医生使用健脾益气的党参、黄芪等药，稍搭配厚朴等降胃药，不仅皮损改善，患者的便秘也最终得到缓解。只是这类便秘不比实热秘，需要坚持较长时间的补脾用药，因此需要医生的仔细辨证与坚持守方。

案例十　上下分消法治疗湿疹案

周某，女，85岁，2018年1月26日初诊。

主诉 双下肢皮肤起红色小丘疹、小水疱伴痒 20 余天。

现病史 双下肢皮肤起红色小丘疹、小水疱伴痒 20 余天，渗液，浆痂，瘙痒明显，影响睡眠，纳可，二便调，口干，口苦。舌质红，舌苔黄腻，脉弦滑。

西医诊断 湿疹。

中医诊断 湿疮。

中医证型 风湿热盛。

治法 祛风利湿清热。

中药处方 甘草颗粒 5g，土茯苓颗粒 15g，生地黄颗粒 10g，白鲜皮颗粒 10g，地肤子颗粒 10g，防风颗粒 10g，荆芥颗粒 10g，鱼腥草颗粒 10g，连翘颗粒 10g，布渣叶颗粒 10g，苍术颗粒 10g。

颗粒剂，水冲服，每日 1 剂，共 3 剂。

止痒利湿外洗颗粒 1 小袋。外洗，共 7 剂。

同时予地奈德乳膏及消炎止痒乳膏外搽，盐酸左西替利嗪口服溶液口服。

2018 年 5 月 4 日二诊

刻下症 药后原有皮疹好转，渗液已基本吸收，面部、手部有少许瘙痒，整体瘙痒情况明显缓解，纳、眠可，二便调，口干、苦缓解。舌质红，舌苔黄腻，脉弦滑。

中药处方 甘草颗粒 5g，土茯苓颗粒 15g，生地黄颗粒 10g，白鲜皮颗粒 10g，地肤子颗粒 10g，防风颗粒 10g，荆芥颗粒 10g，鱼腥草颗粒 10g，连翘颗粒 10g，布渣叶颗粒 10g，苍术颗粒 10g。

颗粒剂，水冲服，每日 1 剂，共 5 剂。

止痒利湿外洗颗粒 1 小袋。外洗，共 7 剂。

患者经治疗后持续好转，续观。

按语

本案患者已 85 岁高龄，因煎煮汤剂不方便而要求服用颗粒剂，其湿疹以瘙痒较为突出，且影响睡眠，所幸胃口尚佳；其皮损伴见渗液，部分结痂，再结合舌质红、舌苔黄腻、脉弦滑，可见其湿热困于里而发表不畅，二便调可判断腑气尚通，唯湿热郁于表里而致口干、苦明显。故治以清热利湿之法配合苦温燥湿健脾，并疏风透表而止痒。

方中用土茯苓淡渗利湿兼以健脾，苍术辛苦温助脾胃运化而化湿，配合甘草补脾养脾。地肤子及白鲜皮善于清利皮肤湿热，鱼腥草善于泻肺火而清皮毛之热，又能引皮肤湿热下行，以解其上冲而化为渗液之势。再加以防风、荆芥疏风清透而止痒，因其瘙痒明显为热盛而化风，故加连翘清心热而透风热，配合生地黄养血凉血而息风。同时再加入本地味酸甘性凉之草药布渣叶以开胃消滞，又能化湿热食积。外用本院的止痒利湿洗剂，方中以苦参、飞扬草等利湿止痒。药后患者明显好转，但余处仍有少许新发，效不更方。

本案中，患者的湿疹皮损虽见渗液，但程度尚轻，且部分已开始结痂，可见其湿虽趋表，但已由外泄开始向收敛的方向过渡。此乃湿热困阻于里，并因热盛生风，风热相合而化燥，因此这类皮疹虽渗液不多，但瘙痒相对较为剧烈。这种情况下，一方面仍须开表以使得郁于肌表的湿邪得以通过毛窍透达，另一方面需要清利里湿以绝化生之源。故处方双管齐下，一方面以祛风散湿药开表，另一方面以味苦性寒之药导湿下行。这也是治疗湿疹的常用之法，以上下分消合用，导引湿邪分散。

同时，为助其脾胃健运而加入苍术，此药辛开苦降可调节中土升降。一般来说，偏于化湿可用苍术，偏于健脾可用白术，前者发汗力雄偏于攻而后者偏于补，正如《汤液本草》中说："其苍术别有雄壮之气，以其经泔浸、火炒，故能出汗，与白术止汗特异。"《本草品汇精要》中也说："苍术主治与白术同，若除上湿发汗，功最大，若补中焦除湿力小于白术也。"因本案中湿盛偏重，尚须开表散湿，故用苍术而不用白术。

总之，本案是上下分消法的又一代表，也融合了滋阴润燥息风等治法，可供临床内伤湿疹以风湿热合并为主证者参考。

第六节　足部湿疹案例

足部是湿疹较为常发且顽固的部位，且其脱屑程度常较严重，可能与双足位于四肢末端，阴血濡润不足有关，故湿热之中又常夹阴虚。因此，足部湿疹的治疗在化湿的同时又常要兼顾阴分，否则湿邪胶着难以尽化，或香燥过度而化热。且因足乃人体底部，此处常为脾虚而水湿下陷之处，又须适当佐以升提之法。在本节中，既有用轻扬散湿的上焦治法（案例一），也有以淡渗健脾为主的中焦治法（案例二），或是苦泻力度更强的下焦治法（案例六）。对于足部湿疹中兼阴虚血燥的问题，轻者可用甘润为主（案例四），重者也可加入凉血养血之药（案例五），或合入益气养血润燥法（案例三）。

案例一　辛苦透泻法治疗湿疹案

李某，女，40岁，2018年11月8日初诊。

主诉　皮肤起多形皮疹伴瘙痒反复日久。

现病史　皮肤起多形皮疹伴瘙痒反复日久，遇热及出汗后加重，夜间瘙痒明显，渗液不多，多汗，纳可，眠一般，大便调。舌质红，舌苔黄腻，脉弦滑。查体见：全身多处皮肤散在红斑、丘疹。足部皮疹尤重，肥厚皲裂。

西医诊断　湿疹。

中医诊断　湿疮。

中医证型 风湿热郁证。

治法 解表利湿清热。

中药处方 苦杏仁 9g，桑白皮 15g，大枣 10g，麻黄 9g，连翘 10g，炙甘草 10g，葛根 15g，当归 5g，银柴胡 15g。

嘱患者自行加赤小豆 1 把。

水煎服，每日 1 剂，共 7 剂。

同时予以依巴斯汀片口服，消炎止痒乳膏外搽。

2018 年 11 月 15 日二诊

刻下症 药后好转，多汗，月经前加重，月经未尽，痛经无血块，色暗。纳、眠可，大便每日 2 次。舌质红，舌苔黄腻，脉弦滑。

中药处方 苦杏仁 9g，桑白皮 15g，大枣 10g，麻黄 9g，连翘 10g，炙甘草 10g，泽泻 10g，当归 5g，赤芍 15g，茯苓 20g，白术 15g，炒栀子 10g，淡豆豉 15g，薄荷（后下）10g。

水煎服，每日 1 剂，共 7 剂。

同时予消炎止痒乳膏外搽。

2018 年 11 月 22 日三诊

刻下症 皮损消退，仍有少许瘙痒，少许口干苦，月经已尽。纳、眠可，大便日 2 次。舌质红，舌苔黄腻，脉弦滑。

中药处方 苦杏仁 9g，桑白皮 15g，大枣 10g，麻黄 9g，连翘 10g，炙甘草 10g，泽泻 10g，茵陈 10g，茯苓 20g，葛根 20g，炒栀子 10g，淡豆豉 20g。

水煎服，每日 1 剂，共 7 剂。

同时予消炎止痒乳膏外搽。

药后患者皮疹基本消退。

按语

本案患者是较为典型的表湿热证，就诊时湿疹皮损有较为明显的渗液，且患者自身多汗，可见体表有湿邪上冲外泄之势；同时，皮损的瘙痒有遇热及汗出后加重的特点，热则助皮肤中热，汗出黏腻则困阻毛孔以至于湿邪更不得透发，由此又可验证病性之湿热。且患者纳、眠尚可，二便亦调，里证不多，可见湿热以郁于表为主，脉弦滑亦为湿热欲出而不能出之象。湿热在表，当以透发为主，但又恐过度发散而助热，故治以苦泻解表法，稍佐清热利湿。

方选用发散卫表湿热的麻黄连翘赤小豆汤，方中麻黄辛散发表的同时能苦泻过于亢盛的表气，以减轻热邪带来的表气上冲，配以连翘、葛根辛凉透表；苦杏仁味苦性润能泻肺热，同时与麻黄一散一降，以防其发散过度；桑白皮性味甘寒，亦配合杏仁泻上焦之热，佐以赤小豆可引表之湿热下行而出。因患者夜间瘙痒明显，考虑湿热已有入于血分之虞，故用当归养血托表，同时用银柴胡疏解里热。

药后患者表之湿热减轻，又补诉其病情每逢月经将至时加重，月经结束后自然减轻。考虑月经前胞宫血海充盈，阴阳皆盛而阳分相对更旺，故助体内热邪，导致病情加重。患者就诊时适逢经期，医生欲借助经血的自然排出泻掉一部分湿热，正是借势而为。故在麻黄连翘赤小豆汤的基础上合入了当归芍药散以养血利湿，同时合入栀子豆豉汤以进一步透发上焦过于亢盛的湿热之邪。

三诊时，患者湿热已去大半，病势大减，唯余少量皮损。但本次就诊时患者自觉有少许口干苦，虽表之湿热已减，但里热仍盛。故在原方中减去养血的当归芍药散，取茵陈五苓散之意以渗利里之湿热，同时保留了透发上焦湿热的栀子豆豉汤。经治疗后基本可告痊愈。

纵观整个治疗过程，以辛苦凉散为主的麻黄连翘赤小豆汤贯穿始终，中间因患者月经来潮，经血下泄而合入渗利血湿的当归芍药散，以加强利湿力度，后期也合入稍带苦寒的栀子豆豉汤和茵陈五苓散，但整体用药仍以发表散湿为主，清热利湿为辅，与本书治"湿邪在表"的大体治法相吻合。

麻黄连翘赤小豆汤出自《伤寒论•辨阳明病脉证并治》，其曰："伤寒瘀热在里，身必黄，麻黄连翘赤小豆汤主之。"该方属于麻黄类方，也融合了辛苦发表与辛凉解表两种治法，因此分别以代表药物"麻黄"及"连翘"命名（原方中用连翘根）。而赤小豆可药可食，也是方中颇具特色的一味药。《本草经集注》中称它"味甘、酸、平。主下水，排痈肿脓血"，下文中还说"小豆性逐津液，久食令人枯燥矣"，可见它利湿的效果显著。而《证类本草》中则称它可以"散恶血不尽"，结合它能排皮肤脓血的功效，可见它对于血分酝酿而成的湿热也有一定作用。且妙在其味甘酸，药性较为平和，引湿下行而不泄气，也是方中的点睛之笔，故见于方名中。

原文中将麻黄连翘赤小豆汤用于治疗伤寒所导致的黄疸病，而后世则大大拓宽了它的使用范围，在皮肤科中也是使用频率最高的经方之一，这与它治"湿"的特性密切相关。所谓的"身必黄"，乃是感受寒邪后，汗不得出，郁于里而与热相合，湿热不能外散而身黄。黄为脾土之色，脾主湿，如仅有热而无湿的话亦不能导致发黄，因此《金匮要略•黄疸病脉证并治》中强调说"然黄家所得，从湿得之"。然而卫表之湿热，与单纯寒邪所致表证的治法又有不同，两者都需要开表散邪，但以辛味为主的解表药定然会引起气向体表的积聚，一方面气聚增热，另一方面也会带动更多的津液汇集于表；因此，麻黄连翘赤小豆汤选用的君药是麻黄，它辛中带苦，开表的同时能引过亢的表气内泄，同时性凉的连翘可以清除表气聚集所带来的热盛，这两者既能使玄府宣通，也避免湿热的蓄积。同时，方中的赤小豆味酸能泻，引表湿下行，因此麻黄连翘赤小豆汤其实也可说是引湿邪上下分消，对于卫表湿热亢盛且以湿盛为主者更为合适。

本案中，因患者皮损渗液明显且汗出较多，湿中夹热而卫表闭郁，故用本方能收全功。需要注意的是，本案的湿热也有趋于血分之势，这从患者经前皮损加重和足部皮损鲜红肥厚可见一斑。而首诊没有加其他凉血药，是因为赤小豆本身便有利血中之湿的功效，且该病仍当以发表为主，恐凉血药不利于解表，故未特意加入。后期因月经来潮便顺势加入，经血干净后又减去，也还是顾及解表散湿为要，利湿为次。

案例二 健脾化湿通络法治疗湿疹案

肖某，女，27 岁，2016 年 4 月 13 日初诊。

主诉 周身散在丘疹 1 周余。

现病史 1 周前于下腹部及双腋下开始出现丘疹，波及足部，瘙痒，就诊时暂无渗液水疱，伴见腰酸痛，胃口佳，眠浅，疲劳但入睡困难，大便偏稀，近两日未解，小便调。月经第一天痛经，少量血块，量可，末次月经为 2016 年 3 月 24 日。舌淡胖，苔薄白，有瘀点，脉沉濡。

西医诊断 湿疹。

中医诊断 湿疮。

中医证型 脾虚湿瘀证。

治法 健脾化湿，祛风通络。

中药处方 白术 15g，薏苡仁 30g，地龙 3g，乌梢蛇 10g，党参 10g，茯苓 10g，苍术 15g，枳壳 10g，佩兰 10g，山药 10g。

水煎服，每日 1 剂，共 5 剂。

2016 年 5 月 25 日二诊

刻下症 瘙痒症状较前减轻，暂无新发，现脚踝及脚背仍散在丘疹，劳累则耳鸣，时有腰痛。腰酸，纳可，眠浅，大便稀，小便调。舌淡胖，苔薄白，脉沉细数。

中药处方 白术 15g，薏苡仁 30g，乌梢蛇 10g，党参 10g，茯苓 10g，苍术 15g，枳壳 10g，佩兰 10g，山药 10g，五味子 10g，菟丝子 10g。

水煎服，每日 1 剂，共 5 剂。

同时予消炎止痒乳膏外用。

2016 年 7 月 13 日三诊

刻下症 足部遗留少许瘙痒，皮损基本痊愈，近期有咯少许白痰，自觉疲劳，纳呆，二便尚调，稍头痛，手足心热，乳房胀痛，月经有血块，量少，末次月经为 2016 年 7 月 6 日。舌淡，苔剥脱，脉沉细。

中药处方 吴茱萸 5g，桂枝 5g，川芎 15g，当归 15g，白芍 15g，牡丹皮 15g，法半夏 15g，麦冬 30g，党参 30g，甘草 15g，阿胶（烊服）10g。

水煎服，每日 1 剂，共 5 剂。

三诊后患者未再复诊，2017 年 7 月 13 日电话随访，患者诉 1 年来坚持跑步，湿疹未再发。

按语

　　本案患者就诊时皮损未见水疱渗液，而里证见大便稀而难解，舌质淡胖而脉沉，可见其脾虚而升发乏力，以至于湿邪困于里而不去，以里湿为主。腰酸痛为湿邪阻滞于下部所致，且疲倦亦可证其脾气不足，故精神不振。脾阳不升而胃气亦不能降，阳不能入阴，故虽疲倦而仍难入睡。痛经、少量血块，舌有瘀点是血瘀之象。证属脾虚湿瘀，故以健脾化湿、活血通络为治则，以二术健脾化湿，配合党参、山药益气补脾，薏苡仁及茯苓性味甘淡渗利湿邪，佩兰芳香化湿，枳壳降胃气。

　　方中还用了虫类药地龙、乌梢蛇以搜风通络止痒，针对顽固性皮肤瘙痒均可用之。李可老中医治疗顽固性皮肤病曾立方乌梢蛇荣皮汤，方中便重用乌梢蛇一药，言："乌蛇肉一味，归纳各家本草学论述，味甘咸，入肺脾二经，功能祛风、通络、止痉。治皮毛肌肉诸疾，主诸风顽癣、皮肤不仁、风瘙隐疹、疥癣麻风、白癜风、瘰疬恶疮、风湿顽痹、口眼歪斜、半身不遂，实是一切皮肤顽症特效药。又据现代药理研究证实，乌梢蛇含多种微量元素，多种维生素、蛋白质，营养丰富，美须发，驻容颜，延年益寿。诸药相合，可增强体质，旺盛血行，使病变局部气血充盈，肌肤四末得养，则病愈。"尤其对于脾虚而瘙痒明显的患者，乌梢蛇能通能补，故止痒效佳。

　　同时，本案患者虽然大便偏稀，但总体治法仍以健脾渗液为主，以引湿邪下行，以其胃纳可，可判断中气尚佳，既然湿流于下便因势利导，不必一见便稀便云固涩。二诊时湿疹得以控制，未再新发，但仍有少许瘙痒，加用院内中药制剂消炎止痒乳膏外用止痒，患者此时方言已婚而困扰于受孕不易，一直在监测排卵等情况，奇怪的是既往排卵极少或不排卵，服用中药后发现出现排卵情况，患者称奇，称此药可促排卵。此情形令编者意外，因中药只是针对脾虚湿盛之体质及瘙痒，并无特意顾及妇科事宜，此或为健运中土并促其阳气升发之故。故此次中药中，加入五味子、菟丝子以收敛精华而助孕。三诊中，患者主要困扰已从湿疹转到不孕，因其疲劳，手足心热，月经量少，考虑"手掌烦热"的温经汤证，故予温经汤治疗。后患者未再就诊，续在前医处治疗不孕。

　　本案患者脾虚之象明显，以至于湿邪深困于里，故以健脾为主，祛湿为辅，因其湿盛而无热故基本不用寒药。其湿疹以下肢为主，而且有下趋之势，故顺势治以淡渗利湿之法。从此角度考虑，患者的受孕困难或与痰湿堆积于下焦有关，故湿去而排卵亦顺利。

案例三　辛散化瘀法治疗湿疹案

田某，男，40岁，2018年5月3日初诊。

主诉　双足皮肤红斑、丘疹、瘙痒半年余。

现病史　双足部皮肤反复起红斑、丘疹、瘙痒，在外院治疗后好转，现双足足底及内踝见暗红色肥厚斑块、干燥，散在抓痕及血痂，剧烈瘙痒，纳、眠一般，口干，大便干，小便调。舌暗红，舌边有瘀点，舌下络脉未见明显纡曲，苔黄微腻，脉弦。

西医诊断 湿疹。

中医诊断 湿疮。

中医证型 湿热夹瘀。

治法 清热利湿化瘀。

中药处方 莪术 10g，鸡血藤 30g，赤芍 10g，生地黄 10g，川牛膝 10g，蒲公英 15g，白芍 10g，茯苓 10g，徐长卿 10g，地肤子 10g。

水煎服，每日 1 剂，共 7 剂。同时予皮炎宁酊及糠酸莫米松软膏外涂肥厚斑块皮损。

2018 年 5 月 10 日二诊

刻下症 药后皮损好转，双足足底及内踝暗红色斑块明显变薄，少许脱屑，瘙痒减轻，纳、眠可，口干，口不苦，二便调。舌淡暗，舌边有瘀点，苔薄白，脉弦。

中药处方 莪术 10g，川芎 10g，鸡血藤 30g，川牛膝 10g，白芍 10g，茯苓 10g，白术 10g，徐长卿 10g。

水煎服，每日 1 剂，共 10 剂。

2018 年 5 月 22 日三诊

刻下症 双足足底及内踝皮损明显变薄，少许脱屑，无明显抓痕，纳、眠可，无口干、口苦，二便调，舌淡红，舌边少许瘀点，苔薄白，脉弦。

中药处方 莪术 10g，川芎 10g，鸡血藤 30g，川牛膝 10g，白芍 10g，茯苓 10g，白术 10g，黄芪 10g。

水煎服，每日 1 剂，共 7 剂。

2018 年 6 月 7 日复诊，原皮损色素沉着，厚度及柔韧性恢复正常，无瘙痒。

按语

本案之湿疹乃起于双足，皮损暗红而肥厚，可见湿郁于局部已日久，已入于血分而化瘀，同时其舌边有瘀点也可见内有瘀滞；瘙痒剧烈伴加抓痕、血痂，可见其郁热之剧；而口干兼有大便干，可见其里阴分有伤；苔黄腻为里有湿热之证，脉弦为血瘀之证，局部虽见水疱但无渗液，且皮肤干燥，可见湿热瘀以困于里为主。因此，整体治法是在清热利湿的基础上，同时兼以活血化瘀，并养阴凉血以平其热。

方中以蒲公英、地肤子性寒善利以清利脾胃之湿热，茯苓健脾利湿，同时以莪术、鸡血藤活血化瘀，牛膝以引药力下行于足部，生地黄及赤芍凉血养阴，白芍兼能利血分之湿，再以徐长卿祛风化湿而止痒。药后患者皮损明显较前变薄，可见局部湿瘀减轻，大便干亦转为正常，里之阴伤亦较前缓解。局部已无水疱、血痂，湿热已去大半，故减去方中蒲公英等药，以防过于泻利又伤血分。又因患者之湿瘀久困于里，当责于脾胃亏虚不足，故二诊方在减去寒性利湿药的基础上又加入白术以健脾运湿，川芎升发脾气兼能行气化瘀。至三诊时，患者皮损持续变薄，仅遗留少许脱屑，一般症状亦基本正常，唯有脉弦可见里之湿瘀未尽化，故原方中再加入黄芪以益气扶正，一方面使气血生化有源，另一方面推动气机运行，以化湿散瘀。

湿瘀互结的情况在慢性湿疹亦较为常见，经云"血不利则化为水"，湿邪久郁后，阻碍气血运行，以至于局部血行瘀滞；而血瘀日久，也可能因为气机升降失常，导致水湿潴留于局部。湿与瘀相互作用，发展至后期已经分不清谁为因果，因此脾虚湿瘀证在慢性湿疹中常常出现。在这种情况下，皮损局部的水疱渗液未必十分明显，但丘疹、斑块、肥厚突出，皮肤偏于干燥，色偏暗红，本案便是一典型代表。此时气血因湿瘀困阻已深伏于里，故在化湿之外，重点是要使气血能够运行并透达于表，常可根据具体情况兼以活血、养阴、行气、益气之法，同时因脾胃之气升发严重受阻，故总以升提发表为要。而行气活血药如莪术等，在东垣的药物升降分类系统中，多属于"化"类药，即作用于脾胃而有平调升降的作用。而莪术这种味辛气温者更偏于升发，能使郁滞之气由里达外。因此这类活血化瘀的方剂，从升降的角度看，调节的是气不升且偏于里者，对于湿郁于里的湿疹较为合适。

案例四　淡渗甘润法治疗湿疹案

谢某，女，44岁，2017年11月9日初诊。

主诉　双手、足脱屑伴瘙痒20余年。

现病史　双手及足脱屑伴有瘙痒已有20余年，双手指及足趾潮红脱屑，无渗液，曾于外院行真菌检查，结果提示阴性，皮损每逢天气寒冷干燥出现皲裂，纳、眠可，二便调。舌质淡暗有齿痕，脉细。

西医诊断　湿疹。

中医诊断　湿疮。

中医证型　脾虚湿困，卫表津亏。

治法　健脾化湿生津。

中药处方1　山药15g，乌梢蛇10g，枳壳10g，薏苡仁30g，佩兰15g，土茯苓15g，熟地黄15g，当归10g，徐长卿15g。

水煎服，每日1剂，共7剂。

中药处方2　黄精颗粒20g，土茯苓颗粒30g，石榴皮颗粒20g，白鲜皮颗粒20g，当归颗粒10g，熟地黄颗粒20g，徐长卿颗粒20g，地肤子颗粒20g。

颗粒剂，水冲外洗，每日1剂，共7剂。

同时予复方尿素软膏、消炎止痒乳膏及地奈德乳膏外用。

2017 年 11 月 23 日二诊

刻下症　手足皮肤干燥、皲裂、脱屑均有改善，仍有瘙痒，无渗液，纳、眠可，二便调。舌质淡有齿痕，脉细。

中药处方 1　山药 15g，乌梢蛇 10g，薏苡仁 30g，佩兰 15g，土茯苓 15g，枳壳 10g，白鲜皮 15g，徐长卿 15g，熟地黄 15g，当归 10g，黄芪 15g，黄精 15g。

水煎服，每日 1 剂，共 7 剂。

中药处方 2　黄精颗粒 20g，土茯苓颗粒 30g，石榴皮颗粒 20g，白鲜皮颗粒 20g，当归颗粒 10g，熟地黄颗粒 20g，徐长卿颗粒 20g，地肤子颗粒 20g。

颗粒剂，水冲外洗，每日 1 剂，共 7 剂。

2018 年 1 月 23 日三诊

刻下症　治疗后病情明显好转，瘙痒持续减轻，皮肤干燥，继续治疗，纳、眠可，二便调，舌淡暗，苔偏白，脉弦细。

中药处方　山药 15g，乌梢蛇 10g，佩兰 15g，枳壳 10g，薏苡仁 30g，当归 10g，白鲜皮 15g，土茯苓 15g，徐长卿 15g，熟地黄 15g，黄精 15g，黄芪 20g，厚朴 15g，松叶 15g。

水煎服，每日 1 剂，共 7 剂。

同时予茶菊脂溢性洗液外用。

患者经治疗后皮损基本缓解。

按语

患者湿疹以手足为主，表面干燥而无渗液，反复发作日久，已属于慢性期；且每逢天气寒冷干燥时，气血受寒燥压制更不能达表，故病情加重。体表虽为燥象，但水湿深伏于里而不得透，故为湿疹里证。其纳、眠、二便等一般症状虽未见明显异常，但舌淡有齿痕为脾虚湿困之征，而脉细又可证其内伤之根本，故治以健脾胃、渗里湿为主。结合其干燥表象又须考虑局部阴分已有不足，故不可过用辛散，以防伤津。

方中以山药健脾化湿为君，这味本草不似白术等健脾药那般温燥，既能健脾气又能养脾阴。《汤液本草》中称其："手太阴药，润皮毛燥……亦治皮肤干燥，以此物润之。"山药乃爬藤类植物，其根入土颇深且善于攀爬，故有"健运中土"之性；而其块根饱满而带黏液，味甘性润可益脾阴，因此可治肌肤干燥。配合薏苡仁、土茯苓性味甘淡而渗利里湿，枳壳稍下气而利湿，当归合熟地黄以补阴分之不足，由此则健脾、利湿、养阴皆能兼顾。再合入佩兰芳香醒脾阳、徐长卿及乌梢蛇祛风止痒。其中乌梢蛇味甘性平，乃血肉有情之品，既能祛风又能滋养，《证类本草》中记载其主治"诸风瘙瘾疹，疥癣"，对于风湿阻络，兼有血虚血燥的慢性皮肤病颇为适宜。徐长卿则性味辛温，该药原用于治疗毒蛇咬伤，传说民间医生徐长卿曾将其献给唐王李世民以治疗蛇伤，故得此名。结合国医大师禤国维经验，该药常可与虫蛇类药并用，一方面有祛风胜湿止痒之效，另一方面也有祛毒解毒之意。

药后患者皮损情况虽有改善但尚不理想，考虑其素体内伤不足，升发蒸腾之气不足，故加入黄芪以益气走表，配合黄精滋阴润燥；然而升散的同时，也须防止里之湿热随之躁动，故再加入白鲜皮以清利湿热。药后果然皮损及瘙痒情况均得到明显改善，脉转弦细，为里气充足后稍显气郁之征，故加入厚朴行气，松叶透表。松叶也是我院颇具特色的一味皮肤病用药，《新修本草》中记载松叶"味苦温，主风湿痹疮气，生毛发"，松树凌冬不凋，松叶四季常青，落而新发，从未光秃，颇具萌发之力，故常用于治疗皮毛肌肤之病。

整个治疗过程中，也一直配合中药外洗，其方遵循内治之理，但因外洗药液直接接触体表，因此更以治标为重；故方中以熟地黄、当归等润燥为主，同时以白鲜皮、地肤子等泻湿为辅。诸药配合，最后收效满意。

该案为一慢性的手足湿疹，湿深伏于里，且因气血亏虚日久而已有阴伤之象，虽须以运脾化湿为本但仍须顾护津液，故方中用药重在平和，以淡渗泻湿法为主，因辛散及苦泻都过于耗散津液，故也避免使用过于香燥的健脾药，同时还加入甘温生阴之品以益阴。需要注意的是，本案虽有比较明显的"表燥"，但须时刻谨记内伤湿疹以脾虚湿生为根源，故滋阴也不可过用滋腻苦寒，以防伤脾。

案例五　苦泻凉血法治疗湿疹案

甄某，女，31 岁，2016 年 6 月 25 日初诊。

主诉　双手、双足皮肤起红斑、小丘疹、小水疱日久。

现病史　双手、双足皮肤起红斑、小丘疹、小水疱，瘙痒明显，影响睡眠。纳可，眠一般，大便秘，小便调，口干苦。舌质红，舌苔黄腻，脉弦滑。

西医诊断　湿疹。

中医诊断　湿疮。

中医证型　湿热瘀积。

治法　清热利湿凉血。

中药处方　甘草 5g，土茯苓 20g，生地黄 15g，白鲜皮 15g，地肤子 15g，防风 15g，荆芥穗 10g，干鱼腥草 15g，连翘 15g，金银花 15g，玄参 10g，厚朴 15g。水煎服，每日 1 剂，共 6 剂。

止痒利湿外洗颗粒 1 小袋。外洗，共 6 剂。

同时予丁酸氢化可的松乳膏及消炎止痒霜外用，盐酸左西替利嗪口服溶液口服等。

2016 年 7 月 5 日二诊

刻下症　现嘴角少许水疱，无明显痒痛感，双手足旧皮疹消退，未见新发皮疹。纳、眠可，大便秘缓解，小便调，口干苦少许。舌质红，舌苔黄腻，脉弦滑。

中药处方　甘草 5g，土茯苓 20g，生地黄 15g，白鲜皮 15g，地肤子 15g，防风 15g，荆芥穗 10g，干鱼腥草 15g，连翘 15g，金银花 15g，玄参 15g，地榆 15g，槐花 10g。

水煎服，每日 1 剂，共 5 剂。

患者经治疗后基本痊愈，续观。

按语

患者湿疹以手足为主，病位在于四肢末梢，然而皮损虽见水疱而未渗出，湿邪虽趋表而未能透，且其大便秘结，此为肺与大肠相表里，下不通而上亦不能散。且其舌质红而舌苔黄腻，可见湿热内盛于里，因里不得泄而反发于表，故脉象弦滑。纳可证明其里气尚可，而口干苦则里不仅有郁热，且热有伤阴之势。故治以清热泻湿为主，兼以滋阴下气及解表止痒。

方以银地土茯苓汤加减，以土茯苓及白鲜皮、地肤子清利里之湿热，土茯苓以渗利阳明经湿热，地肤子通太阳经而利尿，白鲜皮兼可祛风而解表止痒；金银花芳香透湿热而辛凉可开窍、散热，连翘质地疏松而中空可疏散风热，两者散热邪上冲于表的部分，配合清里热的药物以散阳明之邪。防风和荆芥药性温和，开表而散湿，亦有助于中焦被湿热郁闭的脾气升发。厚朴则下气降气，宣肺而通大肠之气，使湿热得以下泄，配合鱼腥草利里之湿浊。玄参及生地黄清热养阴，通过滋养阴液缓解口干，另外也使得湿热外散有源。

药后患者皮损基本缓解，瘙痒也明显改善，唯嘴角有少许新发水疱，不排除是合并疱疹感染，但从中医学的病机角度也可视为阴分有余热未尽，故旧疾虽去，阴虚阳亢之势尚未平衡，旋即又发为热疮。因其大便秘结已改善，故去厚朴，而加走表的花类药槐花以清热凉血，加地榆凉血并助水疱收敛。药后患者湿疹基本痊愈，疗效较为满意。

方中所用的地榆味苦甘酸而微寒，《新修本草》中称其"除恶肉、疗金疮、止脓血……诸瘘恶疮、热疮"。《神农本草经疏》中说："恶肉者，亦血热极则瘀，故肿而成恶肉也。伤则出血，血出必发热而作痛，金疮是也。脓血不止，皆血热所致。诸瘘恶疮，莫不由血热所生。苦寒能凉血泄热，热散则血活肿消。"《本草述钩元》中说地榆"宜于血痢崩漏之属热而虚者。为其微寒而带补也"，因此凉血中兼可收敛，稍带补血之性，然而依旧不可过用，否则易伤脾胃。而槐花也同有凉血散血之功，且趋于走表，《本草便读》中说："（槐）花可散而达表，花与实性味虽同，主治略异。花色黄质轻，能入手足阳明血分，凉而带散，故治肠风痔漏之外，又能治痈疽毒疮，皮肤风湿等证。"槐花作为花类药善于走上凉血且散热，配合地榆又可收湿敛疮，以清湿热余邪发于上者。因湿热去后者，一方面因为前期的渗出常易造成阴分津液的亏虚，另一方面阴分的恢复较阳气慢，再加上稍有余热未尽，便容易稍有反复，因此后期可适当加入凉血养血之品。

整体来说，本案之湿热以里病为主，治法以泻下清热，亮点在于后期合并新发热疮时的处理。较为严重的湿疹在治疗后期出现少许反复是非常常见的情况，但治疗重点应稍偏于滋阴养血，尽量避免使用长期的苦寒药，这也是出于顾护脾胃的考虑。

案例六　淡苦渗泻法治疗湿疹案

周某，男，42 岁，2018 年 12 月 19 日初诊。

主诉　双下肢起皮疹伴瘙痒 2 周。

现病史　双下肢反复起红斑、鳞屑，伴瘙痒，无发热，无腹痛、腹泻，无关节疼痛。纳、眠可，大便偏烂，每日 2 次，无口干、口苦。查体双足踝周、足背、足趾可见散在钱币状红斑、鳞屑，可见抓痕、结痂。舌质红，舌苔白腻，脉滑。

西医诊断　湿疹。

中医诊断　湿疮。

中医证型　湿热下注。

治法　清热利湿。

中药处方　牛膝 10g，黄柏 15g，甘草 5g，薏苡仁 30g，土茯苓 15g，地肤子 15g，白鲜皮 15g，紫草 10g，山药 20g。

水煎服，每日 1 剂，共 4 剂。

同时予以左西替利嗪口服液、咪唑斯汀口服，硼酸洗液外敷，复方醋酸地塞米松乳膏、复方尿素乳膏外用。

2019 年 1 月 7 日二诊

刻下症　皮疹较前色淡、鳞屑好转。瘙痒好转，大便稍烂，每日 2 次。查体：双足踝周、足背、足趾可见散在钱币状红斑、鳞屑，可见抓痕、结痂。舌质红，舌苔白腻，脉滑。

中药处方　熟地黄 15g，怀山药 15g，泽泻 15g，白术 20g，北芪 20g，当归 10g，盐山萸肉 15g，牡丹皮 15g，云苓 15g，防风 20g，地肤子 15g，白鲜皮 15g。

水煎服，每日 1 剂，共 5 剂。

药后持续好转，续观。

按语

本案患者皮损以下肢为主，且一般症状中亦见大便偏烂，可判断其湿在里而有下趋之势，因此医生选用了治疗下焦湿热的四妙散。但本案中患者舌红而脉滑，热稍重于湿，且皮损干燥脱屑较为明显，为防过于温燥去掉了苍术，代以白鲜皮、地肤子等苦寒利湿药；并用土茯苓配合薏苡仁，加强淡渗之力。

药后皮疹较前好转，脱屑也减少，但患者大便仍烂，医生转而考虑当合入益气化湿之法，以顾护中土为本，故改用六味地黄丸及玉屏风散的合方。方中仍保留了清热利湿的地肤子和白鲜皮，但整体的作用方向偏于滋补升提。

出自《成方便读》的四妙散虽然只有四味药，但融合了苦泻与淡渗两种化湿之法：薏苡仁性味甘淡，善于渗利经络筋骨之湿，而黄柏与牛膝都味苦下趋，以苦泻为主。苍术性味辛苦温，辛温能散，苦能降，以引下焦湿邪上散，但四妙散的总体作用方向仍以下泻湿邪为主。而六味地黄丸虽然也含有淡渗药物，方向也以降气为主，但其方中有地黄、山萸肉、山药以酸甘滋阴，在利湿的同时能益阴填精，偏于补益。在合入玉屏风散后，方中黄芪及防风用量均较大，升提力度强，有东垣"升阳除湿"之意。

方中两诊皆用了地肤子及白鲜皮，其中白鲜皮也是皮肤病湿热证的常用药，《本草从新》中称其"入脾胃，除湿热……兼治风疮疥癣"，《罗氏会约医镜》更称其"善理一切疮痛"，并强调白鲜皮善于治疗"湿热乘虚客肾与膀胱所致"的皮肤病，因此用于下焦湿热证颇为合适。

第七节　乳房/阴部湿疹案例

乳房及阴部湿疹都是部位较为特殊的湿疹，前者为女性特有（案例五至案例七），后者在女性为外阴湿疹（案例四），在男性多为阴囊湿疹（案例一至案例三）。一般来说，阴囊湿疹因病位为潮湿密闭之处，多考虑为湿热郁滞不通所致，通常的治疗思路乃是采用清利肝胆湿热的治法。但在本节所展示的内伤湿疹中，治疗思路显然有些不同。以湿疹因内伤而起病者，多先有阳气的升发不畅，继而引发湿热，故先以畅达脾阳为要，次则清利湿热。故本节的阴囊湿疹病案中，常半用辛散半用苦泻，目的在于升脾阳而除湿热，整体治疗仍围绕脾气升发展开。而乳房和阴部一样，皆为肝胆经所循行，气机升发不畅时也容易郁于此处而化湿，故将两者合入同一节中进行论述。

案例一　辛通散湿法治疗阴囊湿疹案

张某，男，47岁，2018年10月18日初诊。

主诉　阴部瘙痒不适日久。

现病史　阴部瘙痒不适日久，局部潮红色沉，偏潮湿，遇热及夜间瘙痒加重。舌淡滑，苔薄白，脉细。二便调，夜尿1次，纳可，眠一般，少许口干苦。

西医诊断　湿疹。

中医诊断　湿疮。

中医证型　湿邪郁结。

西医诊断　阴囊湿疹。

治法　温经通络化湿。

中药处方　当归颗粒10g，桂枝颗粒12g，白芍颗粒10g，细辛颗粒3g，小通草颗粒15g，炙甘草颗粒12g，大枣颗粒10g，干姜颗粒5g，葛根颗粒10g，知母颗粒10g，桑叶颗粒10g。

颗粒剂，冲服，每日 1 剂，共 7 剂。

同时予香莲外洗液外洗。

2018 年 10 月 25 日二诊

刻下症 阴部瘙痒不适日久，药后明显改善，疲倦，局部潮红色沉，偏潮湿，遇热及夜间瘙痒加重，舌淡滑，苔薄白，大便偏烂，夜尿 1 次，纳可，眠一般，少许口干苦。右寸关脉弦，整体脉细。

中药处方 法半夏 15g，干姜 5g，炙甘草 20g，大枣 10g，黄连 5g，黄芩 5g，党参 10g，北沙参 5g。

水煎服，每日 1 剂，共 7 剂。同时予香莲外洗液外洗。

2018 年 11 月 8 日三诊

刻下症 阴部瘙痒不适日久，药后改善少许，疲倦，局部潮红色沉，偏潮湿，遇热及夜间瘙痒加重，舌淡滑，苔薄白，大便偏烂，夜尿 1 次，纳可，眠一般，少许口干苦。右关弦。

中药处方 前胡 25g，清半夏 15g，干姜 20g，炙甘草 15g，大枣 10g，茯苓 15g，黄芩 10g，党参 10g，北沙参 5g。

水煎服，每日 1 剂，共 7 剂。同时予香莲外洗液外洗。

患者经治疗后持续好转，续观。

按语

患者的湿疹部位以阴部为主，局部虽未见渗液，但偏于潮湿，且有遇热加重的特点，可见为湿邪下注；其夜间瘙痒加重，为入夜后阳气入里，玄府毛窍闭塞，湿邪更不得散，郁于肌表而加重。湿郁于里而不得外散，又不得完全化为里证，故肌表仍有少许潮湿，故本案之湿热当居于半表半里。

故方以当归四逆汤加减，该方出自《伤寒论·辨厥阴病脉证并治》，其曰："手足厥寒，脉细欲绝者，当归四逆汤主之。"《伤寒论纲目·六经主症》中说："当归四逆汤，是三阴未入于腑者，汗之也。"也就是说，当归四逆汤其实也是一种"发汗之法"，也就是将内里之阳分阴血补足，再透达于表以发散之寒湿。故方中既有充实营卫的桂枝、白芍，亦有养血之当归，更稍用细辛以透表散湿。因本案患者兼有郁热，且每逢热不得外散时便加重，需再加强开表之力度，故加葛根、桑叶辛凉散热，同时以知母泻热除湿；因患者舌苔滑而不黄，可见郁热为标，里仍以寒湿为主，故加干姜温里。

二诊后皮损有明显改善，患者补诉平日较易疲倦，且药后大便偏烂，细查其脉以右寸关弦为明显，考虑肺胃之气不降，整体脉细又可见其中焦仍为不足；故改用辛开苦降的半夏泻心汤，方中黄连、黄芩泻胃火而清热，干姜温脾阳而化湿，大枣、甘草、党参等甘养中焦，以恢复脾胃的正常升降。但药后改善不明显，细查脉象，以右关弦突出，考虑首诊方当归四逆汤虽然已散去部分寒湿，但里湿未化，仍当以外散湿邪为主，故改用小前胡汤加减方。《外台秘要·崔氏方一十五首》

中云："疗伤寒六七日不解，寒热往来，胸胁苦满，默默不欲饮食，心烦喜呕，寒疝腹痛方。"该方颇似于小柴胡汤，只是辛温散湿之力更强。方中前胡辛苦温，苦可泻里气，辛温又可散湿；以干姜易原方之生姜，温里之寒湿，而黄芩泻里热，茯苓利湿，半夏泻湿下逆气，后便以此方收功。

该案一直在厥阴、少阳之间演变，亦可视为半表半里之湿证；其郁于里则化热而为湿热，稍透热外散则里寒湿之象又显，故本案之证一直寒热夹杂，正是"热则少阳，寒者厥阴"。首诊先用当归四逆汤开表散寒，其后用半夏泻心汤平调寒热，最后再用小前胡汤泻里除湿，方药变化虽多，都是表里同治，寒热并用。该案患者一直有疲倦、大便偏烂等见证，可见其以脾虚不足为本底，故虽有里湿亦不能单用苦泻，整体方向仍以辛温外散为主，稍佐苦寒清热。

案例二 辛温开郁散湿法治疗阴囊湿疹案

冼某，男，62 岁，2019 年 2 月 1 日初诊。

主诉 阴囊皮疹瘙痒反复月余。

现病史 阴囊皮疹瘙痒反复月余，丘疹肥厚，搔抓后加重，与寒热变化及昼夜时段无明显关系，热水洗浴后可缓解，纳、眠可，间中多梦，无腹胀，大便调，间中隔日一次，小便调，无口干、口苦，可饮。舌淡暗，苔微白腻，右关弦明显，唇色暗。查体：局部稍粗糙，潮红，时有渗液。

西医诊断 湿疹。

中医诊断 湿疮。

中医证型 气郁湿困。

西医诊断 阴囊湿疹。

治法 行气解郁化湿。

中药处方 酒川芎 20g，柴胡 15g，赤芍 5g，郁金 10g，桂枝 10g，枳壳 15g，炙甘草 10g，大枣 10g，葛根 20g，茯苓 20g。

水煎服，每日 1 剂，共 7 剂。

同时予四黄消炎洗剂、香莲散外用。

2019 年 3 月 8 日二诊

刻下症 皮疹药后明显好转，肥厚丘疹已明显消退，瘙痒减轻，搔抓后加重，热水洗浴后可缓解，纳、眠可，间中多梦，无腹胀，大便调，间中隔日一次，小便调，无口干、口苦，可饮，舌淡暗微白腻，右关弦明显，唇色暗。

查体：局部潮红明显消退，已无渗液。

中药处方 赤芍 10g，川芎 20g，桂枝 10g，黄芩 5g，郁金 10g，炙甘草 10g，大枣 10g，姜厚朴 10g，前胡 15g，生姜 15g，清半夏 10g。

水煎服，每日 1 剂，共 7 剂。

同时予四黄消炎洗剂外用。

患者经治疗后持续好转，续观。

按语

该例患者阴囊湿疹病史 1 个月有余，前后曾更迭数医，服用中药汤剂数十剂及外用药膏乏效。就诊时查看其前医所用处方，多以清热凉血为主。而询问详细症状时，患者诉其瘙痒不因气温寒热而加重或减轻，唯热水浴后瘙痒可暂时缓解，而后又反复。其纳、眠、二便等症无甚特殊，似乎无症可辨，然而查其唇色暗明显，舌亦淡暗，考虑虽起病不久，但病位隐匿，以至于湿瘀互结，已结滞在里，终致气滞血瘀之证。热水浴后毛窍暂时打开，气血暂得疏通，故瘙痒可缓解，但过后依旧复原。其脉右关弦，可见血瘀源于肺脾之气机不畅，故当以疏肝理气为要，并引脾胃清气上行。其口无干苦，大便亦无秘结，同时未见苔黄等象，可见湿未化热，故可以予辛温疏通为要。

方予柴胡疏肝散以行气化瘀，重用川芎以活血化瘀，柴胡疏通表里气机，赤芍养血平肝，枳壳降泄胃中郁结之气，并加郁金疏肝解郁，桂枝则通达表气；同时予葛根以升发阳明胃经清气，甘草及大枣甘养中土以资升发之源，茯苓渗利其湿。药后患者皮损缓解明显，潮红消退，肥厚的丘疹结节亦消退明显，可见湿瘀得散。现仅遗留少许瘙痒，于原方基础上合入疏解少阳、温性更强的小前胡汤继续治疗。

本案为一阴囊湿疹，该部位的湿疹常考虑为湿热下注所致，且因其皮损常伴见局部皮肤潮红，似乎又兼血热之象，故常以清热利湿凉血等法治之。前医便是遵循了惯常的治疗思路，看似病证相应，然而治疗乏效。患者的主诉症状似乎也无特殊之处，然而仔细观察其体征仍可发现血瘀的线索，再查其脉象便可发现有内伤之征。如为单纯肝气郁而血滞留者，其脉之弦结应该在左关，但本案却是在右关，因此其气郁之根当责于脾胃内伤，胃气不能升发，郁久以至于中焦气结。

关于外感与内伤的脉象之辨，李杲在《内外伤辨惑论》中有详细的解说。该书的上卷中有"辨脉"一段，其中说："古人以脉上辨内外伤于人迎气口，人迎脉大于气口为外伤，气口脉大于人迎为内伤。此辨固是，但其说有所未尽耳。外感风寒，皆有余之证，是从前客邪来也，其病必见于左手，左手主表，乃行阳二十五度。内伤饮食及饮食不节，劳役过甚，皆不足之病也，必见于右手，右手主里，乃行阴二十五度。"东垣认为，左手脉体现的以"表气"为多，右手脉所体现的以"里气"为多，因此感受外邪时，左脉的变化比右脉要大；反之，如病起于脾胃内伤，以里气的紊乱为主的，则右脉的异常更为明显。故如其他症状与证型对照无误，但发现脉之异常中是右脉比左脉明显的，可考虑患者有内伤不足的本底。本案正是抓住了这一辨证"眼目"，放胆使用辛温散湿之药以治局部的潮红瘙痒。如为左关脉大，且患者有口苦及小便黄、大便燥结的，则辛散中须加以苦寒泻湿药，此则又与"内伤"所致之气郁治法不同。

案例三 淡渗苦泻法治疗阴囊湿疹案

陈某，男，48 岁，2018 年 5 月 18 日初诊。

主诉 躯干、阴囊潮红伴痒日久。

现病史 躯干、阴囊潮红、瘙痒，未见渗液潮湿，自行外用艾洛松日久，口干，纳、眠可，二便调。舌红，苔薄，脉细。

西医诊断 阴囊湿疹。

中医诊断 阴囊风。

中医证型 风湿热盛。

治法 清热利湿，祛风止痒。

中药处方 1 甘草 5g，土茯苓 20g，生地黄 15g，白鲜皮 15g，地肤子 15g，防风 15g，荆芥穗 10g，干鱼腥草 15g，连翘 15g，金银花 15g，绵茵陈 15g，泽泻 15g。

水煎服，每日 1 剂，共 5 剂。

中药处方 2 马齿苋 30g，苦参 30g，关黄柏 30g，薄荷 20g。

外洗，每日 1 剂，共 7 剂。

同时予依巴斯汀片口服，消炎止痒乳膏及地奈德乳膏外搽等。

2018 年 5 月 28 日二诊

刻下症 药后复诊，现皮疹较前好转，瘙痒减轻，口干好转，纳、眠可，二便调。舌红苔薄，脉细。

中药处方 1 甘草 5g，土茯苓 20g，生地黄 15g，白鲜皮 15g，地肤子 15g，防风 15g，荆芥穗 10g，干鱼腥草 15g，连翘 15g，金银花 15g，绵茵陈 15g，泽泻 15g，苍术 10g。

水煎服，每日 1 剂，共 7 剂。

中药处方 2 马齿苋 30g，苦参 30g，关黄柏 30g，薄荷 20g。

外洗，每日 1 剂，共 7 剂。

余治疗方案同前。

2018 年 6 月 25 日三诊

刻下症 药后复诊，现皮疹较前好转，仍有瘙痒，口干好转，纳、眠可，二便调。舌红，苔薄脉细。

中药处方 1 甘草 5g，土茯苓 15g，生地黄 15g，白鲜皮 15g，地肤子 10g，蒺藜 15g，干鱼腥草 15g，连翘 15g，金银花 15g，泽泻 15g，苍术 10g，佩兰 15g。

水煎服，每日 1 剂，共 10 剂。

中药处方 2 马齿苋 30g，苦参 30g，关黄柏 30g，薄荷 20g，酒黄精 20g。

外洗，每日 1 剂，共 7 剂。

同时予消炎止痒乳膏及复方尿素软膏外搽。

2018 年 7 月 13 日四诊

刻下症 药后复诊，现皮疹较前明显好转，瘙痒减轻，无口干，纳、眠可，二便调。舌红，苔薄，脉细。

中药处方 1 甘草 5g，土茯苓 15g，生地黄 15g，白鲜皮 15g，地肤子 10g，蒺藜 15g，连翘 15g，金银花 15g，苍术 10g，徐长卿 15g，防风 15g。

水煎服，每日 1 剂，共 7 剂。

中药处方 2 苦参 30g，关黄柏 30g，酒黄精 20g，鸡血藤 20g。

外洗，每日 1 剂，共 7 剂。

患者经治疗后持续好转，续观。

按语

患者湿疹皮损以阴囊部位为重，局部潮红瘙痒而无渗液，以干燥为主，湿热深伏于里，故以泻里清热为主；又因患者口干而舌红脉细，里之阴分亦有所亏损，故须兼以甘寒养阴。方中白鲜皮、地肤子、鱼腥草、茵陈等性味苦寒以泻里之湿热，同时以地黄养阴清热，佐以荆芥、防风祛风止痒，取连翘散之意以金银花、连翘散上焦风热。

外用药因直接接触病位，更以苦寒治标为药，故用药性更强的苦参及黄柏，并加入疏风清凉的薄荷。苦参也是治疗湿疹的常用药，性味苦寒，《神农本草经》中记载其主治"黄疸、溺有余沥，逐水，除痈肿"，《本草经集注》中称苦参尤其善于治疗"恶疮，下部䘌疮"，可见它对于阴部的顽固性皮肤病有较好疗效。但苦参味道偏重，加入汤剂口服时部分患者无法接受其苦味，故外用的频率更高。早在《证类本草》中便有苦参外用治疗皮肤病的记载："治小儿身热，苦参汤浴儿良。"可见苦参外用也以治疗热性皮肤病为主。该药泻热利湿之力颇强，且气血兼治，正如《神农本草经疏》所说："苦参禀天地阴寒之气而生，其味正苦，其气寒而沉，纯阴无毒……苦以燥脾胃之湿，兼泻气分之热，寒以除血分之热。"故苦参其实是以泻湿为主要功效，清热为辅，因此很适合治疗湿热困于里的各类湿疹。

与苦参搭配的外用药中有一味为马齿苋，这也是皮肤科的常用药。马齿苋多以外用为主，《本草图经》中记载道："又疗多年恶疮，百方不瘥，或痛焮走不已者，并烂捣马齿苋敷上。"据书中记载，马齿苋曾治好过武相国的大腿皮肤顽疾，其味酸寒，性滑，有通利滑肠之用。《本草征要》称该药内服可治热性痢疾，外用则消肿解毒，尤其是"一切红肿热痛之症，以之挤汁外涂，均有良效"。这味药和苦参一样也有入血之性，《本草正义》中称其"面青而背红紫，茎亦作紫色，故入血分而破血滞诸证"。因本案皮损潮红日久，恐热也波及血分，故以两者清利湿热的同时兼能凉血泻热。而又因瘙痒者多兼表气不通，故又佐以芳香浓烈、辛凉开表的薄荷以疏通表里。对于湿疹以局部为重者，配合外洗方可事半功倍。

药后患者逐渐好转，故二诊、三诊中依次加入苍术、佩兰等芳香之品，着重于健运中焦以化湿邪。外用方也稍作调整，于清热利湿中添入养阴润燥、活血通络之品，也体现了"急则治其标，缓则治其本"的原则。总之，本案以湿热困阻于下焦为主，因此以苦泻为主要治疗方向，佐以养阴凉血、疏风止痒之品。外治之理即内治之理，外用方也以苦寒泻湿热为主，兼以辛散，不同的是外用之药无须经过脾胃，急以治标，故其清泻的力度可以更强。

案例四 苦泻利湿法治疗外阴湿疹案

黄某，女，54岁，2018年3月6日初诊。

主诉 外阴皮肤红斑、丘疹、糜烂渗液伴剧烈瘙痒9天。

现病史 患者9天前外阴皮肤起红斑丘疹，搔抓后局部有淡黄色液体渗出，现外阴皮肤部分糜烂、黄痂，疼痛、瘙痒，睡眠不安，食欲差，口干，口苦，大便干结。舌红，有裂纹，苔黄厚腻，脉弦数。

西医诊断 湿疹。

中医诊断 湿疮。

中医证型 湿热下注。

治法 清热利湿。

中药处方1 龙胆草10g，栀子10g，泽泻10g，柴胡10g，生地黄15g，土茯苓15g，白花蛇舌草20g，车前草15g，薏苡仁15g，苍术10g，甘草5g。

水煎服，每日1剂，共7剂。

中药处方2 千里光30g，地肤子30g，马齿苋30g，白鲜皮30g，金银花30g，苦参20g。

水煎外洗，每日1剂，共7剂。

同时予以依巴斯汀片口服。

2018年3月13日二诊

刻下症 药后皮损好转，红肿减轻，仍有瘙痒，无渗液，纳、眠可，口干，口不苦，大便正常，小便黄。舌红，苔薄黄，脉弦。

中药处方 防风10g，地肤子10g，柴胡10g，生地黄15g，土茯苓15g，白花蛇舌草20g，车前草15g，薏苡仁15g，苍术10g，甘草5g。

水煎服，每日1剂，共7剂。继续予依巴斯汀片口服。

2018年4月7日回访，患者经治疗后痊愈。

按语

本案是一例女性外阴湿疹，曾有渗液，就诊时渗液已基本干涸，表现为湿润的糜烂及结痂；因病位特殊，患者疼痛瘙痒明显，因此影响了食欲及睡眠质量。患者同时还兼有口干、口苦及大便干结的症状，可见里之湿热郁结不通。且大便以干结为主而不是黏腻，再结合其舌有裂纹，可见里有阴伤，而热盛稍重于湿。衡量表里轻重，本病的湿邪当定位于里，且其病位偏下，宜当顺势以苦泻为主。因其里已有阴伤，故不可单用苦寒直下，以防湿热去而津液伤，故配合淡渗利湿药，同时也加入甘寒养阴药。

龙胆泻肝汤作为苦泻与淡渗的合方代表，自然是治湿疹病在里之湿热的首选。本案中用龙胆草味苦而性大寒，入肝胆经而清下焦湿火，尤其善治阴部湿疹。栀子苦寒善清上焦湿热，与龙胆草一上一下。再以柴胡疏导肝经郁于下之气，以引气外散，并有土茯苓及白花蛇舌草甘淡清利脾胃湿热。泽泻与车前草同用，前者走气后者走血，并能化水及利血分湿热。薏苡仁甘淡而能健脾，苍术气香力雄而运脾，再添以甘草调和而防苦泻太过。与龙胆泻肝汤原方相比，本案中去掉了黄芩、木通及当归，加入了土茯苓、白花蛇舌草、薏苡仁、苍术，加强了其运脾渗湿力度，减轻了苦泻之力。

首诊药后，患者明显好转，尤其是皮损的红肿程度减轻，大便也转通畅，阳明之热与湿均减，唯有瘙痒仍存。故去龙胆草与栀子之清热，泽泻之利湿，转加防风及地肤子清透肌肤以止痒。因其仍有口干及小便黄，可见里仍有少许余热未去，且津液未复，故生地黄、土茯苓等诸多滋阴淡渗药依旧保留。

从表面上看，龙胆泻肝汤作为一剂主治肝经湿热的经典方药，似乎与脾胃内伤病无明确关联。少有人知的是，该方的其中一个版本便出自李杲一派所著的《兰室秘藏》，书中记载了一个医案：一位富商得了前阴臊臭之病，再加上连日饮酒而导致腹部不适，前来求诊。医生结合病史，考虑富商的病和他长期嗜酒的习惯有关。酒乃气味俱阳之物，能生里之湿热，再加上患者素体脾胃之气郁而不升，风气郁于下，故"风湿热合于下焦为邪"。东垣版的龙胆泻肝汤较为简约，以柴胡升发肝气而散风气，泽泻、车前子及木通清热利湿，龙胆草泻热降火，并以当归及生地黄滋养肝之体。《兰室秘藏》中强调服用该方后须以"美膳压之"，以使药力达于下焦。该方所治，其实乃湿热困阻脾胃清阳，使得气郁于下而不升，同时当责于肝木不足，故方中以地黄、当归滋养肝阴补肝血，使得肝气升发有源，再以柴胡升提发散，余药利里之湿热以减轻脾胃负担，最终恢复正常的人体升降。因此，龙胆泻肝汤其实还是以调整脾胃升降为着眼点，亦不离"补土理论"体系。

案例五 解郁化湿法治疗乳房湿疹案

陈某，女，22岁，2018年7月12日初诊。

主诉 双乳房皮肤红斑疹、水疱伴瘙痒1个月。

现病史 患者双乳房散在红斑、丘疹，少许水疱，抓破后渗液清亮，以乳晕及乳头为甚，手足多汗，食后易腹胀，口中黏腻，睡眠质量差，多梦，大便溏，小便正常。舌质淡，舌体胖大，边有齿痕，舌中后部苔白厚腻，脉缓。

西医诊断 湿疹。

中医诊断 湿疮。

中医证型 肝郁脾虚湿困。

治法 益气健脾，解郁化湿。

中药处方 柴胡 10g,防风 15g,白鲜皮 10g,白术 15g,茯苓 15g,薏苡仁 20g,陈皮 10g,莲子 20g,砂仁 5g,山楂 10g,党参 10g。

水煎服,每日 1 剂,共 7 剂。同时予氯雷他定片口服,硼酸溶液外敷,氧化锌油外涂。

2018 年 7 月 20 日二诊

刻下症 药后皮损缓解,红斑丘疹减轻,少许脱屑,无水疱及渗液,无明显减轻,睡眠一般,无明显腹胀,大便偏稀。舌质淡,舌体胖大,边有齿痕,舌中后部苔稍厚,脉缓。

中药处方 柴胡 10g,白鲜皮 10g,白术 15g,党参 10g,茯苓 15g,薏苡仁 15g,陈皮 10g,莲子 20g,砂仁 3g。

水煎服,每日 1 剂,共 10 剂。同时予复方尿素软膏外涂。

2018 年 8 月 7 日,患者复诊,皮损消退,少许色素沉着,无瘙痒,基本痊愈。

按语

本案患者是一例乳房湿疹,局部除瘙痒之外还有少许渗液水疱,湿邪虽有外出之势但不多;其食后易腹胀可见中焦脾胃升降不调,以至于食物入里而不能运化。口中黏腻及舌中后部苔白厚腻可见里之湿盛,而舌质淡,舌体胖大,边有齿痕,大便溏烂等又为一派脾虚之象,可见湿邪之不化源于脾胃内伤。其人眠差一方面与湿疹瘙痒有关,另一方面又因其气郁而不升,肝气不得升发而郁结,故可见多梦的症状。其脉缓乃源于气虚,而湿邪又阻滞,故气滞不通,只能缓缓通行。故治疗中当标本兼治,治本以健脾益气升提,治标以化湿之法,因其湿盛于表里,故以淡渗之法治之。

方中用白术、党参健脾化湿,白术辛苦温能升脾阳而燥湿邪,党参甘苦温益气而补脾,两者一动一静而得四君子之半;再加柴胡以疏解气郁,助肝气升发,防风引气达表,借助补脾运脾之力而引清气上行。柴胡与陈皮相合,一升一降,以疏导中焦气机而缓解腹胀。茯苓及薏苡仁甘淡渗利上下湿邪,莲子色黄入中土而健脾止泻,加少许砂仁以助中土温运,正合于《金匮要略》所说的"病痰饮者,当以温药和之"。山楂同样乃开胃消食导滞之药,因脾虚湿盛的患者常兼有食滞,故加之。药后患者缓解明显,表面已无水疱渗液,反而出现少许脱屑,不可再行开散,故减防风,以该方调理半个月基本痊愈。

本案患者湿邪充盛于表里,体表渗液虽不多,但同时又可见多汗及大便溏烂,可见其湿有下泻之势,当责于其脾气不足。"阳在外,卫外而为固也",阳气不足,故阴外泄而不能守,但不利湿又不可。故本案以甘淡渗湿为法,在健脾的基础上加莲子、薏苡仁这类兼备止泻与化湿功效的药物,泻中有收,以防脾胃津气过于外泄。以莲子为例,其味甘中带涩,故有止痢涩精之用,《本草征要》中称它"泻痢之滑脱均收,频用能涩精,多服令人喜,养神而气力长,治血而崩带瘥"。《本草经解》中认为,莲子味甘乃得土之正味,收于夏末秋初而稍带涩味,乃禀秋收之气，故其补土中又可益金，能够收敛土中精华，故对于腹泻及遗精这类"精华外泄"的情况有效。莲子对于本案这种脾虚兼有津气外泄的亦颇为适合，一方面健脾不碍化湿，另一方面又可阻挡湿邪外渗之势，保留其中的精华。和薏苡仁不同的是，前者偏于渗利，而莲子更偏于补益。

除收敛以外，本案中虽然仅用了两味升发药，但也非常重要。因湿邪下泻证明脾胃的整体气机是以降下、以外泄为主，升发之力相对不足，因此用药的目的便是将当下"升降出入"的失常加以调整。故在用收敛药以减少其"外泄"的同时，还需要用升提药以助清阳之升。在一些脾虚型兼有腹泻的湿疹治疗中，仅补脾敛气是不够的，必须要升提以引津液上行，方能真正减轻脾胃水湿负担，以助其恢复，故补土派医家李杲称其为"升阳除湿法"。在脾胃内伤为重的患者中，此法常有用武之地。

案例六　苦润降胃法治疗乳房湿疹案

黄某，女，61岁，2018年3月23日初诊。

主诉　乳房、上肢红斑2个月余。

现病史　湿疹病史，现见乳房下褶皱部位及上肢红斑，自诉瘙痒，轻度脱屑，无糜烂渗液，余无不适，口干，无口苦，纳、眠可，小便稍黄，大便干结。舌质红有瘀点，舌苔白，脉弦。

西医诊断　湿疹。

中医诊断　湿疮。

中医证型　湿热内蕴，胃腑不通。

治法　清热利湿，降胃通便。

中药处方　白鲜皮15g，徐长卿15g，北沙参15g，甘草10g，莪术15g，薏苡仁25g，大黄10g，枳实15g，荆芥穗10g，当归10g，火麻仁20g，白芍20g。

水煎服，每日1剂，共7剂。

同时予卤米松（三氯生乳膏）、消炎止痒乳膏外搽适量。

2018年3月30日二诊

刻下症　现见乳房及下肢红斑较前明显消退，遗留轻度瘙痒，纳、眠可，二便调，无口干、口苦。舌质红有瘀点，舌苔白，脉弦。

中药处方　白鲜皮15g，徐长卿15g，北沙参20g，甘草10g，莪术15g，薏苡仁25g，大黄10g，枳实10g，荆芥穗10g，地肤子10g，火麻仁20g，连翘10g，生地黄15g。

水煎服，每日1剂，共7剂。

同时予复方丙酸氯倍他索软膏、消炎止痒乳膏外搽适量。

药后随访，患者病情基本缓解。

按语

本案乃是一例乳房湿疹，发病 2 个月有余，皮损已基本干燥而无渗液，表面脱屑，但患者舌苔白且大便秘结，可见其湿困于中，不能外渗亦下出无路。大便虽秘结，但小便仅稍黄，口苦亦不明显，仅以口干突出，可见其里热不剧，便秘乃因气滞兼阴液不足为主。脉弦及舌有瘀点亦可证其气机运转不畅。故治疗当以苦泻里湿、并以行气润燥通便为主，给予湿邪下出之机。

首诊方中取小承气方意，以大黄泻下通便利湿，枳实降气以破里结，配合火麻仁润肠通便。同时，方中所用的白芍亦有"小大黄"之谓，且兼能润表燥而破血分之结，以助气血通行。重用薏苡仁甘淡渗湿，引津液下行以通行大便。白鲜皮性味苦寒清热利湿，尤能祛肌肤之湿，配合徐长卿、荆芥穗辛温祛风除湿而止痒。因本案中气滞及津亏较重，故也加入莪术行气活血以疏导气机，北沙参及甘草养阴生津，配合诸多养血润燥药以濡润肠道。复诊时皮损较前明显缓解，口干及大便干结的情况亦基本改善，可见津亏及气滞的程度有所减轻，但舌苔白可证里湿未完全去除。故于原方基础上加地肤子以清热利湿，去当归及白芍之养血，转以生地黄之甘寒滋阴，配合连翘疏散肌表以止痒。

湿疹的"下法"与《伤寒论》中阳明燥实证所用的苦寒下法有所不同，两者虽皆为实邪结于里，但前者为里热而燥，热盛充斥表里，故须直下而过，一鼓作气。而湿盛于里的湿疹，其邪气黏腻，热尚不盛，故须缓下，保持较为和缓而持久的药力。因此方中仅取了小承气汤中的大黄及枳实，不加厚朴以防直泻，并加了火麻仁、甘草等以使药力和缓，配合白鲜皮、薏苡仁等利湿药以下泻湿邪。因本案中兼有气滞及肌表的燥结，因此白芍之用也很妙，一方面配合行气药有助于疏通血分瘀滞，另一方面可滋养营分。它算是一味"隐形"的通下药：白芍味酸苦而微寒，古人见芍药花能于十月寒秋之时生芽，三月春暖未盛时开花，善从土中破阴寒而出，故有"芍药破阴结"一说。《本经疏证》中说："（芍药）特其味苦酸，苦者能降不能开……酸则能破能收，故凡阴结既破，不欲其大泄降者宜之。"且芍药又有"利小便、通水气"的功效，在湿实于里而致大便秘结时，芍药之用较大黄更为广泛，能开泄又能除湿。

而火麻仁与大黄这一缓下的经典组合早在《伤寒论》的麻子仁丸中便出现。《本草详节》中说："火麻仁，木谷也，而治风，同气相求。阳明病汗多，胃热便难，三者皆燥也，故用以通润，脾欲缓，急食甘以缓之，麻仁之甘，以缓脾润燥，古方代脉用之，以其复血脉而益中气也。"因此火麻仁的甘缓之性其实有一定的补脾作用，调和大黄的攻下之性后可使湿邪缓下而不伤中气，尤其是在内伤患者中，切不可过下而伤脾胃，因此方中搭配了许多油润养血药，也是化其峻下之性。同时，李杲也曾称火麻仁搭配适当的祛风药可治"风秘"，即因风邪而引起的便秘。"风秘"乃因脾气郁而不升而化风，风作乱于下焦，耗伤津液故导致便秘。而火麻仁有"木之性"，有助于风性上升，再搭配如方中的荆芥等药可达气于表，其本身之油润也能补充津液，因此火麻仁在内伤便秘的治疗中应用颇广。

本案无疑是一例湿邪在里的湿疹病，且湿邪闭郁在里的程度偏重，必须予通下除湿之法，但又因患者年高有内伤之本，故巧妙配合诸药，以使得湿去不伤正，配伍思路值得参考。

案例七　升阳散湿法治疗乳房湿疹案

钟某，女，14 岁，2018 年 6 月 15 日初诊。

主诉　乳房散在红斑、丘疹伴瘙痒 4 个月。

现病史　乳房红斑、丘疹，轻度糜烂渗液，自诉瘙痒，胃纳可，眠可，二便调。舌质淡红，舌苔白，脉弦。

西医诊断　湿疹。

中医诊断　湿疮。

中医证型　脾虚失运。

治法　健脾升阳散湿。

中药处方　白鲜皮 15g，紫苏叶 15g，土茯苓 15g，地肤子 15g，徐长卿 15g，薏苡仁 20g，甘草 5g，生地黄 15g，白术 10g，荆芥穗 15g，山药 15g，布渣叶 20g。

水煎服，每日 1 剂，共 7 剂。

2018 年 6 月 22 日二诊

刻下症　乳房红斑、丘疹较前好转，糜烂渗液疮面已干燥，瘙痒减轻，胃纳可，眠可，二便调。舌质淡红，舌苔白，脉弦。

中药处方　白鲜皮 15g，紫苏叶 15g，土茯苓 15g，地肤子 15g，徐长卿 15g，薏苡仁 20g，甘草 5g，生地黄 15g，白术 10g，荆芥穗 15g，山药 15g，布渣叶 20g。

水煎服，每日 1 剂，共 7 剂。

同时予复方他克莫司软膏外搽适量。

经治疗后患者皮损基本缓解。

按语

本案是一例乳房湿疹，体表有渗液提示湿盛于表，但渗液不多，同时脉弦而不滑，为湿居半表半里而不能完全外透，故用紫苏叶、荆芥穗、徐长卿等以疏风升阳化湿，同时用白术、山药、土茯苓等健脾运脾，以助湿邪透发于外。药后局部表湿得散，皮损渗液收敛，效不更方，而收全功。

李杲作为"补土派"创始医家，最早提出了"升阳除湿"这一概念。他认为传统的治湿之法较偏重于如何祛邪，而湿邪所生之根本常在脾胃升降失常，尤其是脾阳不升。对于脾胃内伤而湿盛者，如过用苦寒利湿之法，虽然可以收到一时的成效，但这样的治法在李杲看来是"是降之又降，是复益其阴，而重竭其阳气矣，是阳气愈削，而精神愈短矣，是阴重强而阳重衰矣，反助其邪之谓也。故必用升阳风药即瘥"，由此便化生出了"升阳除湿"一法。

所谓"升阳"，即指升发脾胃阳气，如用分量较轻的羌活、防风、荆芥等药，其目的不在于发汗解表，而是通过药物的轻扬之性引脾胃之气上行。如补中益气汤中的升麻、柴胡便是扮演了这样的角色，《脾胃论•随时加减用药法》中便说："清气在阴者，乃人之脾胃气衰，不能升发阳气，故用升麻、柴胡助辛甘之味，以引元气上升。"对于脾胃内伤较为严重的，单用升提药还不能引动脾阳，则须加入黄芪、甘草等甘温益气药。这一方法通过助力脾气的上行，将积聚于里的津液运化开来，气运则湿自化。李杲认为这类药性轻灵的本草模拟的是春风的作用，如同春风一吹，冬季积存的水液便化为湿润的春气，故又将它们称为"风药"。后人常见到李杲的升阳化湿方中用多个不同种类的"风药"，但每种分量极轻，其实这便是取"风能化湿"之意，过用则为开表散气。

在本案中，患者脉弦而苔白，湿邪困阻而不能升散，故用风药助脾阳发散。因体表可见部分渗液，湿邪尚有外透之力，故未用黄芪等药补气益气，但方中所用亦融合了"升阳除湿"之意。该法较为适用于内伤湿证，水湿有外散趋势且未化热者，因湿疹病位常不离表，该法在临床实践中有较多可用的机会。

第八节　泛发性湿疹案例

这一节中的泛发性湿疹指的是湿疹发病的部位较广，有泛发全身倾向者。泛发性湿疹有因偏于"水"态而泛滥者（案例一、案例四），因热邪亢盛而播散全身者（案例三、案例六），因素体阴亏以至于阳亢化火者（案例二、案例五），或因里气郁而不散致使病情暴发者等（案例七）。这类湿疹病情较寻常湿疹更重，且本节中患者就诊时常处于急性期，病邪来势汹汹，皮损遍及全身。但医者不可一见皮疹色红而势急，便执定苦寒泻热之法，还是须以脾胃为核心，分析其起病之由来，对症组方。值得注意的是，泛发性湿疹患者中常兼有情志不畅，除适当合入疏肝解郁之法外，医者也要做好患者的情绪疏导工作。

案例一　健脾解郁法治疗湿疹案

邹某，女，35 岁，2018 年 9 月 27 日初诊。

主诉　躯干、四肢丘疹、红斑、瘙痒不适日久。

现病史　躯干、四肢丘疹、红斑、瘙痒不适，伴结痂抓痕，疲倦，怕冷，出汗不多，纳、眠一般，大便调、偏烂黏，口苦。月经尚调，常后期，痛经，血块明显，乳胀。曾服用盐酸西替利嗪片因嗜睡反应严重不能耐受。舌淡，苔薄白，脉弦细，左关弦。

西医诊断　湿疹。

中医诊断　湿疮。

中医证型 肝郁脾虚湿滞。

治法 健脾化湿，疏肝理气。

中药处方 五指毛桃20g，柴胡15g，当归5g，赤芍15g，白术15g，炙甘草10g，茯苓15g，紫苏叶15g，五味子10g，川芎5g，葛根15g。

水煎服，每日1剂，共7剂。

同时予依巴斯汀口服、卤米松外用等治疗。

2018年10月11日二诊

刻下症 药后好转，近期少许复发，伴结痂抓痕，疲倦，怕冷，出汗不多，纳、眠一般，大便调，偏烂黏，口苦。平素月经尚调，常后期，痛经，血块明显，乳胀。舌淡，苔薄白，脉弦细。

中药处方 黄芪15g，柴胡10g，赤芍15g，当归5g，白术10g，茯苓15g，紫苏叶15g，炙甘草10g，川芎5g，桑白皮15g，五味子10g，知母10g。

水煎服，每日1剂，共7剂。余治疗方案同前。

2018年10月18日三诊

刻下症 药后好转，皮损较前消退，伴结痂抓痕，疲倦，怕冷，出汗不多，纳、眠一般，大便调，偏烂黏，口苦。月经尚调，痛经，血块明显，乳胀，常后期。舌淡苔薄白，脉细，左关弦，右寸弦。

中药处方 黄芪15g，银柴胡10g，白芍10g，白术10g，炙甘草10g，茯苓15g，紫苏叶20g，黄芩5g，炒栀子10g，淡豆豉20g。

水煎服，每日1剂，共7剂。余治疗方案同前，西药服药间隔可逐渐延长。

2018年12月20日四诊

刻下症 药后持续好转，皮损较前消退，疲倦改善，怕冷，近期外感，少许鼻塞，出汗，眠可，大便烂，偏臭，腹胀，腹痛，腹泻，每日3次，口干苦少许。末次月经为2018年1月初，痛经，血块明显，乳胀，常后期。舌淡，苔薄白，脉细，左关弦，右寸弦。

中药处方 黄芪20g，炙甘草10g，大枣10g，北沙参10g，茯苓20g，防己10g，防风5g，白术10g，葛根15g。

水煎服，每日1剂，共6剂。

患者经治疗后持续好转，已停服西药及药膏外搽，病情稳定，续观。

按语

这是一例女性的湿疹，患者就诊时诉平素工作压力较大，湿疹病情加重常与情绪不佳相关。查其脉整体弦细而左关脉弦明显，果然有肝郁气滞之征，且其胃纳一般而大便偏于烂黏，又有肝木克土，脾虚湿蕴之象。同时，患者月经常后期，且经前乳胀明显，经期亦有痛经，女子以肝为先天，上述诸症亦可证其肝气之郁，因气机升发不畅，而导致脾胃阳气不能升发，湿郁于中焦不得散。其舌淡、疲倦、怕冷等症状亦可证实患者以内伤脾虚为本底，故其湿之不化总归于中土升发无力，湿不得外散，而情绪的郁结进一步加重了病情。

故予疏肝健脾的逍遥丸方加减，并于原方的基础上加强升散湿邪的力度：用小量川芎疏通气机，葛根升发中土脾胃清气，五指毛桃甘淡气香补益脾气，紫苏叶开表温中散湿，稍加五味子以敛心火而止痒。药后患者皮损好转明显，但仍自觉疲倦，故改五指毛桃为黄芪而加强甘温益气之力，为防过于温燥而助肝经郁热，加清热除烦的知母与清上焦热的桑白皮以平衡寒热。二诊药后患者虽有持续好转，但查其口苦一直未改善，考虑其中有郁热不得外散，再加上其人平素易心烦，其脉左关弦之外更有少许右寸弦，上焦心肺间可能有湿热郁结而不得散，故三诊合入栀子豆豉汤以清热泻火除烦。同时易原方柴胡为银柴胡以加强清凉疏解之意，伴用少许黄芩以清少阳郁热。

四诊时患者诉服药以来疲倦情况已有改善，但近期不慎外感，有轻微的鼻塞不适，同时腹部胀痛而伴腹泻。考虑其外感后正气不敌，湿邪内入于脾胃，故发为腹泻。改以防己黄芪汤为底以益气化湿止泻，恐原方中生姜过于温热，故以辛凉升散的葛根、温润祛风的防风代之。并用茯苓利小便以实大便，沙参益阴生津以防服用益气药后内热躁动。患者服药后皮损持续好转，并可停用其他西药，唯情绪不佳时病情时有反复，后一直以益气健脾之法配合疏肝解郁法调理，病情稳定，疗效较为满意。

内伤脾胃所导致的湿疹，很少单以脾虚湿蕴证型出现，往往都兼杂有其他四脏的异常。如本案便是脾虚兼有肝气不能升发，即本书理论相关章节中所述的脾胃内伤病中以"春升不及"为主要病机的类型。也就是说，内伤湿疹虽然都以脾胃内伤为发病基础，临床上也可以出现不同的证型表现，偏于升发无力的可能易兼肝郁或是湿热下注，偏于气外浮而里虚的可能兼有肺胃虚热阴亏，偏于收降不及的可能伴见肺卫的寒燥或外寒内热，偏于沉降不及的可能兼有肾阳亏而虚火上冲。而这例湿疹案也是临床中较为常见的类型，即脾虚不能升发清气，以至于湿气不能上行而外散，同时因气外发不畅，也会出现肝气郁结的表现。这类患者，如单用疏肝解郁散湿的方法，而没有顾及其脾虚的本底，虽然有短暂的改善但后期便易反复，因此还须标本兼治。故本案在逍遥散的基础上加强了益气升提之力，其方本身以疏导气机为主，升发及补益之力对本案患者来说是不足的。

而首方中所用的五指毛桃也是南方特有的本草之一，居住于山区的客家人早期将它用于产妇月子期间的调养，有益气催乳的作用。其性味甘淡，又带有淡淡的椰汁香气，能益气开胃，升发脾胃阳气，与产自北方的黄芪颇有相似之处，故又被称为"南芪"，意思是产自南方的"黄芪"。五指毛桃的药性更为平和，不似"北芪"温燥，对于易上火的南方人更为适合，因此也受到广东第一位国医大师邓铁涛老先生的喜爱，他在著作中多次推荐了这味本土草药。本案医生在初诊中便已判断患者须合入益气补脾之法，然而恐其体质不能耐受温补，故先以平和的五指毛桃试探之，药后患者病情改善且无特殊不适，方放胆使用黄芪。反之，如果是临床中遇上气虚湿困的患者使用黄芪不能耐受的，不妨试用"南芪"。该药除益气健脾之外，亦有一定的化湿之性，山民常常将其用于各种风湿病的治疗中，因此对于气虚型湿疹颇为适合。

总之，本案患者乃以脾虚湿蕴为病机，以气虚不能升散为突出矛盾，故治宜益气疏肝、升提散湿。其湿困于里，以里证为主，故其皮损常干燥无渗液或渗液不多，但病情易反复发作，并兼有月经不调。这一证型在临床中颇为常见，尤其常见于气血亏虚、情志郁结的年轻女性中，治疗思路及方药可供参照。

案例二　甘寒疏散法治疗湿疹案

张某，女，18岁，2018年4月11日初诊。

主诉　全身皮肤反复红斑、丘疹伴瘙痒5年，加重半个月。

现病史　患者5年前全身皮肤出现红斑、丘疹、瘙痒，在外院治疗后好转，5年来病情反复不愈。半个月前皮疹急性发作，全身皮肤泛发红斑、丘疹，融合成片，剧烈瘙痒，暂无渗液。睡眠不安，饮食可，口干，口苦，二便正常。舌红，苔薄黄，脉数。

西医诊断　湿疹。

中医诊断　湿疮。

中医证型　脾阴亏虚，湿热内盛。

治法　健脾养阴，清热利湿。

中药处方　荆芥10g，防风15g，蝉蜕10g，苦参10g，白鲜皮10g，茯苓20g，薏苡仁20g，生地黄15g，山药15g，甘草5g。

水煎服，每日1剂，共7剂。同时予氯雷他定口服液口服，三黄洗剂外洗。

2018年4月18日二诊

刻下症　药后皮损缓解，皮肤无明显潮红，无渗液，少许皮屑，瘙痒减轻，纳、寐可，无口干、口苦，二便正常，舌红，苔薄黄，脉数。

中药处方　荆芥10g，防风15g，蝉蜕10g，白鲜皮10g，茯苓20g，薏苡仁20g，生地黄15g，山药15g，甘草5g。

水煎服，每日1剂，共7剂。余治疗同前。

2018年4月25日三诊

患者皮损消退，见色素沉着，无皮屑，无瘙痒，纳、寐可，二便调。舌淡红，苔薄白，脉弦。基本治愈。

按语

患者素有湿疹病史，本次急性发作，虽无渗液水疱，但皮疹发病急而播散速，可见其中兼有热邪。其舌红而苔薄黄，可见湿热困于里而热重于湿，二便尚通畅，里实不重，口干为热邪伤津，口苦为热邪循经上扰。从整体上看，本案表里同病且已经兼有阴分的亏虚，因此治疗中应以淡渗利湿为主，还须加以健脾养阴。

方中用茯苓及薏苡仁甘淡以利上下之湿邪，配合苦参、白鲜皮苦寒清热利湿；荆芥及防风质地轻扬而祛风散湿，配合蝉蜕透疹止痒。生地黄滋阴清热，山药健脾养阴，与地黄同用一方面可补充阴分的不足，另一方面又可补脾生津液以助阴生。甘草调和诸药，又稍有降火养脾阴之效。

本案中的这种情况在反复发作的慢性湿疹患者中较为常见，因患者反复发作后，渗液外散会消耗人体的津液，且前期用过的许多苦寒利湿药也会伤阴。迁延至后期，患者在急性发作时也会出现阳盛阴亏之象，舌脉虽然显示一派湿热，但体表反而潮红灼热而无渗液水疱，此源于阴分已不足，故不能外透而化为渗液。在这种情况下，既需要开表窍疏散表气以止痒，又不能透发太过而助燥热，因此方中所用的都是效力最为温和的解表药，如防风及荆芥，蝉蜕亦是性凉透疹之药。同时，里湿亦当利，但亦不可攻下太过，故用淡渗利尿之法，方中所用的薏苡仁及茯苓都性平或微寒，薏苡仁还有一定止泻作用，可防阴分之伤。再配合本案中的滋阴生津药，可使得湿热去而阴分裕。

薏苡仁在本案的用药中可谓是发挥了两方面作用，一方面可以利湿渗湿，另一方面又可健脾养阴。薏苡仁味甘而性寒，《神农本草经》中谓其主治"筋急，拘挛不可屈伸，风湿痹，下气"，而《本草经集注》则强调它可以"利肠胃，消水肿"，可见其利湿功效确凿，且尤善于利筋骨肌肉之湿。《神农本草经疏》中云："薏苡仁正得地之燥气，兼禀乎天之秋气以生，故味甘淡，微寒无毒。阳中阴，降也。经曰：地之湿气，感则害人皮肉筋脉。又曰：风、寒、湿三者合而成痹。此药性燥，能除湿，味甘能入脾补脾，兼淡能渗泄，故主筋急拘挛不可屈伸，及风湿痹。除筋骨邪气不仁，利肠胃，消水肿，令人能食，久服轻身。总之湿邪去则脾胃安，脾胃安则中焦治，中焦治则能荣养乎四肢，而通利乎血脉也。"薏苡仁本身收获于秋季，得秋季湿收而燥生之气，故能燥脾胃中湿。且其果肉饱满黏腻，与香燥化湿药又不同，利湿之中也能止泻敛津，故《本草征要》中称薏苡仁乃"泻痢不可缺"之药。《本草新编》有段评述说得最好："薏苡仁最善利水，又不损耗真阴之气。凡湿盛在下身者，最宜用之。视病之轻重，准用药之多寡，则阴阳不伤，而湿病易去。人见用药之多，动生物议……凡利水之药，俱宜多用，但多用利水之药，必损真阴之气，水未利，而阴且虚矣，所以利水之药，不敢多用，惟薏仁利水，而又不损真阴之气，诸利水药所不及者也。可以多用，而反不用，与不可多用，而反大用者，安得有利乎？故凡遇水湿之症，用薏仁一二两为君，而佐以健脾去湿之味，未有不速于奏效者也。"因薏苡仁毕竟是偏于食物类的本草，药力较弱，因此一般要用到 20~30g 方有较为明显的效果。且由于它自身的特性，用于阴虚而湿热未退的湿疹中非常合适。

本案中，阴虚兼有湿热故以淡渗为法，佐以清热利湿及疏风止痒，二诊时皮损已较前明显消退，恐苦参过于苦泻而不利于脾胃，故去之，后调理而愈。对于这类湿疹，后期调理当以健脾养阴为要，缓缓图之。

案例三 清泻心火法治疗湿疹案

李某，男，38岁，2018年5月15日初诊。

主诉 全身红斑、丘疹、水疱、渗液伴瘙痒1周。

现病史 患者1周前双下肢皮肤出现红斑、丘疹、瘙痒，皮疹增多，泛发全身。现全身皮肤潮红，散见黄白色小丘疹及小水疱，搔抓后渗液，以双下肢为甚。口苦，口干，口臭，伴口腔溃疡，食欲差，失眠，心烦易怒，大便干，小便黄。舌红，苔黄腻，脉滑数。

西医诊断 湿疹。

中医诊断 湿疮。

中医证型 心火亢盛，湿热内结。

治法 清心降火利湿。

中药处方 防风15g，荆芥10g，赤芍15g，土茯苓20g，茵陈20g，苦参10g，生地黄15g，牡丹皮10g，鱼腥草20g，薏苡仁20g，徐长卿15g，生甘草5g。

水煎服，每日1剂，共7剂。同时予依巴斯汀片口服，除湿止痒软膏、地奈德乳膏外用。

2018年5月22日二诊

刻下症 药后全身皮损减轻，基本无渗液，无明显水疱，少许瘙痒，口干，不苦，无口臭，饮食、睡眠一般，大便干，小便黄。舌红，苔黄，中根部稍厚，脉滑数。

中药处方 防风15g，荆芥10g，赤芍15g，土茯苓20g，茵陈15g，生地黄15g，牡丹皮10g，茯苓10g，薏苡仁20g，徐长卿15g，生甘草5g。

水煎服，每日1剂，共7剂。予除湿止痒软膏、硼酸氧化锌冰片软膏外用。

2018年6月5日随访，患者皮损消退，无瘙痒，临床治愈。

按语

患者的病起于下肢，逐渐泛发至全身，现正处于急性期，皮肤见渗液及水疱，但最严重的部位还是下肢，其湿热有下趋之势。再查其一般症状，除瘙痒剧烈之外，患者口干苦明显，可见里之湿热亦盛，口臭为湿浊在里而上熏，因湿热困阻脾胃，运化已失常，故食欲变差。热邪扰乱心神，心火上亢，故见口腔溃疡而失眠，同时也容易发怒。大便干可见里之热盛于湿，已有伤阴之势，小便黄也是里热的佐证。其脉滑数而舌红苔黄腻，一派湿热里实之象。四诊合参，患者虽表里俱有湿热，然其热仍以里为重，且其病本由下肢波及全身，为下之湿热由里及表，故治疗当以泻里湿为先。

方中以苦参、鱼腥草等苦寒药泻里湿而能清热，能导湿邪由大便而出。因里之热偏盛而稍有阴伤，故佐以生地黄及赤芍凉血养阴。土茯苓及薏苡仁性味甘淡以渗湿，引湿热由小便排出。这两组药对皆导湿热由下焦出，配合茵陈同样清热利湿，又有助于升发因湿热而郁滞的阳气。并以荆芥、防风开表散湿，因势利导地解决趋于表的部分湿邪，徐长卿入于里而祛风除湿，与解表药相互配合，引里之湿外散。因患者心火上亢明显，再加牡丹皮凉血清热，以平心火而助眠。生甘草调和诸药，配合牡丹皮亦有凉心血，促进口腔溃疡愈合的作用。药后皮损大部分缓解，恐苦参过于苦寒故去之，守方而愈。

甘草是最为人熟知的补脾药，但生甘草与炙甘草之性还有不同。生甘草味甘而性微凉，有一定的降心火功效，适合用于兼有"阴火盛"的脾胃内伤病。而炮制过后的炙甘草性温而药性相对更为和缓，用于补养更为合适。两者在应用中的区别，在《伤寒杂病论》中的一首方剂中体现得尤为明显，即甘草泻心汤。在《伤寒论》中，该方见于"辨太阳病脉证并治·卷下"："伤寒中风，医反下之，其人下利日数十行，谷不化，腹中雷鸣，心下痞坚而满，干呕而烦，不能得安，医见心下痞，为病不尽，复重下之，其痞益甚，此非结热，但胃中虚，客气上逆，故使之硬也，甘草泻心汤主之。"方中所用的甘草乃是炙甘草。而在《金匮要略》的"狐惑病篇"中，"狐惑之为病，状如伤寒，默默欲眠，目不得闭，卧起不安，蚀于喉为惑，蚀于阴为狐，不欲饮食，恶闻食臭，其面目乍赤、乍黑、乍白。蚀于上部则声喝，甘草泻心汤主之"，该方中所用的则是生甘草。同样的组成，一味药的变化，又可见两者用法的不同。"心下痞"病中，以阴不降而阳不升，同时见下利不止，此为中土大虚，书中也强调了"此非结热，但胃中虚"，故以甘缓之炙甘草主之。而在狐惑病中，其人同样也有"不欲饮食，恶闻食臭"的脾虚见症，但同时又有上部的溃疡，局部有火邪为患，心火上亢故不能入睡，因此方中用的是生甘草以泻火。火生土，子亢则泻其母，故东垣在用药时，对于土虚湿热而又兼阴火上亢的，也常以生甘草泻心火，以平胃中热邪。

同样的，在本案中患者内有湿热，局部又因虚火上炎而见口腔溃疡，故加生甘草养脾阴而清虚热。如果是脾虚之程度较本案更重的，生甘草还可加量。

案例四 甘温运湿法治疗湿疹案

李某，男，51岁，2018年10月16日初诊。

主诉 全身起皮疹伴瘙痒1年。

现病史 全身起红斑、丘疹，伴瘙痒，无发热，无腹痛、腹泻，无关节疼痛。纳、眠可，二便调，无口干、口苦。舌质淡胖，舌苔薄白，脉沉。

西医诊断 湿疹。

中医诊断 湿疮。

中医证型 脾虚湿盛。

治法 健脾运湿。

中药处方 苍术15g，猪苓10g，甘草5g，薏苡仁20g，厚朴10g，茯苓15g，党参15g，地肤子15g，陈皮10g，防风15g，怀山药15g，蝉蜕10g。

水煎服，每日1剂，共5剂。

同时予左西替利嗪口服液、消炎止痒胶囊口服。

2018年10月25日二诊

刻下症 皮疹减轻，继续治疗。全身皮损消退后可见散在色沉，少量红斑，丘疹。纳、眠可，二便调。舌质淡胖，舌苔薄白，脉沉。

中药处方 陈皮10g，甘草5g，薏苡仁20g，牡丹皮15g，云苓15g，党参15g，地肤子15g，防风15g，怀山药15g，蝉蜕10g。

水煎服，每日1剂，共5剂。

按语

患者全身散在皮损，未见明显水疱渗液，仅瘙痒明显，其他一般症状如纳、眠、二便等均无异常，似乎无证可辨。然细查其舌脉，虽病以肌表症状为重，患者的脉象却是沉脉，且其舌淡胖而苔薄白，明显脾虚而水湿内盛，显然以脾胃内伤为病之根本，气被湿困故沉而不起。湿病在里，其气已不足故不能苦泻，而以淡渗佐辛散为主要治法。

方用除湿胃苓汤加减，方中苍术健脾燥湿为君，以猪苓、茯苓淡渗利湿以引中焦湿邪下行，薏苡仁、怀山药质地软糯益脾阴，又能化湿；厚朴、陈皮行气降胃，胃气降则湿气下行有路。甘草及党参甘温益气补脾，防风及蝉蜕疏风透疹止痒，再添一味地肤子清利太阳膀胱经之湿热，以太阳经主表，故亦为清肌表湿热之意。药后皮疹大部分消退，遗留色沉及少量皮损，但整体舌脉未变，转以健脾扶正为主，清利余邪为辅。故去过于渗利的猪苓，减苍术之香燥，厚朴之泄气，以牡丹皮稍清表之余热，而保留了大部分健脾补脾药。

除湿胃苓汤也是一首皮肤科的经典方剂，原用于治疗带状疱疹，皮肤科泰斗赵炳南老先生对它也十分推崇。早在清代就已经有了用该方治疗皮肤病的相关记载，如《验方新编》中称它"治脾胃湿热，发为火丹"，其书中所载组成与本案稍有不同，其中还有栀子、木通、滑石等清热利湿药，又添肉桂以止痛。书中说"缠腰火丹"中有风热为重及湿热为重两者，后者以肺脾二经湿热为主，故宜除湿胃苓汤。而《吴氏医方汇编》中将其用于治疗丹毒，又添入了薄荷一味。从方药组成上看，其原方为五苓散及平胃散的合方，既有桂枝、茯苓、泽泻、猪苓、白术五味助气利水，又有苍术、陈皮、厚朴、甘草的基本组成以降泄胃气，适用于因胃气不降而致湿邪驻留于中者。我院常将该方化用于湿疹的治疗中，并加强其健脾之力，如合入山药、党参、薏苡仁等以健脾养阴，即取半个参苓白术散之意，与平胃散之方干相合，养脾阴而降胃逆。更加入防风等疏风透表药，一方面开表散湿，另一方面使药力作用更偏于肌表。

湿疹的病机虽与带状疱疹不同，但也有部分证型具有重合之处。两者都可在皮损中出现红斑、水疱的表现，只是带状疱疹乃病毒感染所致，起病急而有自限性，疼痛明显，其火毒之势较猛；湿疹多起病较缓和，病情反复缠绵，以瘙痒为主，其病以"湿"为核心，热性不似带状疱疹之强，但更为顽固，与患者的本虚密切相关。因此在化用除湿胃苓汤治疗慢性湿疹时，尤其是见皮损渗出不明显的情况而患者有里虚之象时，须合入补脾之药。

回归于本案，患者体表未见水疱渗出，而舌胖大已可见湿邪之明显，只是里气不足以走表，故肌表反而不见湿邪为患之象。故一方面益气健脾，另一方面健胃化湿，方中所用健脾药皆甘淡温和，并能养脾阴，配合淡渗药同用，能使利湿而不伤阴。湿邪若似水患，淡渗药之用便如同水库开闸泄水，利之太过亦消耗"能量"与"水分"。而山药等健脾止泻药如同泄洪口的过滤膜，将水中的"精华"加以收敛保留，因此能益阴填精。在脾胃内伤以至于气阴两虚的湿疹治疗中，常须健脾和化湿并用，如本案方药便可供借鉴。

案例五 甘寒透热法治疗湿疹案

冯某，男，56岁，2018年7月30日初诊。

主诉 全身起皮疹伴瘙痒1个月余。

现病史 全身反复起红斑、丘疹、丘疱疹1个月，散在较多血痂，伴瘙痒，无发热，无腹痛、腹泻，无关节疼痛，纳、眠可，二便调。舌有齿印，舌苔薄白，脉弦。

西医诊断 湿疹。

中医诊断 湿疮。

中医证型 脾阴亏虚，湿郁化热。

治法 健脾养阴，清热利湿。

中药处方 生地黄15g，麦冬10g，白花蛇舌草15g，白蒺藜10g，荆芥穗15g，地肤子10g，枳壳10g，牡丹皮10g，赤芍15g，山药15g，徐长卿15g。

水煎服，每日1剂，共6剂。

同时予糠酸莫米松乳膏、消炎止痒霜外搽，阿伐斯汀胶囊口服。

2018年8月13日二诊

刻下症 皮疹减轻，仍有瘙痒，纳、眠可，二便调。舌有齿印，舌苔薄白，脉弦。

中药处方 生地黄15g，白花蛇舌草15g，白蒺藜10g，茯苓15g，荆芥穗15g，地肤子10g，枳壳10g，牡丹皮10g，徐长卿15g，牛蒡子10g。

水煎服，每日1剂，共7剂。

同时予润燥止痒胶囊口服。

2018年9月3日三诊

刻下症 新起少量皮疹，瘙痒，纳、眠可，二便调。舌有齿印，舌苔薄白，脉弦。

中药处方 生地黄15g，白鲜皮15g，茯苓15g，荆芥穗15g，地肤子10g，枳壳 10g，牡丹皮 10g，徐长卿 15g，赤芍 10g，山药 15g。

水煎服，每日 1 剂，共 5 剂。

药后持续好转。

按语

患者就诊时，除湿疹的一般表现外，还散在较多血痂，可见湿热有蕴于血分之象。舌有齿印，亦为脾虚而湿盛之症，再加上脉弦为里气欲出表而不畅，可见患者确实有里虚不足的一面，以至于升发之气不敌里湿之困阻。湿热郁于血分而不得发，故瘙痒明显。方中先用生地黄、麦冬滋阴养血，另外用牡丹皮和赤芍清热养血。本案中虽有血热，但脉见弦象而未见滑实，可见此并非实热，而是阴虚所造成的虚热居多，故不用苦寒泻血，而用甘寒凉血。

对于伏于血分的湿热，方中选用能入血的风药荆芥，《汤液本草》中称其能"利血脉……治产后血晕如神"，妇科也常用它治疗女子崩中漏下，可见荆芥的确可治疗一部分血病。《本草通玄》中提及"荆芥本功治风，又兼治血者，为其入风木之脏，即是藏血之地"，是解表药中为数不多的能入血的药材之一。荆芥用于此可引血中之湿透发于表，同时也引脾中清气上行，正与脾虚的病机相合。

方药的整体作用方向虽以养血疏风为主，但也适当配合了利湿药，如性味苦寒的地肤子。《本草经集注》中谓其"主治膀胱热、利小便……去皮肤中热气，散恶疮"，是皮肤科的常用药，可引血分湿热从小便排出。《本草征要》中解释说地肤子之所以能化湿，仍与其入脾胃的特点有关："其主用多在皮肤，其入亦在土脏，盖脾主肌肤也，即其利水兼能祛湿矣。"可见本案的治疗重点仍不离脾胃。

药后患者皮疹逐渐好转，考虑为湿热渐去，须转以扶正，以防湿去复生。故二诊、三诊的方药中将凉血药（如麦冬、赤芍）减去，逐渐增加健脾的力度，如加入山药、茯苓等药。方中所用健脾药都以甘淡为主，这是因为患者的阴分刚刚开始恢复，如果用偏于温燥的药，如白术、党参等，恐再伤阴助热。而山药在健脾气的同时兼能养脾阴，茯苓利湿而不燥湿，故用之颇为相宜。

本案所示乃是湿热困于血分的治法，首先当分实热虚热的多少，如本案以阴虚热盛居多，故以甘寒为主，先养足阴分，热去则湿孤；同时再用由里疏透之药引湿邪从表而散，也有模仿温病"透热转气"之意。要注意的是，治疗血分湿热并使用疏风透表法时，要先判断阴分是否充盈；如津液本身有亏的，香燥的祛风药会进一步耗伤阴分，反而加重瘙痒。因此本案是在先用滋阴药的前提下，再配合了性味辛中有苦的祛风止痒药，如白蒺藜、徐长卿等。这类药的发表力度没有那么强，作用位置偏里，风湿关节病中更为常用，正好与本案湿邪居于血分，病位较深这一情况相合，因此止痒效果更好。

案例六　降胃透表法治疗湿疹案

梁某，男，54 岁，2017 年 4 月 7 日初诊。

主诉　全身起多形皮疹伴痒多年。

现病史　全身皮肤出现红斑、丘疹、斑丘疹、小水疱，伴瘙痒明显，皮疹搔抓后有渗液，反复外院就诊，外搽后皮疹未见明显好转，既往曾口服多种抗组胺药物治疗。服药后皮疹可改善，停药后复发。纳、眠可，二便调，口干，口苦。舌红，舌苔黄腻，脉滑。查体见全身散在钱币状红斑、丘疹、斑丘疹、小水疱，局部散在轻微糜烂渗液，浆液性痂皮，皮疹对称分布。

西医诊断　湿疹。

中医诊断　湿疮。

中医证型　胃热不降，湿邪壅表。

治法　平胃清热泻湿。

中药处方　甘草 5g，土茯苓 20g，生地黄 15g，白鲜皮 15g，地肤子 15g，防风 15g，荆芥穗 10g，干鱼腥草 15g，连翘 15g，金银花 15g，布渣叶 15g，泽泻 15g。

水煎服，每日 1 剂，共 5 剂。

止痒利湿外洗颗粒 2 小袋。外洗，共 6 剂。

同时予地奈德乳膏及消炎止痒乳膏外搽，盐酸左西替利嗪口服溶液口服。

2017 年 4 月 14 日二诊

刻下症　皮损较前好转，瘙痒明显缓解，纳、眠可，二便调，口干、口苦较前缓解。舌红，舌苔黄腻，脉滑。查体见全身散在钱币状红斑、丘疹、斑丘疹，局部糜烂渗液基本吸收，皮疹对称分布。

中药处方　甘草 5g，土茯苓 20g，生地黄 15g，白鲜皮 15g，防风 15g，荆芥穗 10g，干鱼腥草 20g，连翘 15g，金银花 15g，布渣叶 15g，泽泻 15g，苍术 10g，苦参 10g。

水煎服，每日 1 剂，共 6 剂。

止痒利湿外洗颗粒 2 小袋。外洗，共 7 剂。

同时予盐酸左西替利嗪口服液口服。

患者经治疗后持续好转，续观。

按语

患者湿疹病史日久，局部见糜烂渗液，但程度较为轻微，且已伴有结痂，当属于亚急性期湿疹。而患者在体表渗液的同时也伴有口干、口苦的里证，且见舌红苔黄腻，脉滑，可见乃表里同病，故以疏风法散表湿，淡渗法稍配合苦泻利里湿；又因其口干苦明显，可见里热已稍有伤阴之象，故佐以少量甘寒养阴药。

方用银地土茯苓汤加减，方中荆芥与防风祛风开腠理以化湿，金银花与连翘相合以辛凉清表之湿热，土茯苓及泽泻淡渗引里湿从小便而出，白鲜皮及地肤子苦寒泻湿热，再加生地黄清热之中又能滋阴，岭南草药布渣叶健脾开胃化湿。药后患者症状及皮损均有明显改善，皮损渗液较前吸收，这一方面源于表湿外散故卫表之湿减轻，另一方面是里湿下泻故湿之化生无源，故多年的湿疹能得以明显改善。因在表之湿已明显减少，但脉象仍滑，湿邪仍涌动于中焦，于原方基础上再加苦参及苍术以泻脾胃湿邪，后收效较为满意。

　　银地土茯苓汤乃是现代治疗湿疹的经验方，国医大师禤国维教授于多本著作中均有推荐，原方组成为：金银花15g，生地黄20g，土茯苓20g，茵陈20g，鱼腥草15g，紫草15g，白鲜皮12g，苦参12g，薏苡仁15g，白花蛇舌草20g，甘草5g，石膏20g。禤老认为该方比较适合于"湿热毒盛型"湿疹，即表现为皮疹潮红肿胀，伴有水疱、糜烂、渗液，口干口苦，大便溏烂不畅，尿黄短少。舌红，苔黄腻，脉滑数。此证型的病机为湿热涌动而上聚于卫表，六经定位偏于阳明，里湿偏重，仅从表化湿尚显不足，故须以利湿及凉血滋阴法合方。

　　方中君药金银花味甘而性微寒，本来便是"疮科"要药。金银花性善清皮肤热毒，如《本草新编》中便评价道："金银花无经不入，而其专入之经，尤在肾、胃二经。痈毒，止阴、阳之二种，阳即胃，而阴即肾。阳变阴者，即胃之毒入于肾也；阴变阳者，即肾之毒入于胃也。消毒之品，非专泻阳明胃经之毒，即专泻少阴肾经之毒。欲既消胃毒，而又消肾毒之药，舍金银花，实无第二品也。金银花消胃中之毒，必不使毒再入于肾脏；消肾中之毒，必不使毒重流于胃腑。盖金银花能先事而消弥，复能临事而攻突，更善终事而收敛也。"这里所解释的是金银花通治皮肤疮疡"阴阳毒"的原理，"阴阳毒"其实代指多种皮肤病，而金银花皆可通治之，如仙方活命饮中便使用金银花搭配黄芪以益气透脓；《本草求真》中说金银花本身善于活血通利而解毒气之凝滞，同时因其为花类药，通利之余又有一定的补养作用，很少出现过于攻伐而耗气的情况，故虚证中也可适量使用："诸书皆言补虚养血，又言入肺散热……按此似属两歧，殊不知书言能补虚者，因其芳香味甘，性虽入内逐热，而气不甚迅利伤损之意也。书言能养血者，因其毒结血凝，服此毒气顿解，而血自尔克养之谓也。"由此可见，金银花外能疏透，内能凉血解毒，配合诸多苦寒泻湿药便能清阳明湿热。妙在其味甘而气芬芳，于一片寒药中又有透发清气之用，虽走表散湿热而不助热，气香又能醒脾开脾。

　　另一重要药物土茯苓也是性味甘淡，善于利阳明湿毒，且有健脾之功效。佐以生地黄甘寒，以养阴分而平阳热。该方虽集合了不少寒性利湿药，但主要药物均药性平和而轻灵，余如鱼腥草、白花蛇舌草、茵陈等，均是岭南地区常用于制作"凉茶"的材料，因此该方虽利而不甚伤，可兼顾岭南地区脾胃之气较弱的地域体质特点。

　　本案中，因患者皮损之潮红肿胀不甚，阳明之热偏轻，亦未入于血分，因此不用原方中的石膏、紫草，相对来说表之窍未开，故加入荆芥、防风以祛风开表，这是针对本案"表里同病"这一病机而进行的灵活调整，使得方药降中有升。

案例七　疏肝健脾利湿法治疗湿疹案

梅某，男，18岁，2017年8月4日初诊。

主诉　全身多发红斑皮疹伴瘙痒 18 年。

现病史　湿疹病史 18 年，反复发作，近 3 年学习任务重，病情加重，近 5 个月病情较严重，曾口服氯雷他定、甘草酸苷、中药等，外用激素药膏，并静脉滴注地塞米松等治疗，但病情仍反复。现见躯干、四肢、头面部红斑、脱屑，局部有少许渗液，皮肤干燥，自觉瘙痒、灼热感，遇冷风后有刺痛感，二便调，纳、眠可，易疲倦，脾气较急。舌淡红，苔薄白，脉沉。

西医诊断　湿疹。

中医诊断　湿疮。

中医证型　肝郁脾虚湿滞。

治法　疏肝健脾，理气化湿。

中药处方 1　山药 15g，薏苡仁 30g，厚朴 15g，香薷 15g，土茯苓 15g，党参 15g，白鲜皮 15g，徐长卿 15g，熟地黄 15g，香附 15g，郁金 15g。

水煎内服，每日 1 剂，共 7 剂。

中药处方 2　白矾 20g，黄精 30g，关黄柏 30g，土茯苓 30g，石榴皮 30g，白鲜皮 30g，徐长卿 30g，熟地黄 30g，当归 30g。

水煎煮，外洗，每日 1 剂，共 7 剂。同时予复方尿素软膏及消炎止痒乳膏。

2017 年 8 月 14 日二诊

刻下症　目前躯干、四肢、头面部红斑颜色变淡，自觉瘙痒、灼热感减轻，皮肤干燥，遇冷风后有刺痛感消失，二便调，纳、眠可，易疲倦，舌尖红，苔白微腻，脉沉。

中药处方 1　山药 15g，薏苡仁 30g，厚朴 15g，香薷 15g，土茯苓 15g，党参 15g，白鲜皮 15g，徐长卿 15g，熟地黄 15g，香附 15g，郁金 15g，黄芪 15g，当归 10g。

水煎内服，每日 1 剂，共 14 剂。

中药处方 2　白矾 20g，黄精 30g，关黄柏 30g，土茯苓 30g，石榴皮 30g，白鲜皮 30g，徐长卿 30g，熟地黄 30g，当归 30g。

水煎煮，外洗，每日 1 剂，共 7 剂。

患者经治疗后持续好转，续观。

按语

患者是一青少年男性，处于高中学习压力较大的阶段，因此湿疹反复发作。曾于外院多次尝试用西药控制症状，病情缓解不佳，故转我院以求中医药治疗。就诊时湿疹病情较为严重，头面部及四肢躯干均有分布，局部有渗液，却又伴脱屑而自觉干燥，可见其病中燥湿相间。再细问起病情的发作诱因，诉每逢冷风吹拂后皮肤即有刺痛感，其一般证候（如纳、眠等）虽未见明显异常，但查其舌脉舌淡而脉沉，且易疲倦，可见其里气不足，导致表虚不固，故仅受风吹亦觉不适。家长亦补诉患者正在准备高考，心理压力较大，再加上湿疹频繁发作干扰学习，因此长期脾气暴躁，易发怒。结合患者整体症状，考虑此以脾土内伤湿困为主，兼有肝郁气滞，湿邪充斥表里，而以里为主。里之湿邪本当以苦泻为主，但因患者脾胃内伤较重，脉已沉而不起，故改以淡渗为主，稍佐以苦泻。

同时，不用苦泻还有另一原因是因为患者已开始出现局部的"燥"象。湿疹本以"湿"为核心，即存在局部或整体的水液过多，然而本案在长期、反复的皮损渗出后，局部津液已不足，故皮损出现部分脱屑，患者也自觉皮肤干燥。此时用苦泻之法有伤阴太过之虞，恐不利于整体，故以淡渗之法较为合适，且须适当佐以养阴生津之药。

方以健脾渗湿为主，用甘淡入脾又能利湿的山药及薏苡仁健脾化湿，此二药兼可补脾阴，既能化利湿又不加重卫表之燥。并以辛温的厚朴、香薷，一降一升以疏导脾胃气机，分消湿邪。土茯苓甘淡利湿，又能养胃；党参味甘而微苦，补脾为主。方中所用的苦泻利湿药乃是白鲜皮，清热利湿并能引肌表之湿下行，配合徐长卿祛风而止痒。因患者已有局部的津液不足，故以熟地黄滋阴润燥，其又能滋养脾阴。患者里气不足又兼气郁，也是脾胃阳气不得升发的原因之一，故以香附及郁金疏肝解郁。同时配合祛湿润燥止痒的中药汤剂外洗，方中白矾及石榴皮收敛渗出，土茯苓及白鲜皮清热利湿，配合黄柏苦寒燥湿；熟地黄、当归及黄精则养血滋阴润燥，解决局部的干燥瘙痒。

药后患者明显好转，皮肤的瘙痒不适及灼热干燥感减轻，此为里湿和表燥都得以缓解，受风后的刺痛不适感也消失，可见里气较前充盈。然而患者仍自觉疲倦较为明显，可见其内伤较重，故于原方的基础上，加黄芪与当归益气补血，濡养肌肤以扶正。后患者一直遵循该治疗思路，前后调理数月有余，皮损大部分缓解，疗效较为满意。

第九节 特殊人群湿疹案例

本节中的特殊人群也可以说并不"特殊"，只是身处于较为特殊的年龄段或生理阶段，例如，婴儿（案例一）、少儿（案例二至案例四）、孕期（案例五）或是适逢产后（案例六）。在这些特殊阶段中，患者脾胃内伤的程度会更为突出：且不说小儿本来就有"脾常不足"的生理特点，处于孕期及产后的女子因需要额外气血供养胎儿或化生乳汁，这对于自身脾胃来说也是一种负担。因此在本节中，整体的治疗方案更偏于补养，而且基本不离脾胃这一核心。

案例一 健脾淡渗法治疗婴儿湿疹案

胡某，男，8个月龄，2018年4月6日初诊。

主诉 面颈部及躯干皮肤结痂、脱屑瘙痒半个月余。

现病史　患儿 1 个月前断母乳，改配方奶粉喂养，半个月前面颈部皮肤出现红斑疹、流水，家长自行用炉甘石洗剂外涂后不缓解，症状持续加重，逐渐扩大至躯干部。现面颈部、躯干皮肤见红丘疹，融合成片，色潮红，部分皮损见糜烂面，基底鲜红，较多黄色渗液及黄痂。饮食可，饮水多，睡眠差，大便秽臭，见不消化食物，小便正常。舌红，苔黄厚腻，指纹淡紫，达气关。

西医诊断　湿疹。

中医诊断　湿疮。

中医证型　湿热内蕴，兼食滞。

西医诊断　婴儿湿疹。

治法　健脾清热，利湿导滞。

中药处方　生地黄 5g，地肤子 5g，荆芥 3g，防风 5g，金银花 5g，白鲜皮 5g，鱼腥草 5g，黄芩 5g，薏苡仁 10g，炒麦芽 5g。

水煎服，每日 1 剂，共 5 剂。

2018 年 4 月 11 日二诊

刻下症　药后皮损减少，无明显渗液，纳、寐可，二便调。舌淡红，苔薄白，指纹淡紫。

中药处方　荆芥 3g，防风 5g，白鲜皮 5g，薏苡仁 10g，茯苓 5g，淡竹叶 5g，炒麦芽 5g。

水煎服，每日 1 剂，共 5 剂。

2018 年 4 月 16 日三诊

刻下症　面颈部及躯干皮损消退，少许脱屑，纳、寐可，二便调。舌淡红，苔薄白，指纹红黄相间，隐于风关。

中药处方　荆芥 3g，防风 5g，薏苡仁 10g，茯苓 5g，山药 10g，炒麦芽 5g。

水煎服，每日 1 剂，共 5 剂。

按语

这是一例婴儿湿疹，婴儿有"脾常不足"的生理特点，脾胃十分娇嫩，气又轻灵敏感，因此稍有食物不耐则易受影响。患者在更换奶粉后，脾胃一时不能适应，运化不及而生湿热，发于肌表而为急性湿疹。患者皮损的渗液及糜烂明显，表之湿热壅盛，而同时见口渴喜饮，可见里之热稍盛于湿，兼有阴伤，同时大便臭而有不消化食物，可见病起于脾胃虚而湿热不化。舌苔黄厚腻亦可见湿热充斥表里，但因病起于饮食，当从里入手。

故方以苦泻、淡渗及清阳疏散为法，苦泻为重以急清里之湿热，以白鲜皮、鱼腥草清热利湿，地肤子及薏苡仁利尿化湿邪，黄芩清半表里之热，兼能燥湿。生地黄滋阴清热降胃火，荆芥及防风疏表散湿，加金银花辛凉芳香，透表除热。诸药合用，以引湿热上下分消。方中更加入炒麦芽助脾胃运化。二诊时渗液已基本吸收，纳、眠及二便均转为正常，于原方中减去部分苦寒滋阴之药，加清淡疏散之品以散余邪,故去生地黄、地肤子、金银花、鱼腥草等,而加入茯苓健脾,淡竹叶清散上焦余热。三诊时皮损持续消退,仅遗留少许脱屑,指纹亦恢复正常,于原方中再加山药以养脾阴,清热药如白鲜皮及竹叶等均减去。

经云:"急则治其标,缓则治其本。"患儿湿疹之发病虽由于脾胃功能不佳,但急性期湿热为重时,仍以上下分泻湿热为要;待后期湿热渐去,则转以健脾化湿。方中所用健脾补脾药都十分温和,如薏苡仁、茯苓、山药等,更有麦芽这种助运化而不补益的药物。这是因为小儿的脏气轻灵,受邪传变虽易,恢复也快,故不需温补及大补,只需培育脾土,待其自然恢复即可。因此对于小儿湿疹,相对于补脾,我院更侧重于运脾,以使得食积湿滞化而中土运化恢复正常。同时,用这些甘淡的脾胃药,也因小儿易寒易热,温补稍过恐再生湿热,因此总以用药平和稳妥为要。

方中所用麦芽味甘而性平微温,入脾胃二经,有开胃健脾、去宿食、温中下气等主治功效。《本草新编》中云:"或问麦芽亦米谷之类,何以能消米食?不知麦芽虽与米谷同类,而气味相左,麦钟四时之气,而尤得于夏气者多,米谷则得秋气者也。夏气克秋,米谷逢麦,犹秋得夏气也,安得不消化乎!"麦芽尤其善于消米食、面食类的积滞,其得夏热之气而善于升发,故又有疏解脾气之用。小儿脾胃容量小,易过饥易过饱,又以稻米类食物为主,因此用消积而助运化的麦芽颇为合适。本案本因患者更换主食引起,因此数诊方药中皆用麦芽,也有消其积滞的意思。

案例二 辛甘解郁法治疗少女湿疹案

朱某,女,13岁,2017年6月14日初诊。

主诉 周身散在皮疹瘙痒2个月。

现病史 周身散在斑丘疹,色暗,瘙痒,暂无渗液,诉平素经期易感冒,表现为清涕,咽喉痒,流涕,干咳,时口干,下午打嗝。纳、眠可,小便调,大便可,时偏稀。痛经,腹部挛急。手足冷,怕冷。舌暗红,脉沉细。

西医诊断 湿疹。

中医诊断 湿疮。

中医证型 肝郁脾虚。

治法 疏肝健脾,养血止痒。

中药处方1 柴胡15g,黄芩5g,清半夏10g,党参10g,甘草5g,当归10g,川芎15g,白芍30g,白术15g,茯苓15g,泽泻15g,干姜5g,大枣30g,薏苡仁30g。

水煎服,每日1剂,共5剂。

中药处方2 紫苏叶30g,薄荷30g,荆芥穗30g,花椒30g,苦参30g。

水煎外洗,每日1剂,共3剂。

同时予消炎止痒乳膏外用。

2017 年 7 月 5 日二诊

刻下症　皮损较前好转，正值月经期，经血量多，疲乏明显，左足踇趾少许结痂，前额散在粉刺，部分伴脓点。纳、眠可，小便调，大便可，时偏稀。舌淡暗，脉沉细。

中药处方　柴胡 15g，黄芩 5g，清半夏 10g，党参 10g，甘草 5g，当归 10g，川芎 15g，白芍 30g，白术 15g，茯苓 15g，泽泻 15g，干姜 10g，大枣 30g，薏苡仁 30g。

水煎服，每日 1 剂，共 7 剂。

同时予复方尿素软膏外用。

2018 年 8 月 9 日三诊

刻下症　因近 3 日双腿散在红色丘疹瘙痒前来就诊，诉上次服药后病情稳定，直至本次就诊方有少许发作。现双腿皮疹瘙痒甚，无渗液，纳、眠可，小便调，大便可，时偏稀。舌淡暗，脉沉细。

中药处方　荆芥 10g，防风 10g，杏仁 10g，薏苡仁 30g，金银花 15g，连翘 20g，白芷 10g，羌活 10g，白鲜皮 30g，地肤子 15g，甘草 10g。

水煎服，每日 1 剂，共 4 剂。

患者于 2018 年 11 月 5 日因咳嗽就诊，言上次皮肤瘙痒未再发。

按语

本案湿疹病情不算十分严重，但患者年幼且自身体质较差，经期间尤其如此，常易受外感，且伴有痛经及腹部挛急，此颇似于《金匮要略》中"妇人腹中诸疾痛"，可见其里之津血不足，故皮损干燥。但其胃纳尚可，余症未见明显异常，其中气又非深陷于里，仍居于表里之间。故其人非时时易外感，唯经期经血外泄，里偏虚时邪气方能深入。治疗一方面当以"和"法为主，补中土而升发其气，以托湿邪外散；另一方面须兼顾其里之血分亏虚，补益津血以濡养而止痛，故用小柴胡汤合以当归芍药散治之。

经方小柴胡汤应用甚广，几乎涵盖各个系统疾病，小柴胡汤由柴、芩、姜、夏、参、草、枣组成，仲景《伤寒论》97 条言其病机："血弱气尽，腠理开，邪气因入，与正气相搏，结于胁下。正邪分争，往来寒热，休作有时，嘿嘿不欲饮食，藏府相连，其痛必下，邪高痛下，故使呕也，小柴胡汤主之。服柴胡汤已，渴者属阳明，以法治之。""血弱气尽"，说明小柴胡汤证有正虚一面，"正邪分争"，说明正气尚可与邪气相搏，故小柴胡汤组方一方面用柴胡、黄芩清邪气，另一方面以参、草、枣顾护正气，顾护中土以抗邪。本案因患者脉沉，里气较为亏虚，故易生姜为干姜以温里。

邪之所入便是邪之所出，湿疹表现为皮毛受病，调中必不可少。当归芍药散为调理气、血、水之方，通治全身气血水不调，为治痛经专方。小柴胡汤合当归芍药散，为女性体质调理专方，针对疲劳、水肿、黄褐斑、多汗等症状均有佳效。此病案除却湿疹之症，当须整体合参，经期易感冒，可看作"发作有时"，至于为何经期感冒，这是因为经期"血弱气尽，腠理开，邪气因入"，也可理解为"热入血室"，故此为小柴胡汤应用指征；痛经，腹部挛急，手足冷，《金匮要略》言"妇人腹中诸疾痛"为当归芍药散证，故小柴胡汤合当归芍药散。又加薏苡仁一味，薏苡仁性微寒味甘淡，《本草备要》云其"补脾胃，通行水"，取其化湿之用。

药后患者复诊，不仅湿疹病情有好转且痛经等情况亦改善，可见此方非针对一症而设，而是针对病机用药，故诸症好转，效不更方。时隔 14 个月后，患者再次因皮肤起丘疹瘙痒来诊，意味着一年多来患者湿疹病情未复发，疗效肯定。本次就诊时经期各种不适已大为缓解，故以健脾祛湿为主，拟方变通麻杏苡甘汤治疗，恐麻黄"发其阳"，以荆芥、防风代之。白芷、羌活风药祛湿，金银花、连翘清肌表之热，地肤子、白鲜皮止痒。患者 3 个月后因咳嗽就诊，皮疹未再发作。

本案为一少女湿疹，虽然皮损渗液等不明显，但结合患者体质，可推断其湿多郁于表里之间，且因其血分不足故未见水疱、渗液；治法其实仍以淡渗为主以利其湿（当归芍药散），并以小柴胡汤疏导中气，以升达而外出。后期患者郁滞已解，里气亦较前充实，故径以开表散湿即可。

案例三　渗利利湿法治疗少女湿疹案

张某，女，15 岁，2018 年 8 月 6 日初诊。

主诉　全身起皮疹伴瘙痒 1 个月。

现病史　患者无明显诱因下于 1 个月前开始全身起红斑、丘疹、水疱，局部可见糜烂、渗出，伴瘙痒，无发热，无腹痛、腹泻，无关节疼痛。末次月经为 2018 年 7 月 9 日。查体：躯干、四肢、头部可见散在红斑、丘疹，局部渗液，部分皮肤可见抓痕、血痂。纳、眠可，二便调，无口干、口苦。舌尖红，舌苔白腻，脉弦。

西医诊断　湿疹。

中医诊断　湿疮。

中医证型　脾虚湿郁化热。

治法　健脾化湿清热。

中药处方　苍术 19g，猪苓 15g，泽泻 10g，茯苓 15g，甘草 5g，薏苡仁 20g，地肤子 15g，白鲜皮 15g，牡丹皮 10g，徐长卿 15g，蒲公英 15g。

水煎内服，每日 1 剂，共 7 剂。

并予止痒利湿外洗颗粒，外洗，共 5 剂。

同时予左西替利嗪口服液，消炎止痒霜外涂、四黄消炎洗剂外用等。

2018 年 9 月 17 日二诊

刻下症　旧皮疹好转，现双下肢散在部分丘疹血痂，色素沉着斑，渗液及水疱已基本干涸吸收。仍有瘙痒，纳、眠可，二便调，无口干、口苦。舌尖红，舌苔白腻，脉弦。

止痒利湿外洗颗粒，外洗，共 3 剂。

同时予左西替利嗪口服液及润燥止痒胶囊口服、消炎止痒霜外涂、糠酸莫米松乳膏外用。

药后随访，病情基本缓解。

按语

本案是一例病程 1 个月的湿疹，病史并不算长，但渗液水疱迁延了 1 个月。就诊时患者除局部的丘疹之外，还伴有局部渗液，抓痕及血痂，可见瘙痒之剧烈。其纳、眠、二便虽未见明显异常，但其舌尖红而苔白腻，脉弦亦可见湿邪壅盛于里而上焦有化热之象，但总体来说还是湿重于热。无口干、口苦是因为湿困于脾胃，津液不能化，因此不觉口干也不喜饮。

方用清利里湿的除湿胃苓汤：苍术香燥而燥湿力雄，猪苓及茯苓质地重而性味淡，引中焦湿邪下行，与薏苡仁相合亦有一定健脾功效；泽泻气香而味淡，亦通太阳膀胱腑之气而利下焦之水；地肤子及白鲜皮利湿之中兼能清热，白鲜皮还可祛湿郁所生之风而止痒，配合徐长卿祛风化湿止痒。因皮损中兼有血痂，其热恐有动血之虞，故加牡丹皮以清热凉血，再以甘寒的蒲公英泻胃火兼去湿热，少许甘草调和诸药。整体来看，该方以淡渗利湿为主，苦寒清热为辅，主清湿中之热。药后患者病情基本缓解，尤其是渗液已明显吸收，故后期仅以外用为主。

泽泻、茯苓和猪苓是该方中不可或缺的利湿组合，从分类上看，三者都属于利水渗湿药，但是其具体功效又有不同。茯苓和猪苓并非植物药，而是某种真菌凝结而成的菌核，古人认为茯苓常常凝结于被砍掉树干后的松树根部，而猪苓则是在枫树根部，乃是这些树木的清气向下凝结而成的精华，有使气凝而化津的作用，亦能使上冲的无形湿气下行为尿液。相对来说，茯苓性平，而猪苓得枫树秋降之气，药性更为寒凉一些，故有"茯苓化太阳之湿，猪苓化阳明之湿"的说法，无非是指猪苓清热利湿之性更强些许。但因为松树四季常青，其气清灵，其树下凝结的茯苓便有一定补益之用，而枫叶逢秋季便红而凋零，以攻邪为主，故《本草思辨录》中评价道："茯苓甘淡，得土味之正；猪苓甘淡，得土味之偏。此茯苓所以主治广，猪苓所以主治狭也。"《本草详节》中也说猪苓："故与茯苓同功，但入补药，不如茯苓耳。"

而泽泻味甘而咸寒，相对于上面两味药，它更偏入下焦，古籍谓其"咸能入肾，甘能入脾"，因此利水之性更强。《雷公炮制药性解》中云："泽泻下降为阴，专主渗泄，宜入膀胱诸经，其行水之功，过于猪苓。"《神农本草经百种录》中说："泽泻乃通利脾胃之药，以其淡渗能利土中之水，水去则土燥而气充，脾恶湿故也。但气湿必自膀胱而出，泽泻能下达膀胱，故又为膀胱之药。"也就是说，茯苓和猪苓的利水，偏于利中上焦之湿，下焦的"接力"工作则需要泽泻来完成。《本草思辨录》中有一段评述说得最好："猪苓茯苓泽泻，三者皆淡渗之物……三物并用而不嫌于复……得非猪苓利三焦水，茯苓利膀胱水，泽泻利肾水乎。"因此三者在除湿胃苓汤中常合用以利泛滥三焦之水液。

本案之湿疹迁延 1 个月，以亚急性为主，而渗液反复，查其湿邪壅盛于内外而热不甚重，故以淡渗之法为主，视情况佐以凉血清热之药，少加祛风药透表止痒，而方中几味淡渗利湿药的配合是关键。

案例四　养阴淡渗利湿法治疗少儿湿疹案

李某，男，10 岁，2017 年 12 月 1 日初诊。

主诉　双小腿、双足皮肤起红斑、小丘疹伴痒 1 个月。

现病史　双小腿、双足皮肤起红斑、小丘疹伴痒 1 个月，瘙痒明显，纳、眠可，二便调。舌质红，舌苔黄腻，脉弦滑。

西医诊断　湿疹。

中医诊断　湿疮。

中医证型　脾阴亏虚，湿邪困阻。

治法　健脾养阴化湿。

中药处方　太子参 10g，茯苓 10g，白术 10g，山药 20g，薏苡仁 10g，防风 10g，布渣叶 10g，蝉蜕 8g，淡竹叶 8g。

水煎服，每日 1 剂，共 3 剂。

止痒利湿外洗颗粒外洗，每次一小袋，共 7 剂。

同时予地奈德乳膏及复方蛇脂软膏外搽，盐酸左西替利嗪口服溶液口服等。

2017 年 12 月 22 日二诊

刻下症　现皮疹较前明显好转，纳、眠可，二便调。舌质红，舌苔黄腻，脉弦滑。

中药处方　太子参 10g，茯苓 10g，白术 10g，山药 20g，薏苡仁 15g，钩藤 8g，布渣叶 10g，蝉蜕 8g。

水煎服，每日 1 剂，共 5 剂。

同时予复方蛇脂软膏及消炎止痒乳膏外搽。

患者经治疗后持续好转，续观。

按语

患者皮损以下肢为主，纳、眠、二便虽未见明显异常，但其舌红而苔黄腻，可见中焦定有湿热；同时，其脉弦滑，湿邪将盛而未能充盛表里，故肌表未见水疱渗液，恐与脾胃内伤有关。再加上小儿多"脾常不足"的生理特点，其为脾虚不运，湿热渐堆积于中焦，然而小儿稚阴稚阳，不可过用泻法，故仍以甘淡之药养脾利湿为主。

方用参苓白术散加减，原方出自《太平惠民和剂局方》："治脾胃虚弱，饮食不进,多困少利,中满痞噎,心悸气喘,呕吐泄泻及伤寒咳噫。"书中还强调了该方的平和:"此药中和不热,久服养气育神,醒脾悦色,顺正辟邪。"在明代的《医方考》中,称赞该方是一条调养脾胃的经典方:"脾胃者,土也。土为万物之母,诸脏腑百骸受气于脾胃而后能强。若脾胃一亏,则众体皆无以受气,日见羸弱。故治杂证者,宜以脾胃为主。然脾胃喜甘而恶苦,喜香而恶秽,喜燥而恶湿,喜利而恶滞。是方也,人参、扁豆、甘草,味之甘也。白术、茯苓、山药、莲肉、薏苡仁,甘而微燥者也……脾胃虚弱,不思饮食者,此方主之。"《仁术便览》中也说"凡大病后调助脾胃,此药最好"。该方性味以甘为主,不腻而微燥,正符合脾土的生理特点,是一剂上佳的脾胃调养方。

对于小儿湿疹,调理脾胃方是治其本,因此泻湿不如利湿来得更为稳妥。本案便在参苓白术散的基础上加减,因患者湿已化热,不宜温燥,故去原方之砂仁及姜枣,人参易为清淡益阴的太子参,并加入淡竹叶以清热利尿;同时,为了加强祛风化湿之力,原方之扁豆、莲子、桔梗易为蝉蜕及防风,更加入岭南草药布渣叶开胃消食导滞。蝉蜕也是适合小儿生理特点的祛风药,平素常被用于治疗呼吸系统疾病,然而它其实也有治疗皮肤病的功效。李时珍曾说:"蝉乃土木余气所化,饮风吸露,其气清虚,故其主疗,皆一切风热之证……治皮肤疮疡风热,当用蝉蜕。"《药鉴》中也说蝉蜕:"气寒味甘……用于发散药中,能清肌表之热……痘疮未实者,同麻黄以疏之。"蝉蜕所得的乃是天地极为轻灵之气,夏季蝉腹中空,故其声高亢清亮,所蜕之壳又质轻透明,得天之阳气。该药尤可用于湿浊证的治疗中,可于浊气中发扬清气,故如名方升降散中使用蝉蜕升清辟浊。又因蝉蜕乃是蝉的外层"皮肤",也有以皮走皮之意,故驱散小儿风热极效。但是,使用之前要询问湿疹患儿的过敏史,如果有虫类药过敏的情况最好避免使用。

治疗小儿湿疹时,本院经验也常用太子参以易人参或党参,该药又名孩儿参,味甘而微苦,性平,《本草征要》中称其:"益气健脾,生津养肺……此药力薄,须持续服用。"太子参较其他补益参类更为平和,适合小儿的生理特点,不似党参过于温燥,亦不似西洋参之性凉。对于湿疹频繁发作的患儿,更需要顾护其脾胃,因此用药必甘淡中和。

服药后患儿病情稳定,仍以甘养脾胃、淡化湿邪的大体治疗方针不变,唯稍加钩藤平肝清热。本方虽看似平淡无奇,但对于脾土内伤,而湿热困阻于里的小儿患者颇为适用。该方不以苦寒清热,而是养阴平热,更以淡渗养胃化湿,乃是治疗小儿内伤湿疹的常用思路。

案例五 甘润健脾化湿法治疗孕期湿疹案

石某,女,34岁,2018年7月12日初诊。

主诉 皮肤红斑、丘疹瘙痒不适3周。

现病史 躯干、四肢皮肤红斑、丘疹3周。纳可,眠一般,因瘙痒干扰睡眠,小便可，大便稍烂，无口干、口苦等不适。查体见上述部位散在红斑、丘疹，未见明显水疱、渗液、糜烂、结痂。舌淡红，苔白，脉滑。

患者目前孕期中。否认既往类似病史。

西医诊断　湿疹。

中医诊断　湿疮。

中医证型　脾虚湿困。

治法　健脾化湿。

中药处方　党参15g，白术15g，茯苓15g，山药15g，白扁豆20g，香薷15g，佩兰15g，黄芩10g，甘草10g，白鲜皮15g。

水煎服，每日1剂，共7剂。

同时予消炎止痒霜外用，冷疗等治疗。

2018年7月24日二诊

刻下症　药后复诊，诉服药后好转明显，皮损较前消退，足汗多，腹部见色素沉着。纳可，眠一般，二便调。查体见上述部位红斑、丘疹基本缓解。舌淡红，苔薄白，脉滑。

中药处方　党参15g，白术20g，土茯苓10g，山药20g，白扁豆30g，香薷20g，佩兰20g，黄芩10g，甘草10g，白鲜皮15g，酸枣仁15g，牡丹皮10g。

水煎服，每日1剂，共7剂。

患者经治疗后基本缓解。

按语

本案的特殊之处在于患者是一位孕妇，故用药应尽量以平和为主。其皮损表面干燥无渗液，里证亦不多，唯舌苔白而脉滑，可见湿郁于里而表不得发，化为燥热，表里同病，好在病势尚不算盛。方用参苓白术散加减，因本案较之原方所针对病证，中焦之湿更重，且表之化热较明显，相对来说脾虚之征较轻，故对该方进行了一些调整：薏苡仁因不宜于本案故去，砂仁虽温胃化湿但过于香燥，替之以化中焦湿浊的佩兰；开宣肺气的桔梗代之以开表化湿的香薷。另加黄芩、白鲜皮苦寒清热，全方以甘药养脾，辛香微温化中焦湿邪，稍用苦寒以清解表之燥热。

药后患者明显好转，皮损消退后遗留色沉，唯眠仍一般，考虑邪去后，被扰动的正气尚不能静而入阴，故予酸枣仁养血安神助眠，牡丹皮兼清余热。二诊后患者病情基本缓解，亦无其他不适。

本书中，所收录的医案由于各个医生的用药习惯及经验不同，所偏好的方药亦有差异，而参苓白术散则是多数医生都较为喜用的处方。《冯氏锦囊秘录》中云："脾胃属土，土为万物之母。东垣曰：脾胃虚则百病生，调理中州，其首务也。脾悦甘，故用人参、甘草、苡仁；土喜燥，故用白术、茯苓；脾喜香，故用砂仁；心生脾，故用莲肉益心；土恶水，故用山药治肾；桔梗入肺，能升能降。所以通天气于地道，而无寒之忧也。"参苓白术散便是围绕脾胃所"喜"而设，主用甘温药以补中土，顺应脾土喜燥恶湿的特点进行组方，还兼能调节它与其余四脏的生化关系。

而后世将参苓白术散用于治疗皮肤病时，常加入行气化湿之药，如《冯氏锦囊秘录》将其用于治疗水痘时便加入了藿香、木香、葛根等，其文中说："治痘已属未属，身热不退，烦渴不止，此药极能清神生津。"同时，书中也认为该方对于水痘透表后里气亏虚，以至于胃纳不佳者有调补作用，正与本案中湿邪将透未透之势相宜。且本案为一孕期妇女，其气血需下聚于胞宫以养胎，故化湿亦不可耗伤其太多正气，以防对整体不利。而参苓白术散通过补中土以化湿邪，攻为辅补为主，较为适宜这一类患者。方中所用的许多药物，如茯苓、莲子、扁豆、山药等，都是兼备补脾与除湿之性。《外科理例》中说该方也常作为大病之后的脾胃调养方，对于慢性湿疹瘥愈后期的患者，可作为一条兼收全功的调养方使用。

案例六 温阳散寒法治疗产后湿疹案

王某，女，34 岁，2017 年 9 月 27 日初诊。

主诉 周身散在暗红斑块伴瘙痒 1 个月余。

现病史 周身散在暗红斑块，无明显水疱、渗液，每逢阴天下雨则瘙痒发作，纳、眠尚可，大便不成形，吃生冷物则易腹泻，小便调，遇风或饮食寒凉则自觉痰量增多。腹温，肌力 3/5，无压痛抵抗。现产后 13 个月，月经未至。平素劳累则偏头痛，唇红。舌暗，苔浊，脉沉细。

西医诊断 湿疹。

中医诊断 湿疮。

中医证型 脾气虚寒，寒湿困阻。

治法 健脾温阳，散寒除湿。

中药处方 干姜 10g，白术 20g，炙甘草 20g，人参 10g，熟附子（先煎）10g。水煎服，每日 1 剂，共 7 剂。

2017 年 10 月 3 日二诊

刻下症 药后周身皮疹大部分消退，瘙痒基本消失，诉服药 6 剂后月经至。纳、眠可，大便偏稀，小便调，口黏，仍有少许咯痰，易疲劳，舌暗胖，脉沉细。

中药处方 熟附子（先煎）15g，茯苓 25g，麸炒白术 30g，白芍 15g，生姜 20g。水煎服，每日 1 剂，共 6 剂。

后患者未再复诊，其家人前来就诊时告知其人病情已基本痊愈，并赞所用方中药物虽仅五味但效佳。

按语

本案患者初起便已为慢性期表现，皮损较为肥厚而表现为斑块，且无渗液水疱，瘙痒亦不突出。再结合其产后月经一直未来，可考虑其人气血亏虚，以致病邪深入肌肤而瘀结，故气血不通而不能作痒。其舌暗而脉沉也从侧面反映其里气不足而气血郁结，劳累后气更不能外供清窍，因此容易出现偏头痛。患者大便不成形及不能耐受冷物亦为脾气虚寒之表现，且遇风邪困表及食物寒凉均伤脾阳，则津液更不得温化而生痰饮，其湿当为寒湿无疑，故治当从温脾土而化寒湿入手。

此患者皮疹瘙痒特点明显，即阴天下雨即发，此皮疹亦可归为刘渡舟前辈论述之"水斑"，因就诊时正值晴天，斑块处无明显瘙痒，故当以固本化湿为主。腹泻、咽喉生痰均为水液代谢失常，其程度要比苓桂术甘汤证重，因其大便不成形，吃生冷易腹泻，故具体用方选用附子理中汤。临证应用理中汤，有以下三点主要指征：第一，腹满腹胀、呕吐下利、大便稀溏、食欲不振、心下痞硬、涎唾多而清稀；第二，畏寒喜温、精神萎靡、口不干渴或口干而不思饮；第三，舌质淡红、苔白或厚或腻或滑。理中汤加入附子，即附子理中汤，治疗理中汤证兼见四肢厥冷、精神萎靡、脉微弱者。本案患者的表现与之基本符合。

二诊时，患者服药6剂月经即至，此为阳气温通，寒湿得化，则月水自下。其阴雨天身痒，疲劳，咽喉生痰，均是水邪为患，"疲劳"可理解为"四肢沉重"，故二诊以真武汤善后，温肾阳而化水饮，标本兼治，以尽全功。真武汤在临床应用上，又当注意以下四个辨证要点：第一，体质虚弱，外邪不解，同时又出现阳虚水泛诸症；第二，心阳不足，水饮凌心，出现胸痹心痛；第三，脾肾阳虚，水气泛滥周身，出现水犯三焦诸症；第四，水邪上扰，因清阳不升所致之头晕目眩。患者皮肤瘙痒，可否用附子？附子用与不用，当因有无附子证而定，并非碍于病种所限，正是所谓"有是证用是方"。

湿疹之寒湿证较湿热证少见，但在老年或是体虚的慢性湿疹患者中仍有较大可能出现。这类湿疹的皮损瘙痒未必明显，其皮疹常舌暗而肥厚，并可见大便稀、小便清长、咯白痰等寒饮为患之症，并伴见胃纳一般而怕进食冷物，整体亦较为畏惧风冷且精神疲倦。此为表里皆寒，故寒湿留驻于里，而肌肤深层之气不得宣通故发为湿疹，必用温法方能通络而散斑块瘀滞。初诊时其里气虚寒甚，故先以附子理中汤温养中土，方用双倍分量的甘草搭配干姜，甘以缓之，以使其温阳之力和缓而持久，并加重白术用量以散其寒湿。二诊时其虚寒程度已减，故温阳与利水并进，以散其余邪，而选用真武汤。

内伤湿疹发展至后期，长期的耗气伤阴后便可化为脾虚寒湿证，本案因其人中土本亏虚，故一起病便为寒证。所幸其治疗及时，故收效颇为快捷，此案治法亦可供寒湿证湿疹参考。

参 考 文 献

巴东娇.2016.白虎汤治疗顽固性湿疹一例［A］//中华中医药学会.中华中医药学会全科医学分会成立大会暨2016年学术年会论文集［C］.上海：中华中医药学会全科医学分会：4

曹云.1991.经方治疗皮肤病举隅［J］.四川中医，（4）：40-41

陈凯，蔡念宁.2001.皮肤病中医特色治疗［M］.沈阳：辽宁科学技术出版社：157

成爱华，王东海，韩应盛，等.2011.现代皮肤病学［M］.天津：天津科学技术出版社：205

戴光辉，王臣平.2007.参苓白术散加减内服配合中药外洗治疗儿童慢性湿疹106例［J］.中国医药导报，（20）：95-96

范衡.2013.白虎加桂枝汤临床新用体会［J］.实用中医药杂志，29（11）：948-949

付继勇，陈加军.2001.泻心汤治疗肛门湿疹60例［J］.内蒙古中医药，（1）：6

高维军.1992.加味升麻葛根汤治疗湿疹163例［J］.甘肃中医，（4）：15

郭正刚.2011.五苓散临床应用举隅［J］.河南中医，31（11）：1225-1226

何莉娜，潘林平，杨森荣.2011.黄仕沛经方亦步亦趋录［M］.北京：中国中医药出版社

洪海都，温俊茂，孔祥瑞，等.2015.桂枝二越婢一汤加味治疗湿疹的探讨［J］.中国中医急症，24（4）：749-750

胡秀云，刘爱民.2013.刘爱民教授治疗湿疹经验［J］.中国中西医结合皮肤性病学杂志，12（6）：375-377

黄煌.2007.中医十大类方［M］.南京：江苏科学技术出版社：161

黄煌.2016.黄煌经方使用手册［M］.北京：中国中医药出版社：164

姜春燕，谭勇，赵宁，等.2013.湿疹证候分类及中药用药规律分析［J］.中华中医药学刊，31（11）：2397-2399

李可.2002.李可老中医急危重症疑难病经验专辑［M］.太原：山西科学技术出版社：315-316

李瑞祥.1997.三仁汤临床运用举隅［J］.云南中医学院学报，（2）：46-47

李双喜.2006.桂枝加黄芪汤在皮肤科的应用［J］.实用中医内科杂志，（6）：630

刘奇，闫玉红，李秋萍，等.2015.基于补土思想的中医湿疹内治思路探讨［J］.吉林中医药，35（8）：769-771，781

刘天骥，刘秀顺.1994.经方治疗皮肤病验案二则［J］.陕西中医，（3）：113

刘亚峰，冯欣，王博.2008.苓桂术甘汤加味治疗湿疹1则［J］.新中医，（3）：106

鲁明.2002.麻杏石甘汤治疗皮肤病举隅［J］.浙江中医杂志，（6）：28

毛李青.2016.麻杏薏甘汤加减联合针灸治疗湿热型湿疹效果观察［J］.中国乡村医药，23（11）：

宁娟，计莉，曾令济. 2007. 茵陈蒿汤加减治疗湿热型湿疹 56 例报告 [J]. 基层医学论坛，
　　11（6）：223

欧阳卫权. 2017. 伤寒论六经辨证与方证新探——经方辨治皮肤病心法 [M]. 北京：中国中医
　　药出版社：461-462

彭万军，赵福玉. 1996. 大承气汤化裁治疗急性湿疹 34 例 [J]. 山东中医杂志，（6）：261

任爱萍. 小柴胡汤治疗皮肤病一得 [J]. 河北中医，26（12）：921-922

尚情. 2016. 基于中医传承辅助平台对当代皮科著名医家治疗湿疹证治规律的研究 [D]. 北京：
　　北京中医药大学

邵雷. 2011. 麻黄汤治验举隅 [J]. 辽宁中医药大学学报，13（8）：181-182

时秀颖. 2016. 湿疹中医医案诊治规律的数据挖掘研究 [D]. 沈阳：辽宁中医药大学

苏洁贞，刘明平. 2001. 麻黄连翘赤小豆汤新用 [J]. 新中医，（2）：69-70

王婷婷，海英. 2013. 真武汤证探析 [J]. 辽宁中医药大学学报，15（3）：158-159

王月敏，徐俊涛. 2016. 柴胡桂枝干姜汤加减治疗皮肤病验案举隅 [J]. 中医临床研究，8（26）：
　　118-120

魏鹏草，苗青. 2010. 大青龙汤治验 2 则 [J]. 陕西中医，31（10）：1413-1414

温桂荣. 2012. 运用经方治疗皮肤病体会 [J]. 中医杂志，53（20）：1777-1779

吴积华，李征. 2014. 甘草泻心汤治疗慢性湿疹 90 例临床观察 [J]. 中医临床研究，6（4）：125，127

熊晓刚. 1997. 当归芍药散皮肤科应用举隅 [J]. 河南中医，（6）：337

熊兴江，杜新亮. 2008. 史欣德运用桂枝麻黄各半汤治疗慢性湿疹验案 1 则 [J]. 上海中医药杂
　　志，（5）：11-12

禤国维. 1996. 皮肤性病中医治疗全书 [M]. 广州：广东科技出版社：150

于小平. 2016. 经方治疗皮肤病五则 [J]. 山东中医杂志，35（7）：647-648

张祥鑫. 1987. 葛根芩连汤合平胃散加味治疗婴儿湿疹 [J]. 四川中医，（7）：12-13

赵林林，陈亮. 2013. 泛发性慢性湿疹经方治验 1 则 [J]. 新中医，45（1）：207-208

朱红梅. 2013. 经方治验举隅 [J]. 光明中医，28（9）：1914-1915